全国中医药行业高等教育“十四五”创新教材

医用线性代数

（供药学、中药学、临床医学、医学信息工程、智能医学工程、医学检验技术、预防医学、健康服务与管理等专业用）

主　编　林　薇　刘　敏

全国百佳图书出版单位
中国中医药出版社
·北　京·

图书在版编目（CIP）数据

医用线性代数 / 林薇，刘敏主编 . —北京：中国中医药出版社，2023.12（2024.10重印）
全国中医药行业高等教育“十四五”创新教材
ISBN 978－7－5132－8481－3

Ⅰ . ①医…　Ⅱ . ①林…　②刘…　Ⅲ . ①医用数学—线性代数—高等学校—教材　Ⅳ . ① R311

中国国家版本馆 CIP 数据核字（2023）第 190299 号

中国中医药出版社出版
北京经济技术开发区科创十三街 31 号院二区 8 号楼
邮政编码　100176
传真　010－64405721
廊坊市佳艺印务有限公司印刷
各地新华书店经销

开本 787 × 1092　1/16　印张 10.75　字数 239 千字
2023 年 12 月第 1 版　2024 年 10 月第 2 次印刷
书号　ISBN 978－7－5132－8481－3

定价　45.00 元
网址　www.cptcm.com

服务热线　010-64405510
购书热线　010-89535836
维权打假　010-64405753

微信服务号　zgzyycbs
微商城网址　https://kdt.im/LIdUGr
官方微博　http://e.weibo.com/cptcm
天猫旗舰店网址　https://zgzyycbs.tmall.com

如有印装质量问题请与本社出版部联系（010－64405510）

全国中医药行业高等教育“十四五”创新教材

《医用线性代数》编委会

主　　编　林　薇（成都中医药大学）　刘　敏（成都中医药大学）

副 主 编　徐　永（成都中医药大学）　高　原（成都中医药大学）

编　　委（按姓氏笔画排序）

刘基良（西南民族大学）

许　林（成都中医药大学）

李　青（成都中医药大学）

何　力（成都中医药大学）

陈太军（成都中医药大学）

黄泽娟（成都中医药大学）

程光辉（电子科技大学）

编写说明

本教材根据高等院校普通本科医学类专业线性代数课程的最新教学大纲编写而成，在新医科建设背景下，为大学低年级学生搭建起连接数学基础课程与医学信息科技前沿的桥梁，从而激发学生学习和探索未知科学的兴趣。

本教材的主要内容包括行列式、矩阵、线性方程组、矩阵的特征值、线性规划共五章，并配备了丰富的练习和习题。前四章主要供本科医学类专业（学时少）的学生使用，第五章主要供学时较多或教学要求较高的学生使用。

本教材的编写人员均来自教学一线，有丰富的教学经验，多人屡获教学质量奖、教学竞赛奖。编写分工：第一章、第二章由刘敏、何力、刘基良编写；第三章、第四章由林薇、程光辉、许林编写；第五章由徐永、高原、李青编写。

本教材主要具有以下特色。

1. 除了传统的应用实例外，增加了与课程内容紧密相关，反映中医、中药等与线性代数紧密结合的实例，反映了人工智能、大数据技术等前沿科技内容（如机器学习、图像处理、深度学习等）在中医药中的应用。

2. 作为立体化教材，包含相关数字资源，用户可以通过手机或其他移动端设备扫描书中二维码获取和使用。

3. 每一章都有学习内容和学习要求，并且增加了课程思政内容。

本教材的编写得到了高等学校大学数学教学研究与发展中心 2022 年“专题四、培养新医科专业人才数据处理和数学应用能力的大学数学课程教学内容和教学方法的改革研究和新形态教材建设”项目（中医药文化视角下《线性代数》课程思政案例的设计与实践应用，编号 CMC20220403）和成都中医药大学智能医学学院教材建设项目的支持。

特别感谢成都中医药大学、电子科技大学的专家及广大同行的大力支持和协助，谨在此深表谢意！本教材的编写参考了相关教材和资料，在此对相关作者表示衷心的感谢！由于水平所限，书中不妥之处在所难免，敬请广大师生提出宝贵意见和建议，以便今后修订完善。

《医用线性代数》编委会

2023 年 9 月

目 录

第一章 行列式

【学习内容】

1.n 阶行列式的定义。

2.行列式的性质。

3.行列式的常用计算方法(化为三角形行列式、降阶法或展开法等)。

4.线性方程组求解的 Cramer(克莱姆)法则,齐次线性方程组解的讨论。

【学习要求】

1.掌握:二阶行列式、三阶行列式;行列式的基本性质;行列式化为上三角形,行列式按行(列)展开;齐次线性方程组解的判定。

2.熟悉:n 阶行列式的概念;行列式的特殊性质;特殊行列式的计算;克莱姆法则。

3.了解:排列;代数余子式。

行列式不仅是线性代数中研究线性方程组、矩阵及向量组的线性相关等问题的一种重要工具,而且是数学许多分支和其他学科的一种常用计算工具,有着非常广泛的应用。

第一节 行列式的定义

一、二阶行列式

行列式是求解线性方程组的工具,以下从二元线性方程组及其公式解中引出二阶行列式的定义。

引例 求解一般的二元线性方程组,即

$$\begin{cases} a_{11}x_1 + a_{12}x_2 = b_1 \\ a_{21}x_1 + a_{22}x_2 = b_2 \end{cases}$$

解 用加减消元法,在 $a_{11}a_{22}-a_{12}a_{21}\neq 0$ 时,得到二元线性方程组的公式解。

$$x_1 = \frac{b_1a_{22} - a_{12}b_2}{a_{11}a_{22} - a_{12}a_{21}}, x_2 = \frac{a_{11}b_2 - b_1a_{21}}{a_{11}a_{22} - a_{12}a_{21}} \tag{1-1}$$

在方程的解 x_1、x_2 一般表达式中,分子、分母都是两个数相乘减去两个数相乘的结构。为方便书写,更为了寻找二元线性方程组的公式解的规律,引入记号和规定运算。

定义 1-1

$$\begin{vmatrix} a_{11} & a_{12} \\ a_{21} & a_{22} \end{vmatrix} = a_{11}a_{22} - a_{12}a_{21}\text{，称为二阶行列式。}$$

其中，横排称为行，竖排称为列。数 $a_{ij}(i,j=1,2)$ 表示第 i 行第 j 列的元素。因此，任一元素 a_{ij} 就可以通过其行序与列序唯一交叉确定，这便是行列式名称的由来。二阶行列式的值可以视为左上角与右下角（主对角线）乘积减去右上角与左下角（副对角线）乘积，称为对角线法则。

例 1-1 利用对角线法则计算二阶行列式的值。

（1）$\begin{vmatrix} 6 & 4 \\ 2 & 10 \end{vmatrix}$ （2）$\begin{vmatrix} \sec x & \tan x \\ \tan x & \sec x \end{vmatrix}$

解 由二阶行列式的对角线法则，得到

（1）$\begin{vmatrix} 6 & 4 \\ 2 & 10 \end{vmatrix} = 6\times10-4\times2=52$

（2）$\begin{vmatrix} \sec x & \tan x \\ \tan x & \sec x \end{vmatrix} = \sec^2 x-\tan^2 x=1$

根据二阶行列式的定义，在式 1-1 二元线性方程组的解中，分母为二元一次方程组的系数保持原位置构成的行列式，称为系数行列式，记为 D。x_1 的分子为系数行列式第一列换为方程组等号右边的常数列构成的行列式，记为 D_1。x_2 的分子为系数行列式第二列换为方程组等号右边的常数列构成的行列式，记为 D_2。这三个行列式表示为

$$D=\begin{vmatrix} a_{11} & a_{12} \\ a_{21} & a_{22} \end{vmatrix}, D_1=\begin{vmatrix} b_1 & a_{12} \\ b_2 & a_{22} \end{vmatrix}, D_2=\begin{vmatrix} a_{11} & b_1 \\ a_{21} & b_2 \end{vmatrix}$$

这样，在 $D\neq0$ 时，二元线性方程组有唯一解。

$$x_1=\frac{D_1}{D}, x_2=\frac{D_2}{D}$$

二、三阶行列式

与二阶行列式类似，三阶行列式也可以从三元线性方程组及其公式解中引出。

规定三阶行列式的记号：由 $3^2=9$ 个数排成三行三列的式子。三阶行列式的运算规则：每条实线上三个元素的乘积前加正号，每条虚线上三个元素的乘积前加负号，称为三阶行列式的对角线法则，如图 1-1 所示。

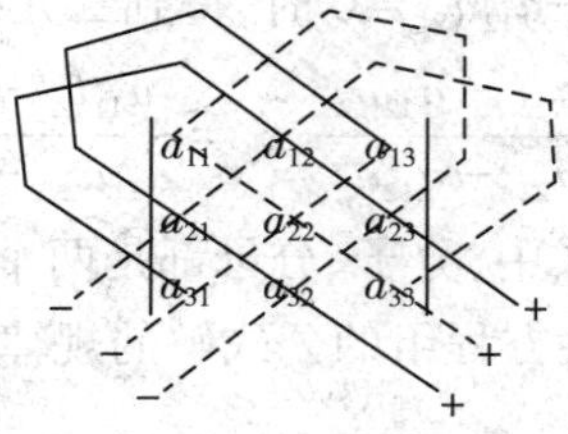

图 1-1 三阶行列式的对角线法则

定义 1-2　三阶行列式的记号和运算。

$$\begin{vmatrix} a_{11} & a_{12} & a_{13} \\ a_{21} & a_{22} & a_{23} \\ a_{31} & a_{32} & a_{33} \end{vmatrix} = a_{11}a_{22}a_{33}+a_{12}a_{23}a_{31}+a_{13}a_{21}a_{32}-a_{13}a_{22}a_{31}-a_{12}a_{21}a_{33}-a_{11}a_{23}a_{32}$$

显然，三阶行列式的值为 3！=6 个项的代数和。

例 1-2　计算行列式 $\begin{vmatrix} 2 & 0 & 1 \\ 1 & -4 & -1 \\ -1 & 8 & 3 \end{vmatrix}$ 的值。

解　利用对角线法则得到

$$\begin{vmatrix} 2 & 0 & 1 \\ 1 & -4 & -1 \\ -1 & 8 & 3 \end{vmatrix}$$
$$=2\times(-4)\times3+0\times(-1)\times(-1)+1\times1\times8-1\times(-4)\times(-1)-0\times1\times3-2\times(-1)\times8$$
$$=-24+8-4+16=-4$$

三、排列

作为定义 n 阶行列式的准备，先给出一些有关排列的基本概念。

定义 1-3　由自然码 1,2,…,n 组成的一个有序数组 $i_1i_2\cdots i_n$，称为一个 n 级排列。

如，由 1,2,3 组成的三级排列共有 3！=6 个，即

123,132,213,231,312,321

同理，n 元排列一共有 n！个。

定义 1-4　在一个排列中任意找出两个数码，若大的数码排在小的数码的前（左）面，称这对数码构成一个逆序。

定义 1-5　n 级排列中的逆序总数称为这个排列的逆序数。n 级排列 $i_1i_2\cdots i_n$ 的逆序数记为 $\tau(i_1i_2\cdots i_n)$。

如，在排列 312 中，3 与 1 构成一个逆序，3 与 2 构成一个逆序，共有两个逆序，这个排列的逆序数为 2，记为 $\tau(312)=2$。逆序计算方法：在一个 n 级排列 $i_1i_2\cdots i_n$ 中，比 $i_t(t=1, 2\cdots,n)$ 小且排在它后面的数共有 t_i 个，则该排列的逆序数为

$$\tau(i_1i_2\cdots i_n)=t_1+t_2+\cdots+t_n=\sum_{i=1}^{n}t_i$$

例 1-3　计算排列的逆序数。

(1) 51324　　　　(2) $n(n-1)(n-2)\cdots321$

解　(1) $\tau(51324)=4+0+1+0+0=5$

(2) $\tau[n(n-1)(n-2)\cdots321]=(n-1)+(n-2)+\cdots3+2+1+0=\dfrac{n(n-1)}{2}$

定义 1-6　逆序数为偶数的 n 级排列称为偶排列，逆序数为奇数的 n 级排列称为奇排列。

如，由于$\tau(312)=2$，则312是偶排列，$\tau(51324)=5$，则51324是奇排列。

定义1-7 将一个排列中两个位置上的数码互换而其余数码不动，则称对该排列做了一次对换。

定理1-1 每一次对换改变排列的奇偶性。

定理1-2 n个数码($n>1$)共有$n!$个n级排列，其中奇、偶排列各占一半。

四、n阶行列式

有了排列的一些基础知识，就可以在分析三阶行列式表达式特点的基础上给出n阶行列式的定义。

由三阶行列式的运算结果可以看出，三阶行列式的值由6项(3！项)构成，每一项都是取自不同行不同列的3个元素的积。而三级排列共有6个，在书写时可以把每项元素的行标排成123自然排列。

$$\begin{vmatrix} a_{11} & a_{12} & a_{13} \\ a_{21} & a_{22} & a_{23} \\ a_{31} & a_{32} & a_{33} \end{vmatrix}=a_{11}a_{22}a_{33}+a_{12}a_{23}a_{31}+a_{13}a_{21}a_{32}-a_{13}a_{22}a_{31}-a_{12}a_{21}a_{33}-a_{11}a_{23}a_{32}$$

列标$j_1j_2j_3$要取遍所有三级排列。这6项中一半的项带正号，一半的项带负号，项的符号与列标排列的奇偶有对应关系。显然123、231、312都为偶排列，321、213、132都为奇排列。当$j_1j_2j_3$为偶排列时前面带正号，相反带负号，故每项前所带符号可以表示为$(-1)^{\tau(j_1j_2j_3)}$。从而，三阶行列式可以表示为所有取自不同行不同列的三个元素的乘积$a_{1j_1}a_{2j_2}a_{3j_3}$的代数和，即

$$\begin{vmatrix} a_{11} & a_{12} & a_{13} \\ a_{21} & a_{22} & a_{23} \\ a_{31} & a_{32} & a_{33} \end{vmatrix}=\sum_{j_1j_2j_3}(-1)^{\tau(j_1j_2j_3)}a_{1j_1}a_{2j_2}a_{3j_3}$$

其中，$\sum$表示把所有项$(-1)^{\tau(j_1j_2j_3)}a_{1j_1}a_{2j_2}a_{3j_3}$加起来，而$j_1j_2j_3$要取遍所有三级排列。

二阶行列式亦有相同的结论，$\begin{vmatrix} a_{11} & a_{12} \\ a_{21} & a_{22} \end{vmatrix}=a_{11}a_{22}-a_{12}a_{21}=\sum_{j_1j_2}(-1)^{\tau(j_1j_2)}a_{1j_1}a_{2j_2}$。故由此得到$n$阶行列式的记号和运算。

定义1-8 $n\times n$个数排成n行n列，按如下方法计算其值的记号称为n阶行列式。

$$\begin{vmatrix} a_{11} & a_{12} & \cdots & a_{1n} \\ a_{21} & a_{22} & \cdots & a_{2n} \\ \cdots & \cdots & \cdots & \cdots \\ a_{n1} & a_{n2} & \cdots & a_{nn} \end{vmatrix}=\sum_{j_1j_2\cdots j_n}(-1)^{\tau(j_1j_2\cdots j_n)}a_{1j_1}a_{2j_2}\cdots a_{nj_n},$$

其中，$j_1j_2j_3\cdots j_n$取遍所有n级排列，a_{ij}称为第i行第j列的元素。

n阶行列式是所有取自不同行不同列的n个元素的乘积$a_{1j_1}a_{2j_2}\cdots a_{nj_n}$代数和，各项符号由列标$n$级排列$j_1j_2\cdots j_n$的奇偶性决定，偶排列带正号，奇排列带负号。

n阶行列式在$n>3$时，不能使用对角线法则计算。

例 1-4 计算行列式 $\begin{vmatrix} 0 & 0 & \cdots & 0 & a_{1n} \\ 0 & 0 & \cdots & a_{2,n-1} & a_{2n} \\ \cdots & \cdots & \cdots & \cdots & \cdots \\ a_{n1} & a_{n2} & \cdots & a_{n,n-1} & a_{nn} \end{vmatrix}$ 的值。

解 此行列式中有很多元素为 0，则通项 $a_{1j_1}a_{2j_2}\cdots a_{nj_n}$ 中就有很多项为 0，只需找出所有元素都不为 0 的项加起来即可。

由于每项取自不同的行与不同的列，第一行只有选 a_{1n} 才不为 0，第二行只有选 $a_{2,n-1}$，第三行只有选 $a_{3,n-2}$，…，第 n 行只能选 a_{n1}，这样 $n!$ 项中只有 $a_{1n}a_{2,n-1}\cdots a_{n1}$ 这一项不为 0，故行列式值为

$$\begin{vmatrix} 0 & 0 & \cdots & 0 & a_{1n} \\ 0 & 0 & \cdots & a_{2,n-1} & a_{2n} \\ \cdots & \cdots & \cdots & \cdots & \cdots \\ a_{n1} & a_{n2} & \cdots & a_{n,n-1} & a_{nn} \end{vmatrix} = (-1)^{\frac{n(n-1)}{2}} a_{1n}a_{2,n-1}\cdots a_{n1}$$

练习

1. 计算下列行列式的值。

(1) $\begin{vmatrix} 17 & 5 \\ 3 & 2 \end{vmatrix}$　　(2) $\begin{vmatrix} 8 & 0 & -1 \\ 2 & 4 & 1 \\ -3 & -2 & 1 \end{vmatrix}$

(3) $\begin{vmatrix} a & b & c \\ b & c & a \\ c & a & b \end{vmatrix}$　　(4) $\begin{vmatrix} 0 & 2 & 3 & 1 \\ 0 & 5 & -2 & 0 \\ 3 & 5 & 0 & 0 \\ 2 & 0 & 0 & 0 \end{vmatrix}$

(5) $\begin{vmatrix} 3 & 1 & 8 & 9 \\ 4 & 0 & 3 & 5 \\ 1 & 0 & 2 & 0 \\ 6 & 0 & 0 & 0 \end{vmatrix}$　　(6) $\begin{vmatrix} 1 & 3 & 0 & 1 \\ 0 & -9 & 1 & 1 \\ 0 & -2 & 2 & 0 \\ 0 & 1 & 1 & 0 \end{vmatrix}$

(7) $\begin{vmatrix} & & & a_1 \\ & & a_2 & \\ & \cdot^{\cdot^{\cdot}} & & \\ a_5 & & & \end{vmatrix}$　　(8) $\begin{vmatrix} 0 & 1 & & & \\ & & 2 & & \\ & & & \ddots & \\ & & & & n-1 \\ n & & & & 0 \end{vmatrix}$

2. 计算以下排列的逆序数，从而判断它们的奇偶性。

(1) 4132　　(2) 35412

3. 在六阶行列式中，$a_{21}a_{53}a_{16}a_{42}a_{65}a_{34}$ 这一项应该带什么符号？

4. 写出四阶行列式中含有因子 $a_{11}a_{23}$ 的项。

5.已知$\begin{vmatrix} 1 & 2 & 3 \\ 1 & -1 & x \\ 1 & 1 & -1 \end{vmatrix}$是关于 x 的一次多项式,求该式中 x 的系数。

第二节 行列式的性质

行列式的定义给出了行列式的运算规则,但当阶数 n 较大时,如果直接应用定义来计算行列式的值,则项数多、运算量大。因此,有必要介绍一些有关行列式的性质,在计算行列式时应用其性质简化计算过程。由于行列式的性质对任何阶数的行列式都成立,下面主要以三阶行列式为例,n 阶行列式同样适用。

一、行列式的性质

定义 1-9 把行列式 D 的所有行变为相应的列,而得到的新行列式称为 D 的转置行列式,记为 D^T。

$$D=\begin{vmatrix} a_{11} & a_{12} & a_{13} \\ a_{21} & a_{22} & a_{23} \\ a_{31} & a_{32} & a_{33} \end{vmatrix}, D^T=\begin{vmatrix} a_{11} & a_{21} & a_{31} \\ a_{12} & a_{22} & a_{32} \\ a_{13} & a_{23} & a_{33} \end{vmatrix}$$

显然,把行列式 D 的所有列变为相应行,或者把行列式 D 的所有元素沿主对角线翻转也可得到 D 的转置行列式。

性质 1-1 行列式与其转置行列式的值相等,即 $D=D^T$。

三阶行列式性质,只需等号左右两边用对角线法则计算即可验证,这里不再一一证明。

性质 1-1 表明行列式中行与列地位平等,对于行成立的性质对于列也成立,反之亦然。

性质 1-2 把行列式的两行(列)互换,行列式的值变号。

$$\begin{vmatrix} a_{11} & a_{12} & a_{13} \\ a_{21} & a_{22} & a_{23} \\ a_{31} & a_{32} & a_{33} \end{vmatrix}=-\begin{vmatrix} a_{21} & a_{22} & a_{23} \\ a_{11} & a_{12} & a_{13} \\ a_{31} & a_{32} & a_{33} \end{vmatrix}$$

推论 如果行列式的某两行(列)的元素对应相等,则行列式的值为零。

证明 设 D 某两行(列)的元素对应相等。把元素对应相等的两行(列)互换位置,得到的新行列式仍是原来的行列式,但根据性质 1-2,新行列式的值为原行列式的相反数,因此$D=-D$,$D=0$ 得证。

性质 1-3 行列式的某一行(列)的所有元素同乘以数 k,相当于用 k 乘以此行列式,即

$$\begin{vmatrix} ka_{11} & ka_{12} & ka_{13} \\ a_{21} & a_{22} & a_{23} \\ a_{31} & a_{32} & a_{33} \end{vmatrix} = k\begin{vmatrix} a_{11} & a_{12} & a_{13} \\ a_{21} & a_{22} & a_{23} \\ a_{31} & a_{32} & a_{33} \end{vmatrix}$$

推论 1 如果行列式的某一行(列)中所有元素有公因子,则可将公因子提到行列式符号的外面相乘。

推论 2 如果行列式中有某一行(列)的元素全为 0,则行列式的值为零。

推论 3 如果行列式中有两行(列)元素对应成比例,则行列式的值为零。

性质 1-4 如果行列式中某一行(列)的元素都是两数之和,则此行列式可表示成两个行列式之和,这两个行列式分别以这两个数为所在行(列)对应位置的元素,其他行(列)的元素与原行列式相同,即

$$\begin{vmatrix} a_{11}+b_{11} & a_{12}+b_{12} & a_{13}+b_{13} \\ a_{21} & a_{22} & a_{23} \\ a_{31} & a_{32} & a_{33} \end{vmatrix} = \begin{vmatrix} a_{11} & a_{12} & a_{13} \\ a_{21} & a_{22} & a_{23} \\ a_{31} & a_{32} & a_{33} \end{vmatrix} + \begin{vmatrix} b_{11} & b_{12} & b_{13} \\ a_{21} & a_{22} & a_{23} \\ a_{31} & a_{32} & a_{33} \end{vmatrix}$$

性质 1-5 把行列式的某一行(列)的所有元素都乘以数 k 后加到另一行(列)对应位置的元素上,行列式的值不变,即

$$\begin{vmatrix} a_{11} & a_{12} & a_{13} \\ a_{21} & a_{22} & a_{23} \\ a_{31} & a_{32} & a_{33} \end{vmatrix} = \begin{vmatrix} a_{11} & a_{12} & a_{13} \\ a_{21}+ka_{11} & a_{22}+ka_{12} & a_{23}+ka_{13} \\ a_{31} & a_{32} & a_{33} \end{vmatrix}$$

二、利用行列式的性质计算行列式

计算行列式时应考虑用行列式的性质将其转换为便于计算的行列式,从而求得行列式的值。为了使计算过程简洁明了,以及便于检验每一步的正确性,约定如下记号:$r_i \leftrightarrow r_j$($c_i \leftrightarrow c_j$)表示交换第 i 行(列)与第 j 行(列);kr_i(kc_i)表示用数 k 去乘以第 i 行(列)的所有元素;r_i+kr_j(c_i+kc_j)表示第 j 行(列)的所有元素都乘以数 k 后加到第 i 行(列)对应位置的元素上。

例 1-5 应用行列式的性质与推论,计算下列行列式的值。

(1) $\begin{vmatrix} 3 & 2 & 6 \\ 8 & 10 & 9 \\ 6 & -2 & 21 \end{vmatrix}$ (2) $\begin{vmatrix} -ab & ac & ae \\ bd & -cd & de \\ bf & cf & -ef \end{vmatrix}$

解 (1) $\begin{vmatrix} 3 & 2 & 6 \\ 8 & 10 & 9 \\ 6 & -2 & 21 \end{vmatrix} \xlongequal[\frac{1}{3}c_3]{\frac{1}{2}c_2} 3\times 2\begin{vmatrix} 3 & 1 & 2 \\ 8 & 5 & 3 \\ 6 & -1 & 7 \end{vmatrix} \xlongequal{c_2+c_3} 6\begin{vmatrix} 3 & 1+2 & 2 \\ 8 & 5+3 & 3 \\ 6 & -1+7 & 7 \end{vmatrix} = 6\begin{vmatrix} 3 & 3 & 2 \\ 8 & 8 & 3 \\ 6 & 6 & 7 \end{vmatrix} = 0$

$$(2)\begin{vmatrix} -ab & ac & ae \\ bd & -cd & de \\ bf & cf & -ef \end{vmatrix} \overset{\frac{1}{a}r_1,\ \frac{1}{d}r_2,\ \frac{1}{f}r_3}{=} adf\begin{vmatrix} -b & c & e \\ b & -c & e \\ b & c & -e \end{vmatrix} \overset{\frac{1}{b}c_1,\ \frac{1}{c}c_2,\ \frac{1}{e}c_3}{=} adfbce\begin{vmatrix} -1 & 1 & 1 \\ 1 & -1 & 1 \\ 1 & 1 & -1 \end{vmatrix}$$

$$\overset{r_2+r_1,\ r_3+r_1}{=} adfbce\begin{vmatrix} -1 & 1 & 1 \\ 0 & 0 & 2 \\ 0 & 2 & 0 \end{vmatrix}$$

$$=4abcdef$$

任何 n 阶行列式总能经过有限次行变换(或列变换)化为上三角行列式。而上三角形行列式的值为对角线上元素的乘积。因此,对于多于三阶的行列式的计算,可利用行列式的性质,把其化为上三角形行列式,从而计算行列式的值。这是计算高阶行列式的一种典型方法。

例 1-6 把下列行列式化为上三角形行列式,并计算其值。

$$\begin{vmatrix} -2 & 2 & -4 & 0 \\ 4 & -1 & 3 & 5 \\ 3 & 1 & -2 & -3 \\ 2 & 0 & 5 & 1 \end{vmatrix}$$

解
$$\begin{vmatrix} -2 & 2 & -4 & 0 \\ 4 & -1 & 3 & 5 \\ 3 & 1 & -2 & -3 \\ 2 & 0 & 5 & 1 \end{vmatrix} \overset{\frac{1}{2}r_1}{=} 2\begin{vmatrix} -1 & 1 & -2 & 0 \\ 4 & -1 & 3 & 5 \\ 3 & 1 & -2 & -3 \\ 2 & 0 & 5 & 1 \end{vmatrix} \overset{r_2+4r_1,\ r_3+3r_1,\ r_4+2r_1}{=} 2\begin{vmatrix} -1 & 1 & -2 & 0 \\ 0 & 3 & -5 & 5 \\ 0 & 4 & -8 & -3 \\ 0 & 2 & 1 & 1 \end{vmatrix}$$

$$\overset{r_2-r_4}{=} 2\begin{vmatrix} -1 & 1 & -2 & 0 \\ 0 & 1 & -6 & 4 \\ 0 & 4 & -8 & -3 \\ 0 & 2 & 1 & 1 \end{vmatrix} \overset{r_3-4r_2,\ r_4-2r_2}{=} -2\begin{vmatrix} 1 & -1 & 2 & 0 \\ 0 & 1 & -6 & 4 \\ 0 & 0 & 16 & -19 \\ 0 & 0 & 13 & -7 \end{vmatrix} \overset{r_3-r_4}{=} -2\begin{vmatrix} 1 & -1 & 2 & 0 \\ 0 & 1 & -6 & 4 \\ 0 & 0 & 3 & -12 \\ 0 & 0 & 13 & -7 \end{vmatrix}$$

$$\overset{\frac{1}{3}r_3}{=} -6\begin{vmatrix} 1 & -1 & 2 & 0 \\ 0 & 1 & -6 & 4 \\ 0 & 0 & 1 & -4 \\ 0 & 0 & 13 & -7 \end{vmatrix} \overset{r_4-13r_3}{=} -6\begin{vmatrix} 1 & -1 & 2 & 0 \\ 0 & 1 & -6 & 4 \\ 0 & 0 & 1 & -4 \\ 0 & 0 & 0 & 45 \end{vmatrix} = -270$$

练习

1. 下列计算过程中哪些步骤是对的?哪些步骤是不对的?怎么改正?

(1) $\begin{vmatrix} ka_{11} & ka_{12} \\ ka_{21} & a_{22} \end{vmatrix} = k^2\begin{vmatrix} a_{11} & a_{12} \\ a_{21} & a_{22} \end{vmatrix}$ (2) $\begin{vmatrix} a_{11} & a_{12} \\ a_{21} & a_{22} \end{vmatrix} = \begin{vmatrix} a_{11}+ka_{21} & a_{12}+ka_{22} \\ a_{21}-ha_{11} & a_{22}-ha_{12} \end{vmatrix}$

2.应用行列式的性质计算下列行列式的值。

(1) $\begin{vmatrix} 103 & 100 & 204 \\ 199 & 200 & 395 \\ 301 & 300 & 600 \end{vmatrix}$　　(2) $\begin{vmatrix} 1 & 2a & a^2 \\ 1 & a+b & ab \\ 1 & 2b & b^2 \end{vmatrix}$

3.把下列行列式化为上三角形行列式,并计算其值。

(1) $\begin{vmatrix} 2 & 1 & 4 & 1 \\ 3 & -1 & 2 & 1 \\ 1 & 2 & 3 & 2 \\ 5 & 0 & 6 & 2 \end{vmatrix}$　　(2) $\begin{vmatrix} 1 & 0 & -2 & 4 \\ -3 & 7 & 2 & 1 \\ 2 & 1 & -5 & -3 \\ 0 & -4 & 11 & 12 \end{vmatrix}$

4.应用行列式性质证明。

(1) $\begin{vmatrix} ax+by & ay+bz & az+bx \\ ay+bz & az+bx & ax+by \\ az+bx & ax+by & ay+bz \end{vmatrix}=(a^3+b^3)\begin{vmatrix} x & y & z \\ y & z & x \\ z & x & y \end{vmatrix}$

(2) $\begin{vmatrix} a^2 & (a+1)^2 & (a+2)^2 & (a+3)^2 \\ b^2 & (b+1)^2 & (b+2)^2 & (b+3)^2 \\ c^2 & (c+1)^2 & (c+2)^2 & (c+3)^2 \\ d^2 & (d+1)^2 & (d+2)^2 & (d+3)^2 \end{vmatrix}=0$

第三节 行列式的展开定理

行列式阶数越低,计算越容易,如果能找到行列式与比它低一阶的行列式之间的联系,将行列式化为更低阶的行列式,会使运算得以简化。

一、行列式按行(列)展开

以三阶行列式为例,探讨三阶行列式与二阶行列式之间的联系,得到

$$\begin{vmatrix} a_{11} & a_{12} & a_{13} \\ a_{21} & a_{22} & a_{23} \\ a_{31} & a_{32} & a_{33} \end{vmatrix}$$

$$=a_{11}a_{22}a_{33}+a_{12}a_{23}a_{31}+a_{13}a_{21}a_{32}-a_{13}a_{22}a_{31}-a_{12}a_{21}a_{33}-a_{11}a_{23}a_{32}$$

$$=a_{11}(a_{22}a_{33}-a_{23}a_{31})-a_{12}(a_{21}a_{33}-a_{23}a_{31})+a_{13}(a_{21}a_{32}-a_{22}a_{31})$$

$$=a_{11}\begin{vmatrix} a_{22} & a_{23} \\ a_{32} & a_{33} \end{vmatrix}-a_{12}\begin{vmatrix} a_{21} & a_{23} \\ a_{31} & a_{33} \end{vmatrix}+a_{13}\begin{vmatrix} a_{21} & a_{22} \\ a_{31} & a_{32} \end{vmatrix} \tag{1-2}$$

在式 1-2 中,二阶行列式为

$$\begin{vmatrix} a_{22} & a_{23} \\ a_{32} & a_{33} \end{vmatrix}$$

即在原三阶行列式中划去元素 a_{11} 所在的行与列后，剩下的元素按原来的相对位置不变组成的低一阶的行列式。

定义 1-10 在 n 阶行列式中，去掉 $a_{ij}(i,j=1,2,\cdots,n)$ 所在的行与列后，剩下的元素按原来的相对位置不变组成的 $n-1$ 阶行列式称为元素 a_{ij} 的余子式，记为 M_{ij}。

如 a_{23} 的余子式为

$$M_{23}=\begin{vmatrix} a_{11} & a_{12} \\ a_{31} & a_{32} \end{vmatrix}$$

定义 1-11 在 n 阶行列式中，元素 a_{ij} 的余子式 M_{ij} 带上符号 $(-1)^{i+j}$ 后得到的式子称为元素 a_{ij} 的代数余子式，记为 A_{ij}，即

$$A_{ij}=(-1)^{i+j}M_{ij}$$

如，在上面的三阶行列式中，第一行元素的代数余子式为

$$A_{11}=(-1)^{1+1}\begin{vmatrix} a_{22} & a_{23} \\ a_{32} & a_{33} \end{vmatrix}=\begin{vmatrix} a_{22} & a_{23} \\ a_{32} & a_{33} \end{vmatrix}$$

$$A_{12}=(-1)^{1+2}\begin{vmatrix} a_{21} & a_{23} \\ a_{31} & a_{33} \end{vmatrix}=-\begin{vmatrix} a_{21} & a_{23} \\ a_{31} & a_{33} \end{vmatrix}$$

$$A_{13}=(-1)^{1+3}\begin{vmatrix} a_{21} & a_{22} \\ a_{31} & a_{32} \end{vmatrix}=\begin{vmatrix} a_{21} & a_{22} \\ a_{31} & a_{32} \end{vmatrix}$$

式 1-2 可以写为三阶行列式的第一行所有元素与相应代数余子式乘积之和，称为三阶行列式按第一行展开，即

$$\begin{vmatrix} a_{11} & a_{12} & a_{13} \\ a_{21} & a_{22} & a_{23} \\ a_{31} & a_{32} & a_{33} \end{vmatrix}=a_{11}A_{11}+a_{12}A_{12}+a_{13}A_{13}$$

类似地，三阶行列式可以按第三行展开，即

$$\begin{vmatrix} a_{11} & a_{12} & a_{13} \\ a_{21} & a_{22} & a_{23} \\ a_{31} & a_{32} & a_{33} \end{vmatrix}=a_{31}A_{31}+a_{32}A_{32}+a_{33}A_{33}$$

三阶行列式可以按第二列展开，即

$$\begin{vmatrix} a_{11} & a_{12} & a_{13} \\ a_{21} & a_{22} & a_{23} \\ a_{31} & a_{32} & a_{33} \end{vmatrix}=a_{12}A_{12}+a_{22}A_{22}+a_{32}A_{32}$$

三阶行列式可以按任一行或任一列展开。

一般地，有如下的行列式展开定理。

定理 1-3 n 阶行列式等于它的任一行（列）所有元素与其对应的代数余子式的乘积之和，即

按第 i 行展开：$D=a_{i1}A_{i1}+a_{i2}A_{i2}+\cdots+a_{in}A_{in}(i=1,2,\cdots,n)$

按第 j 列展开：$D = a_{1j}A_{1j} + a_{2j}A_{2j} + \cdots + a_{nj}A_{nj}(j = 1,2,\cdots,n)$

推论 n 阶行列式的某一行(列)的元素与另一行(列)对应的元素的代数余子式乘积之和等于零，即

$$a_{i1}A_{j1} + a_{i2}A_{j2} + \cdots + a_{in}A_{jn} = 0(i \neq j) \tag{1-3}$$

$$\text{或 } a_{1i}A_{1j} + a_{2i}A_{2j} + \cdots + a_{ni}A_{nj} = 0(i \neq j) \tag{1-4}$$

证明 设将行列式中第 j 行的元素换为第 i 行($i \neq j$)的对应元素，得到有两行相同的行列式 D'，由行列式的性质 1-3 之推论知 $D'=0$，再将 D' 按第 j 行展开，则

$$D' = a_{i1}A_{j1} + a_{i2}A_{j2} + \cdots + a_{in}A_{jn} = 0(i \neq j)$$

即证式 1-3。同理可证式 1-4。

二、用展开定理计算行列式

用展开定理计算行列式值的基本思路：先利用行列式性质把行列式某行(列)变得只有很少非零元(最好只有 1 个)，再利用展开定理按该行(列)展开，将其化为低一阶的行列式。如此进行下去，最后化为二阶行列式，即可求出行列式的值。

例 1-7 用展开定理计算行列式 $\begin{vmatrix} 1 & 0 & -2 & 4 \\ -3 & 7 & 2 & 1 \\ 2 & 1 & -5 & -3 \\ 0 & -4 & 11 & 12 \end{vmatrix}$ 的值。

解 $$\begin{vmatrix} 1 & 0 & -2 & 4 \\ -3 & 7 & 2 & 1 \\ 2 & 1 & -5 & -3 \\ 0 & -4 & 11 & 12 \end{vmatrix} \xlongequal[r_3-2r_1]{r_2+3r_1} \begin{vmatrix} 1 & 0 & -2 & 4 \\ 0 & 7 & -4 & 13 \\ 0 & 1 & -1 & -11 \\ 0 & -4 & 11 & 12 \end{vmatrix} = 1\times(-1)^{1+1}\times\begin{vmatrix} 7 & -4 & 13 \\ 1 & -1 & -11 \\ -4 & 11 & 12 \end{vmatrix}$$

$$\xlongequal[r_3+4r_2]{r_1-7r_2} \begin{vmatrix} 0 & 3 & 90 \\ 1 & -1 & -11 \\ 0 & 7 & -32 \end{vmatrix} = 3\begin{vmatrix} 0 & 1 & 30 \\ 1 & -1 & -11 \\ 0 & 7 & -32 \end{vmatrix} = 3\times1\times(-1)^{2+1}\times\begin{vmatrix} 1 & 30 \\ 7 & -32 \end{vmatrix} = 726$$

三、特殊行列式的计算

在行列式中，有些行列式比较特殊，需要用特殊的方法计算。

例 1-8 计算行列式 $\begin{vmatrix} 0 & a & b & c & d \\ -a & 0 & e & f & g \\ -b & -e & 0 & h & i \\ -c & -f & -h & 0 & g \\ -d & -g & -i & -g & 0 \end{vmatrix}$ 的值。

这个行列式的特点是元素 a_{ij} 与元素 a_{ji} 互为相反数，即 $a_{ij}=-a_{ji}$，而且阶数为奇数。具有这种特点的行列式称为奇数阶反对称行列式。

解　记行列式为 D,由行列式的性质得到

$$D=D^T=\begin{vmatrix}0&-a&-b&-c&-d\\a&0&-e&-f&-g\\b&e&0&-h&-i\\c&f&h&0&-g\\d&g&i&g&0\end{vmatrix}=(-1)^5\begin{vmatrix}0&a&b&c&d\\-a&0&e&f&g\\-b&-e&0&h&i\\-c&-f&-h&0&g\\-d&-g&-i&-g&0\end{vmatrix}=-D$$

故 $2D=0$,得到 $D=0$。

由此,可得任一奇数阶反对称行列式的值都为0。

例 1-9　计算 n 阶行列式的值。

$$D_n=\begin{vmatrix}x&a&\cdots&a\\a&x&\cdots&a\\\cdots&\cdots&\cdots&\cdots\\a&a&\cdots&x\end{vmatrix}$$

解　利用行列式性质,得到

$$D_n=\begin{vmatrix}x&a&\cdots&a\\a&x&\cdots&a\\\cdots&\cdots&\cdots&\cdots\\a&a&\cdots&x\end{vmatrix}\overset{c_1+c_i(i=2,3,\cdots,n)}{=}\begin{vmatrix}x+(n-1)a&a&\cdots&a\\x+(n-1)a&x&\cdots&a\\\cdots&\cdots&\cdots&\cdots\\x+(n-1)a&a&\cdots&x\end{vmatrix}$$

$$=[x+(n-1)a]\begin{vmatrix}1&a&\cdots&a\\1&x&\cdots&a\\\cdots&\cdots&\cdots&\cdots\\1&a&\cdots&x\end{vmatrix}$$

$$\overset{r_i-r_1(i=2,3,\cdots,n)}{=}[x+(n-1)a]\begin{vmatrix}1&a&\cdots&a\\0&x-a&\cdots&0\\\cdots&\cdots&\cdots&\cdots\\0&0&\cdots&x-a\end{vmatrix}$$

$$=[x+(n-1)a](x-a)^{n-1}$$

例 1-10　计算 n 阶行列式的值。

$$\begin{vmatrix}1&2&2&\cdots&2\\2&2&2&\cdots&2\\2&2&3&\cdots&2\\\cdots&\cdots&\cdots&\cdots&\cdots\\2&2&2&\cdots&n\end{vmatrix}$$

解 利用行列式性质,得到

$$\begin{vmatrix} 1 & 2 & 2 & \cdots & 2 \\ 2 & 2 & 2 & \cdots & 2 \\ 2 & 2 & 3 & \cdots & 2 \\ \cdots & \cdots & \cdots & \cdots & \cdots \\ 2 & 2 & 2 & \cdots & n \end{vmatrix} \xlongequal{r_i-r_2(i=1,3,\cdots,n)} \begin{vmatrix} -1 & 0 & 0 & \cdots & 0 \\ 2 & 2 & 2 & \cdots & 2 \\ 0 & 0 & 1 & \cdots & 0 \\ & \cdots & & \cdots & \\ 0 & 0 & 0 & \cdots & n-2 \end{vmatrix}$$

$$=(-1)\cdot\begin{vmatrix} 2 & 2 & \cdots & 2 \\ 0 & 1 & \cdots & 0 \\ & \cdots & \cdots & \\ 0 & 0 & \cdots & n-2 \end{vmatrix}$$

$$=(-1)\times2\times1\times2\times\cdots\times(n-2)$$

$$=-2(n-2)!$$

练习

1.按行列式展开定理的方法计算下列行列式的值。

(1) $\begin{vmatrix} 2 & -1 & 3 & 2 \\ 3 & -3 & 3 & 2 \\ 3 & -1 & -1 & 2 \\ 3 & -1 & 3 & -1 \end{vmatrix}$　　(2) $\begin{vmatrix} 4 & 1 & -2 & -3 \\ -2 & -3 & 6 & 4 \\ 3 & -4 & 5 & 2 \\ 5 & 2 & 3 & 7 \end{vmatrix}$

2.计算下列行列式的值。

(1) $\begin{vmatrix} 1 & a_1 & a_2 & \cdots & a_n \\ 1 & a_1+b_1 & a_2 & \cdots & a_n \\ 1 & a_1 & a_2+b_2 & \cdots & a_n \\ \cdots & \cdots & \cdots & \cdots & \cdots \\ 1 & a_1 & a_2 & \cdots & a_n+b_n \end{vmatrix}$　　(2) $\begin{vmatrix} x & y & y & y \\ y & x & y & y \\ y & y & x & y \\ y & y & y & x \end{vmatrix}$

(3) $\begin{vmatrix} a & b & 0 & \cdots & 0 & 0 \\ 0 & a & b & \cdots & 0 & 0 \\ 0 & 0 & a & \cdots & 0 & 0 \\ \vdots & \vdots & \vdots & \ddots & \vdots & \vdots \\ 0 & 0 & 0 & \cdots & a & b \\ b & 0 & 0 & \cdots & 0 & a \end{vmatrix}$　　(4) $\begin{vmatrix} -1 & a_1 & 0 & \cdots & 0 & 0 \\ 0 & -1 & a_2 & \cdots & 0 & 0 \\ 0 & 0 & -1 & \cdots & 0 & 0 \\ \vdots & \vdots & \vdots & \ddots & \vdots & \vdots \\ 0 & 0 & 0 & \cdots & -1 & a_{n-1} \\ a_n & 0 & 0 & \cdots & 0 & -1 \end{vmatrix}$

(5) $\begin{vmatrix} a_1 & -a_1 & 0 & 0 \\ 0 & a_2 & -a_2 & 0 \\ 0 & 0 & a_3 & -a_3 \\ 1 & 1 & 1 & 1 \end{vmatrix}$

第四节 克莱姆法则

一、n 元线性方程组的克莱姆法则

前面讨论了二元线性方程组

$$\begin{cases} a_{11}x_1 + a_{12}x_2 = b_1 \\ a_{21}x_1 + a_{22}x_2 = b_2 \end{cases}$$

在系数行列式 $D\neq 0$ 时,方程组有唯一解,即

$$x_1 = \frac{D_1}{D}, x_2 = \frac{D_2}{D}$$

这个结论称为二元一次方程组克莱姆(Cramer)法则。

一般地,n 元线性方程组有如下的克莱姆(Cramer)法则。

定理 1-4(克莱姆法则) 设 n 个未知量 n 个方程的线性方程组为

$$\begin{cases} a_{11}x_1 + a_{12}x_2 + \cdots + a_{1n}x_n = b_1 \\ a_{21}x_1 + a_{22}x_2 + \cdots + a_{2n}x_n = b_2 \\ \cdots\cdots\cdots\cdots\cdots\cdots\cdots\cdots\cdots\cdots \\ a_{n1}x_1 + a_{n2}x_2 + \cdots + a_{nn}x_n = b_n \end{cases}$$

若系数行列式为

$$D = \begin{vmatrix} a_{11} & a_{12} & \cdots & a_{1n} \\ a_{21} & a_{22} & \cdots & a_{2n} \\ \cdots & \cdots & \cdots & \cdots \\ a_{n1} & a_{n2} & \cdots & a_{nn} \end{vmatrix} \neq 0$$

则方程组有唯一解,即

$$x_1 = \frac{D_1}{D}, x_2 = \frac{D_2}{D}, \cdots, x_n = \frac{D_n}{D}$$

其中,$D_i(1,2,\cdots,n)$是把系数行列式 D 的第 i 列元素用方程组等号右边的常数列 b_1, $b_2,\cdots,b_n$ 代替所得的 n 阶行列式。

$$D_i = \begin{vmatrix} a_{11} & \vdots & a_{1,i-1} & b_1 & a_{1,i+1} & \vdots & a_{1n} \\ \vdots & \vdots & \vdots & \vdots & \vdots & \vdots & \vdots \\ a_{n1} & \vdots & a_{n,i-1} & b_n & a_{n,i+1} & \vdots & a_{nn} \end{vmatrix} \quad (i = 1,2,\cdots,n)$$

证明 设方程组有解 $x_1, x_2, \cdots, x_n$,则

$$Dx_1 = \begin{vmatrix} a_{11}x_1 & a_{12}\cdots a_{1n} \\ a_{21}x_1 & a_{22}\cdots a_{2n} \\ \cdots\cdots & \cdots\cdots \\ a_{n1}x_1 & a_{n2}\cdots a_{nn} \end{vmatrix} = \begin{vmatrix} a_{11}x_1 + a_{12}x_2 + \cdots + a_{1n}x_n & a_{12}\cdots a_{1n} \\ a_{21}x_1 + a_{22}x_2 + \cdots + a_{2n}x_n & a_{22}\cdots a_{2n} \\ \cdots\cdots\cdots\cdots\cdots\cdots\cdots\cdots & \cdots\cdots \\ a_{n1}x_1 + a_{n2}x_2 + \cdots + a_{nn}x_n & a_{n2}\cdots a_{nn} \end{vmatrix} = \begin{vmatrix} b_1 & a_{12}\cdots a_{1n} \\ b_2 & a_{22}\cdots a_{2n} \\ \cdots & \cdots\cdots\cdots \\ b_n & a_{n2}\cdots a_{nn} \end{vmatrix} = D_1$$

由 $D\neq 0$,得到 $x_1=\frac{D_1}{D}$。

同理,$x_2=\frac{D_2}{D},x_3=\frac{D_3}{D},\cdots,x_n=\frac{D_n}{D}$。

故方程组有解,则其解必为

$$x_1=\frac{D_1}{D},x_2=\frac{D_2}{D},\cdots,x_n=\frac{D_n}{D}$$

另外,不难验证 $x_1,x_2,\cdots,x_n$ 的确是方程组的解。

故 $x_1=\frac{D_1}{D},x_2=\frac{D_2}{D},\cdots,x_n=\frac{D_n}{D}$是方程组的唯一解,得证。

定理 1-5 方程个数与未知数个数相等的线性方程组有且只有唯一解的充要条件是系数行列式 $D\neq 0$。

例 1-11 求解线性方程组。

$$\begin{cases}x_1-2x_2+x_3=-2\\2x_1+x_2-3x_3=1\\-x_1+x_2-x_3=0\end{cases}$$

解 计算系数行列式,得到

$$D=\begin{vmatrix}1&-2&1\\2&1&-3\\-1&1&-1\end{vmatrix}=-5\neq 0$$

根据克莱姆法则,方程组有唯一解。而

$$D_1=\begin{vmatrix}-2&-2&1\\1&1&-3\\0&1&-1\end{vmatrix}=-5,D_2=\begin{vmatrix}1&-2&1\\2&1&-3\\-1&0&-1\end{vmatrix}=-10,D_3=\begin{vmatrix}1&-2&-2\\2&1&1\\-1&1&0\end{vmatrix}=-5$$

故方程组的解为

$$x_1=\frac{D_1}{D}=1,x_2=\frac{D_2}{D}=2,x_3=\frac{D_3}{D}=1$$

二、齐次线性方程组及其解的讨论

定义 1-12 若线性方程组等号右边的常数项均为零,则称为齐次线性方程组,即

$$\begin{cases}a_{11}x_1+a_{12}x_2+\cdots+a_{1n}x_n=0\\a_{21}x_1+a_{22}x_2+\cdots+a_{2n}x_n=0\\\cdots\cdots\cdots\cdots\cdots\cdots\cdots\cdots\\a_{n1}x_1+a_{n2}x_2+\cdots+a_{nn}x_n=0\end{cases}\tag{1-5}$$

显然,齐次线性方程组一定有解,即 $x_i=0(i=1,\cdots,n)$是齐次线性方程组 1-5 的解,称为齐次线性方程组的零解或当然解。

定理 1-6 方程个数与未知数个数相等的齐次线性方程组只有零解的充要条件是系

数行列式 $D\neq0$。

推论 方程个数与未知数个数相等的齐次线性方程组有非零解的充要条件是系数行列式 $D=0$。

例 1-12 问λ取何值时，齐次线性方程组$\begin{cases}\lambda x_1+x_2+x_3=0\\x_1+\lambda x_2+x_3=0\\x_1+x_2+\lambda x_3=0\end{cases}$有非零解？

解 系数行列式为

$$D=\begin{vmatrix}\lambda&1&1\\1&\lambda&1\\1&1&\lambda\end{vmatrix}=\begin{vmatrix}\lambda+2&1&1\\\lambda+2&\lambda&1\\\lambda+2&1&\lambda\end{vmatrix}$$

$$=(\lambda+2)\cdot\begin{vmatrix}1&1&1\\1&\lambda&1\\1&1&\lambda\end{vmatrix}=(\lambda+2)\cdot\begin{vmatrix}1&1&1\\0&\lambda-1&0\\0&0&\lambda-1\end{vmatrix}$$

$$=(\lambda+2)(\lambda-1)^2$$

令 $D=0$，得当 $\lambda=-2$ 或 $\lambda=1$ 时，该齐次线性方程组有非零解。

练习

1. 利用克莱姆法则解下列线性方程组。

(1)$\begin{cases}2x_1+2x_2-x_3=6\\x_1-2x_2+4x_3=3\\5x_1+7x_2+x_3=28\end{cases}$ (2)$\begin{cases}x_1+x_2+x_3+x_4=5\\x_1+2x_2-x_3+4x_4=-2\\2x_1-3x_2-x_3-5x_4=-2\\3x_1+x_2+2x_3+11x_4=0\end{cases}$

2. λ、μ取何值时，齐次线性方程组$\begin{cases}\lambda x_1+x_2+x_3=0\\x_1+\mu x_2+x_3=0\\x_1+2\mu x_2+x_3=0\end{cases}$ 有非零解？

3. k 取何值时，齐次线性方程组$\begin{cases}kx_1+x_2+x_3+x_4=0\\x_1+kx_2+x_3+x_4=0\\x_1+x_2+kx_3+x_4=0\\x_1+x_2+x_3+kx_4=0\end{cases}$只有零解？

习题一

1.选择题

行列式 $\begin{vmatrix} 0 & a & b & 0 \\ a & 0 & 0 & b \\ 0 & c & d & 0 \\ c & 0 & 0 & d \end{vmatrix}$ =(　　)

A. $(ad-bc)^2$　　B. $-(ad-bc)^2$　　C. $a^2d^2-b^2c^2$　　D. $b^2c^2-a^2d^2$

2.填空题

(1) $\begin{vmatrix} 1 & 1 & 1 & 0 \\ 1 & 1 & 0 & 1 \\ 1 & 0 & 1 & 1 \\ 0 & 1 & 1 & 1 \end{vmatrix}$ =________。

(2)多项式 $f(x)=\begin{vmatrix} x & x & 1 & 2x \\ 1 & x & 2 & -1 \\ 2 & 1 & x & 1 \\ 2 & -1 & 1 & x \end{vmatrix}$ 中 x^3 项的系数为________。

(3)行列式 $\begin{vmatrix} a & 0 & -1 & 1 \\ 0 & a & 1 & -1 \\ -1 & 1 & a & 0 \\ 1 & -1 & 0 & a \end{vmatrix}$ =________。

(4)行列式 $\begin{vmatrix} \lambda & -1 & 0 & 0 \\ 0 & \lambda & -1 & 0 \\ 0 & 0 & \lambda & -1 \\ 4 & 3 & 2 & \lambda+1 \end{vmatrix}$ =________。

(5)若齐次线性方程组 $\begin{cases} \lambda x_1+x_2+x_3=0 \\ x_1+\lambda x_2+x_3=0 \\ x_1+x_2+x_3=0 \end{cases}$ 只有零解,则λ应满足的条件是________。

3.设齐次线性方程组

$$\begin{cases} ax_1 + bx_2 + bx_3 + \cdots + a_nx_n = 0 \\ bx_1 + ax_2 + bx_3 + \cdots + bx_n = 0 \\ \cdots\cdots\cdots\cdots\cdots\cdots\cdots\cdots \\ bx_1 + bx_2 + bx_3 + \cdots + ax_n = 0 \end{cases}$$

其中,$a\neq0,b\neq0,n\geqslant0$。试讨论 a、b 为何值时,方程组仅有零解。

4.已知齐次线性方程组

$$\begin{cases} (a_1+b)x_1+a_2x_2+a_3x_3+\cdots+a_nx_n=0 \\ a_1x_1+(a_2+b)x_2+a_3x_3+\cdots+a_nx_n=0 \\ a_1x_1+a_2x_2+(a_3+b)x_3+\cdots+a_nx_n=0 \\ \cdots\cdots\cdots\cdots\cdots\cdots\cdots\cdots\cdots\cdots \\ a_1x_1+a_2x_2+a_3x_3+\cdots+(a_n+b)x_n=0 \end{cases}$$

其中,$\sum_{i=1}^{n}a_i\neq0$,试讨论 $a_1,a_2,a_3,\cdots,a_n$ 和 b 满足何种关系时,方程组仅有零解。

扫一扫,知答案

第二章 矩阵

【学习内容】

1.矩阵的概念,线性变换的概念。

2.矩阵的加减法、数乘、乘法、转置等运算,运算的条件、方法、规律。

3.方阵的可逆性的判定和逆矩阵的求法。

4.矩阵的分块法及分块阵的性质。

5.矩阵的初等变换和初等矩阵的概念,初等变换求矩阵的逆。

6.矩阵的秩的概念及计算。

【学习要求】

1.掌握:矩阵的概念;矩阵的加法、数乘、乘法的运算法则和运算规律;逆矩阵的性质;矩阵的分块;初等变换求矩阵的逆;初等变换求矩阵的秩的计算。

2.熟悉:方阵行列式的性质;利用伴随矩阵求矩阵的逆;分块对角阵。

3.了解:几种特殊矩阵(单位矩阵、对角矩阵、三角矩阵、对称矩阵等)的定义和性质;矩阵转置的性质;逆矩阵的概念;矩阵的分块乘法;矩阵的初等变换和初等矩阵的概念;矩阵的秩的概念。

第一节 矩阵的概念

一、矩阵的定义

我们从几个实际问题中引出矩阵的定义。

例 2-1 某研究组拟探讨紫草提取物对银屑病的治疗效果,以常规治疗有效药复方达克宁为标准治疗组。抽取病情相同、条件相近的银屑病患者,临床试验数据如表 2-1 所示。

表 2-1 两种药治疗银屑病疗效(例)

分组	无效	有效	显效
标准组	7	25	74
紫草组	2	27	81

这个临床试验数据可以列成一个矩形数表,即

$$\begin{pmatrix} 7 & 25 & 74 \\ 2 & 27 & 81 \end{pmatrix} \tag{2-1}$$

例 2-2 用三个中药方剂治疗心脑血管疾病,同时设不给药组作为对照,各组疗效分为无效、好转、显效三级,结果如表 2-2 所示。

表 2-2 三组中药方剂的治疗效果

疗效	疗法			
	不给药组	1 号方组	2 号方组	3 号方组
无效	114	20	21	33
好转	20	45	63	40
显效	2	34	35	7

解 各组疗效结果可以列成一个矩形数表,即

$$\begin{pmatrix} 114 & 20 & 21 & 33 \\ 20 & 45 & 63 & 40 \\ 2 & 34 & 35 & 7 \end{pmatrix}$$

例 2-3 m 个方程 n 个未知量的线性方程组

$$\begin{cases} a_{11}x_1 + a_{12}x_2 + \cdots + a_{1n}x_n = b_1 \\ a_{21}x_1 + a_{22}x_2 + \cdots + a_{2n}x_n = b_2 \\ \cdots\cdots\cdots\cdots\cdots\cdots\cdots\cdots \\ a_{m1}x_1 + a_{m2}x_2 + \cdots + a_{mn}x_n = b_m \end{cases}$$

解 保持各个量的位置不变,省去变量记号,可与如下的一个矩形数表一一对应

$$\begin{pmatrix} a_{11} & a_{12} & \cdots & a_{1n} & b_1 \\ a_{21} & a_{22} & \cdots & a_{2n} & b_2 \\ \cdots & \cdots & \cdots & \cdots & \cdots \\ a_{m1} & a_{m2} & \cdots & a_{mn} & b_m \end{pmatrix}$$

很多问题的研究最后都归结为分析如上面三个例题最后那样的简单数表。

定义 2-1 由 $m \times n$ 个数有序地排列成 m 行 n 列的矩形数表,即

$$\begin{pmatrix} a_{11} & a_{12} & \cdots & a_{1n} \\ a_{21} & a_{22} & \cdots & a_{2n} \\ \cdots & \cdots & \cdots & \cdots \\ a_{m1} & a_{m2} & \cdots & a_{mn} \end{pmatrix}$$

称为一个 $m \times n$ 型矩阵。简记为 $(a_{ij})_{m \times n}$,或用粗体大写字母表示为 $\boldsymbol{A}_{m \times n}$,矩阵记号右下角的 $m \times n$ 也可以省掉不写。构成矩阵的每个数称为矩阵的元素,a_{ij} 表示矩阵第 i 行、第 j 列的元素。

矩阵和行列式虽然形式上有些类似,但有完全不同的意义。矩阵是由 $m \times n$ 个数组成的数表,且行数不一定等于列数。行列式是一些数的代数和,本质为数值,且行数与列数相同。

二、特殊矩阵

若两个矩阵的行数和列数对应相同，则称它们是同型矩阵。

两个同型矩阵的对应元素都相等，即

$$A=(a_{ij})_{m\times n}、B=(b_{ij})_{m\times n},a_{ij}=b_{ij}(i=1,2,\cdots,m;j=1,2,\cdots,n)$$

则称矩阵 A 与矩阵 B 相等，记作 $A=B$。

元素都为零的矩阵称为零矩阵，记作 O，手写时可以加上下标 $O_{m\times n}$ 与数字 0 区分。不同型的零矩阵是不相等的。

行数与列数都等于 n 的矩阵 A，称为 n 阶矩阵或 n 阶方阵，可以记作 A_n。

只有一行的矩阵称为行矩阵或行向量，为避免混淆，元素间可以用逗号分隔，即

$$A_{1\times n}=(a_1 \quad a_2 \quad \cdots \quad a_n) 或 A_{1\times n}=(a_1,a_2,\cdots,a_n)$$

只有一列的矩阵称为列矩阵或列向量，即

$$B_{m\times 1}=\begin{pmatrix} b_1 \\ b_2 \\ \vdots \\ b_m \end{pmatrix}$$

在例 2-3 中的矩阵是 m 个方程 n 个未知量的线性方程组的矩阵形式，称为线性方程组的增广矩阵，通常记为 $\overline{A}$，线性方程组与增广矩阵之间存在一一对应的关系。在增广矩阵 $\overline{A}$ 中去掉最右边一列，则得到线性方程组系数构成的矩阵，称为线性方程组的系数矩阵，通常记为 A。

n 个变量 $x_1,x_2,\cdots,x_n$ 与 m 个变量 $y_1,y_2,\cdots,y_m$ 之间的关系式

$$\begin{cases} y_1=a_{11}x_1+a_{12}x_2+\cdots+a_{1n}x_n \\ y_2=a_{21}x_1+a_{22}x_2+\cdots+a_{2n}x_n \\ \cdots\cdots\cdots\cdots\cdots\cdots\cdots\cdots \\ y_m=a_{m1}x_1+a_{m2}x_2+\cdots+a_{mn}x_n \end{cases}$$

称为从变量 $x_1,x_2,\cdots,x_n$ 到变量 $y_1,y_2,\cdots,y_m$ 的一个线性变换。线性变换的系数 a_{ij} 构成的矩阵 $A=(a_{ij})_{m\times n}$，称为线性变换的系数矩阵。

线性变换和线性变换的系数矩阵之间存在着一一对应的关系。例如，对称变换 $\begin{cases} y_1=x_1 \\ y_2=-x_2 \end{cases}$ 与二阶方阵 $\begin{pmatrix} 1 & 0 \\ 0 & -1 \end{pmatrix}$ 一一对应。

又如，线性变换

$$\begin{cases} y_1=\lambda_1 x_1 \\ y_2=\lambda_2 x_2 \\ \cdots\cdots\cdots\cdots \\ y_n=\lambda_n x_n \end{cases}$$

称为正比例变换，对应 n 阶方阵

$$\boldsymbol{\Lambda}=\begin{pmatrix}\lambda_1 & 0 & \cdots & 0\\ 0 & \lambda_2 & \cdots & 0\\ \cdots & \cdots & \cdots & \cdots\\ 0 & 0 & \cdots & \lambda_n\end{pmatrix}$$

称为 n 阶对角矩阵,简称对角阵,简记为 $\boldsymbol{\Lambda}=\mathrm{diag}(\lambda_1,\lambda_2,\cdots,\lambda_n)$。方阵的左上角元素到右下角元素的直线称为主对角线。对角阵的特点:除主对角线元素外,其余元素全为 0 的方阵。

特别地,主对角线上的元素全为 a 的 n 阶对角阵称为数量矩阵,简记为 a^*。

$$a^*=\begin{pmatrix}a & 0 & 0 & 0\\ 0 & a & 0 & 0\\ 0 & 0 & a & 0\\ 0 & 0 & 0 & a\end{pmatrix}$$

特别地,当 $a=1$ 时,

$$\mathbf{E}_n=\begin{pmatrix}1 & 0 & \cdots & 0\\ 0 & 1 & \cdots & 0\\ \cdots & \cdots & \cdots & \cdots\\ 0 & 0 & \cdots & 1\end{pmatrix}$$

称为 n 阶单位矩阵,简称单位阵,记为 E_n。单位阵的特点:主对角线上的元素全为 1,其他元素全为 0 的方阵。单位阵对应的线性变换为恒等变换。

$$\begin{cases}y_1=x_1\\ y_2=x_2\\ \cdots\cdots\cdots\\ y_n=x_n\end{cases}$$

练习

1.$A=\begin{pmatrix}1 & 2 & 3\\ 3 & 1 & 2\end{pmatrix}$,$B=\begin{pmatrix}1 & x & 3\\ y & 1 & z\end{pmatrix}$,已知 $A=B$,求 x、y、z。

2.已知线性方程组,写出增广矩阵。

$$\begin{cases}x_1+x_2+x_3+x_4=0\\ x_2+2x_3+2x_4=1\\ -x_2-2x_3-2x_4=-1\\ 3x_1+2x_2+x_3+x_4=-1\end{cases}$$

3.已知线性变换,写出相应的系数矩阵。

$$\begin{cases}y_1=-3z_1+z_2\\ y_2=2z_1+z_3\\ y_3=-z_2+3z_3\end{cases}$$

第二节 矩阵的运算

一、矩阵的加减法

例 2-4 若例 2-1 中的临床试验一共进行两批，第一批临床试验数据如矩形数表2-1所示，记为矩阵 $\boldsymbol{A}$；第二批调查数据得到矩阵 $\boldsymbol{B}$，即

$$A=\begin{pmatrix}7&25&74\\2&27&81\end{pmatrix},B=\begin{pmatrix}8&91&295\\4&133&253\end{pmatrix}$$

这两批数据合起来分析，能否用矩阵表示？

解 两批数据合起来，也就是把矩阵 $\boldsymbol{A}$、$\boldsymbol{B}$ 对应元素相加，构成一个新矩阵 $\boldsymbol{A}+\boldsymbol{B}$，即

$$A+B=\begin{pmatrix}7&25&74\\2&27&81\end{pmatrix}+\begin{pmatrix}8&91&295\\4&133&253\end{pmatrix}=\begin{pmatrix}15&116&369\\6&160&334\end{pmatrix}$$

定义 2-2 设 $\boldsymbol{A}=(a_{ij})_{m\times n}$、$\boldsymbol{B}=(b_{ij})_{m\times n}$，则它们对应元素之和构成的矩阵 $\boldsymbol{C}=(a_{ij}+b_{ij})_{m\times n}$称为矩阵 $\boldsymbol{A}$ 与 $\boldsymbol{B}$ 的和，记为 $\boldsymbol{C}=\boldsymbol{A}+\boldsymbol{B}$，即

$$\boldsymbol{A}+\boldsymbol{B}=\begin{pmatrix}a_{11}+b_{11}&a_{12}+b_{12}&\cdots&a_{1n}+b_{1n}\\a_{21}+b_{21}&a_{22}+b_{22}&\cdots&a_{2n}+b_{2n}\\\cdots&\cdots&\cdots&\cdots\\a_{m1}+b_{m1}&a_{m2}+b_{m2}&\cdots&a_{mn}+b_{mn}\end{pmatrix}=(a_{ij}+b_{ij})_{m\times n}$$

两个矩阵相加是对应元素相加，且只有同型的两个矩阵才能相加。

定义 2-3 矩阵的减法为 $\boldsymbol{A}-\boldsymbol{B}=(a_{ij}-b_{ij})_{m\times n}$，即两个矩阵相减是对应元素相减，且只有同型的两个矩阵才可以相减。

二、数乘矩阵

定义 2-4 数 k 乘矩阵 $\boldsymbol{A}_{m\times n}=(a_{ij})_{m\times n}$每一个元素构成的矩阵，称为数 k 与矩阵 $\boldsymbol{A}$ 的积，简称为数乘矩阵，也说成是 $\boldsymbol{A}$ 的 k 倍，记作 $k\boldsymbol{A}$ 或 $\boldsymbol{A}k$，即

$$k\boldsymbol{A}=\boldsymbol{A}k=\begin{pmatrix}ka_{11}&ka_{12}&\cdots&ka_{1n}\\ka_{21}&ka_{22}&\cdots&ka_{2n}\\\cdots&\cdots&\cdots&\cdots\\ka_{m1}&ka_{m2}&\cdots&ka_{mn}\end{pmatrix}=(ka_{ij})_{m\times n}$$

数乘矩阵是乘矩阵的每一个元素，数乘行列式是只乘行列式某一行(列)的元素。

特别地，$(-1)\cdot\boldsymbol{A}=(-a_{ij})_{m\times n}$，称为矩阵 $\boldsymbol{A}$ 的负矩阵，记为$-\boldsymbol{A}$。

矩阵的加法与数乘矩阵统称为矩阵的线性运算。

设 $\boldsymbol{A}$、$\boldsymbol{B}$、$\boldsymbol{C}$、$\boldsymbol{O}$ 均为 $m\times n$ 矩阵，λ、μ 为常数，n 为正整数，则矩阵的线性运算有以下规律。

$$\boldsymbol{A}+\boldsymbol{B}=\boldsymbol{B}+\boldsymbol{A}\quad（矩阵加法的交换律）$$
$$(\boldsymbol{A}+\boldsymbol{B})+\boldsymbol{C}=\boldsymbol{A}+(\boldsymbol{B}+\boldsymbol{C})\quad（矩阵加法的结合律）$$
$$\lambda(\mu\boldsymbol{A})=(\lambda\mu)\boldsymbol{A}\quad（数乘矩阵的交换律）$$
$$\lambda(\boldsymbol{A}+\boldsymbol{B})=\lambda\boldsymbol{A}+\lambda\boldsymbol{B}\quad（矩阵加法的分配律）$$
$$(\lambda+\mu)\boldsymbol{A}=\lambda\boldsymbol{A}+\mu\boldsymbol{A}\quad（数加法的分配律）$$

特别地

$$1\boldsymbol{A}=\boldsymbol{A}$$
$$\underbrace{\boldsymbol{A}+\boldsymbol{A}+\cdots+\boldsymbol{A}}_{n个}=n\boldsymbol{A}$$
$$\lambda^{*}=\lambda\mathbf{E}$$

零矩阵的特性：

$$\boldsymbol{A}+\boldsymbol{O}=\boldsymbol{O}+\boldsymbol{A}=\boldsymbol{A}$$
$$\boldsymbol{A}+(-\boldsymbol{A})=\boldsymbol{O}$$
$$0\cdot\boldsymbol{A}_{m\times n}=\boldsymbol{O}_{m\times n}$$
$$\lambda\cdot\boldsymbol{O}_{m\times n}=\boldsymbol{O}_{m\times n}$$

例 2-5 已知 $3\boldsymbol{A}+2\boldsymbol{B}=\boldsymbol{C}$，其中 $\boldsymbol{A}=\begin{pmatrix}1&2&5\\3&-1&2\end{pmatrix}$，$\boldsymbol{C}=\begin{pmatrix}7&0&-3\\5&3&-4\end{pmatrix}$，求 $\boldsymbol{B}$。

解 $$\boldsymbol{B}=\frac{1}{2}(\boldsymbol{C}-3\boldsymbol{A})=\frac{1}{2}\left[\begin{pmatrix}7&0&-3\\5&3&-4\end{pmatrix}-3\begin{pmatrix}1&2&5\\3&-1&2\end{pmatrix}\right]$$
$$=\frac{1}{2}\left[\begin{pmatrix}7&0&-3\\5&3&-4\end{pmatrix}-\begin{pmatrix}3&6&15\\9&-3&6\end{pmatrix}\right]$$
$$=\frac{1}{2}\begin{pmatrix}4&-6&-18\\-4&6&-10\end{pmatrix}=\begin{pmatrix}2&-3&-9\\-2&3&-5\end{pmatrix}$$

三、矩阵的乘法

引例 已知从 x_1、x_2、x_3 到 y_1、y_2 的线性变换

$$\begin{cases}y_1=a_{11}x_1+a_{12}x_2+a_{13}x_3\\y_2=a_{21}x_1+a_{22}x_2+a_{23}x_3\end{cases}\tag{2-2}$$

从 z_1、z_2 到 x_1、x_2、x_3 的线性变换

$$\begin{cases}x_1=b_{11}z_1+b_{12}z_2\\x_2=b_{21}z_1+b_{22}z_2\\x_3=b_{31}z_1+b_{32}z_3\end{cases}\tag{2-3}$$

求从 z_1、z_2 到 y_1、y_2 的线性变换。

解 把(2-3)的各式代入(2-2)的各式，得到

$$\begin{cases}y_1=(a_{11}b_{11}+a_{12}b_{21}+a_{13}b_{31})z_1+(a_{11}b_{12}+a_{12}b_{22}+a_{13}b_{32})z_2\\y_2=(a_{21}b_{11}+a_{22}b_{21}+a_{23}b_{31})z_1+(a_{21}b_{12}+a_{22}b_{22}+a_{23}b_{32})z_2\end{cases}\tag{2-4}$$

称线性变换(2-4)是线性变换(2-2)与(2-3)的乘积变换，称线性变换(2-4)对应的

矩阵是线性变换(2-2)与(2-3)对应矩阵的乘积,即

$$\begin{pmatrix} a_{11} & a_{12} & a_{13} \\ a_{21} & a_{22} & a_{23} \end{pmatrix}\begin{pmatrix} b_{11} & b_{12} \\ b_{21} & b_{22} \\ b_{31} & b_{32} \end{pmatrix}=\begin{pmatrix} a_{11}b_{11}+a_{12}b_{21}+a_{13}b_{31} & a_{11}b_{12}+a_{12}b_{22}+a_{13}b_{32} \\ a_{21}b_{11}+a_{22}b_{21}+a_{23}b_{31} & a_{21}b_{12}+a_{22}b_{22}+a_{23}b_{32} \end{pmatrix}$$

等式的左边,第一个矩阵的列数等于第二个矩阵的行数。等式的右边,乘积阵的第 i 行、第 j 列交叉处的元素,是左边第一个矩阵的第 i 行元素与第二个矩阵的第 j 列对应元素相乘再相加而得。

例 2-6 某单位出现两名流行病患者,甲组 3 名工作人员中,第 j 名人员与第 i 名患者近期内接触情况用 a_{ij} 表示,有临床意义上的接触记为 1,否则记为 0,构成矩阵 $\boldsymbol{A}$,设为

$$\boldsymbol{A}=\begin{pmatrix} a_{11} & a_{12} & a_{13} \\ a_{21} & a_{22} & a_{23} \end{pmatrix}=\begin{pmatrix} 1 & 1 & 0 \\ 0 & 1 & 1 \end{pmatrix}$$

乙组 2 名工作人员与患者虽无直接接触,但与甲组工作人员联系密切,接触情况构成矩阵 $\boldsymbol{B}$,设为

$$\boldsymbol{B}=\begin{pmatrix} b_{11} & b_{12} \\ b_{21} & b_{22} \\ b_{31} & b_{32} \end{pmatrix}=\begin{pmatrix} 1 & 0 \\ 0 & 1 \\ 1 & 1 \end{pmatrix}$$

研究乙组人员通过甲组人员与患者间接接触的情况。

解 乙组人员 1 通过甲组人员与患者 1 间接接触 1 次,即

$$a_{11}b_{11}+a_{12}b_{21}+a_{13}b_{31}=1\times1+1\times0+0\times1=1$$

类似计算乙组人员 1 与患者 2 间接接触次数,乙组人员 2 与患者 1、2 间接接触次数,构成矩阵 $\boldsymbol{C}$,即

$$\boldsymbol{C}=\begin{pmatrix} a_{11}b_{11}+a_{12}b_{21}+a_{13}b_{31} & a_{11}b_{12}+a_{12}b_{22}+a_{13}b_{32} \\ a_{21}b_{11}+a_{22}b_{21}+a_{23}b_{31} & a_{21}b_{12}+a_{22}b_{22}+a_{23}b_{32} \end{pmatrix}=\begin{pmatrix} 1 & 1 \\ 1 & 2 \end{pmatrix}$$

一般地,我们有矩阵乘法的定义。

定义 2-5 设矩阵 $\boldsymbol{A}=(a_{ik})_{m\times s}$、$\boldsymbol{B}=(b_{kj})_{s\times n}$,规定矩阵 $\boldsymbol{A}$ 与 $\boldsymbol{B}$ 的乘积 $\boldsymbol{AB}$ 是矩阵 $\boldsymbol{C}=(c_{ij})_{m\times n}$,其中,$c_{ij}$等于 $\boldsymbol{A}$ 的第 i 行元素与 $\boldsymbol{B}$ 的第 j 列元素对应乘积之和,即

$$c_{ij}=a_{i1}b_{1j}+a_{i2}b_{2j}+\cdots+a_{is}b_{sj}=\sum_{k=1}^{s}a_{ik}b_{kj}(i=1,2,\cdots,m;j=1,2,\cdots,n)$$

矩阵乘法必须满足的条件:只有当第一个矩阵的列数等于第二个矩阵的行数时,两个矩阵才能相乘。

例 2-7 已知 $\boldsymbol{A}_{2\times4}=\begin{pmatrix} 2 & 1 & 4 & 0 \\ 1 & -1 & 3 & 4 \end{pmatrix}$,$\boldsymbol{B}_{4\times3}=\begin{pmatrix} 1 & 3 & 1 \\ 0 & -1 & 2 \\ 1 & -3 & 1 \\ 4 & 0 & -2 \end{pmatrix}$

解 $A_{2\times4}B_{4\times3}=\begin{pmatrix}2&1&4&0\\1&-1&3&4\end{pmatrix}\begin{pmatrix}1&3&1\\0&-1&2\\1&-3&1\\4&0&-2\end{pmatrix}$

$=\begin{pmatrix}2\times1+1\times0+4\times1+0\times4 & 2\times3+1\times(-1)+4\times(-3)+0\times0 & 2\times1+1\times2+4\times1+0\times(-2)\\1\times1+(-1)\times0+3\times1+4\times4 & 1\times3+(-1)\times(-1)+3\times(-3)+4\times0 & 1\times1+(-1)\times2+3\times1+4\times(-2)\end{pmatrix}$

$=\begin{pmatrix}6&-7&8\\20&-5&-6\end{pmatrix}$

但是,$B_{4\times3}A_{2\times4}$ 无意义。注:AB 有意义,BA 未必有意义。

由此可知,在矩阵的乘法中,必须注意矩阵相乘的顺序。通常把 AB 说成"A 左乘 B"或"B 右乘 A"。即使 AB 与 BA 都有意义,它们也未必同型。例如,$A_{2\times3}B_{3\times2}$ 是 2×2 型矩阵,$B_{3\times2}A_{2\times3}$ 是 3×3 型矩阵。此外,即使 AB 与 BA 都有意义且同型,这两个乘积也未必相等。

例 2-8 求矩阵 AB 和 BA。

$$A=\begin{pmatrix}1&1\\-1&-1\end{pmatrix},B=\begin{pmatrix}1&-1\\-1&1\end{pmatrix}$$

解 AB 和 BA 符合矩阵乘法的条件,计算得到

$$AB=\begin{pmatrix}1&1\\-1&-1\end{pmatrix}\begin{pmatrix}1&-1\\-1&1\end{pmatrix}=\begin{pmatrix}0&0\\0&0\end{pmatrix}$$

$$BA=\begin{pmatrix}1&-1\\-1&1\end{pmatrix}\begin{pmatrix}1&1\\-1&-1\end{pmatrix}=\begin{pmatrix}2&2\\-2&-2\end{pmatrix}$$

由例 2-8 可以看出,矩阵乘法运算一般情况下不满足交换律,即 $AB\neq BA$。

定义 2-6 若 $AB=BA$,则称矩阵 A 与 B 可交换。

由例 2-8 还可以看出,矩阵 $A\neq O,B\neq O$,但却可能有 $AB=O$。这就说明:两个矩阵 A、B 满足 $AB=O$,得不出 A、B 至少有一个是零矩阵的结论。此外,矩阵乘法运算也不满足消去律,即若 $AC=BC,C\neq O$,但不一定有 $A=B$。

在运算可行时,矩阵乘法满足下列运算规律。

$(AB)C=A(BC)$(矩阵乘法结合律)

$k(AB)=(kA)B=A(kB)$(数乘矩阵结合律)

$A(B+C)=AB+AC$(左分配律)

$(B+C)A=BA+CA$(右分配律)

特别地,对于单位矩阵 E,有

$$E_mA_{m\times n}=A_{m\times n}E_n=A_{m\times n},\text{或简写成 }EA=AE=A$$

对于零矩阵 O,有

$$O_m\cdot A_{m\times n}=A_{m\times n}\cdot O_n=O_{m\times n}$$

对于对角阵 $\Lambda=\mathrm{diag}(\lambda_1,\lambda_2,\cdots,\lambda_n)$,$M=\mathrm{diag}(\mu_1,\mu_2,\cdots,\mu_n)$,有

$$\Lambda M=\mathrm{diag}(\lambda_1\mu_1,\lambda_2\mu_2,\cdots,\lambda_n\mu_n)$$

例 2-9 n 元线性方程组的矩阵形式。

解 n 元线性方程组

$$\begin{cases} a_{11}x_1 + a_{12}x_2 + \cdots + a_{1n}x_n = b_1 \\ a_{21}x_1 + a_{22}x_2 + \cdots + a_{2n}x_n = b_2 \\ \cdots\cdots\cdots\cdots\cdots\cdots\cdots\cdots \\ a_{m1}x_1 + a_{m2}x_2 + \cdots + a_{mn}x_n = b_m \end{cases} \tag{2-5}$$

两边分别表示为矩阵,即

$$\begin{pmatrix} a_{11}x_1 + a_{12}x_2 + \cdots + a_{1n}x_n \\ a_{21}x_1 + a_{22}x_2 + \cdots + a_{2n}x_n \\ \vdots \\ a_{m1}x_1 + a_{m2}x_2 + \cdots + a_{mn}x_n \end{pmatrix} = \begin{pmatrix} b_1 \\ b_2 \\ \vdots \\ b_n \end{pmatrix}$$

左边矩阵可以表示为矩阵乘法,即

$$\begin{pmatrix} a_{11} & a_{12} & \cdots & a_{1n} \\ a_{21} & a_{22} & \cdots & a_{2n} \\ \vdots & \vdots & & \vdots \\ a_{m1} & a_{m2} & \cdots & a_{mn} \end{pmatrix} \begin{pmatrix} x_1 \\ x_2 \\ \vdots \\ x_n \end{pmatrix} = \begin{pmatrix} b_1 \\ b_2 \\ \vdots \\ b_m \end{pmatrix}$$

这三个矩阵分别称为系数矩阵 $\boldsymbol{A}_{m\times n}$、变量列矩阵 $\boldsymbol{X}_{n\times 1}$ 和常数列矩阵 $\boldsymbol{b}_{m\times 1}$,则 n 元线性方程组(2-5)的矩阵方程形式可以简写为

$$\boldsymbol{AX} = \boldsymbol{b}$$

例 2-10 线性变换的矩阵形式。

已知从 $x_1, x_2, \cdots, x_n$ 到 $y_1, y_2, \cdots, y_m$ 的线性变换
$$\begin{cases} y_1 = a_{11}x_1 + a_{12}x_2 + \cdots + a_{1n}x_n \\ y_2 = a_{21}x_1 + a_{22}x_2 + \cdots + a_{2n}x_n \\ \cdots\cdots\cdots\cdots\cdots\cdots\cdots\cdots \\ y_m = a_{m1}x_1 + a_{m2}x_2 + \cdots + a_{mn}x_n \end{cases} \tag{2-6}$$

$$\begin{pmatrix} y_1 \\ y_2 \\ \vdots \\ y_m \end{pmatrix} = \begin{pmatrix} a_{11}x_1 + a_{12}x_2 + \cdots + a_{1n}x_n \\ a_{21}x_1 + a_{22}x_2 + \cdots + a_{2n}x_n \\ \vdots \\ a_{m1}x_1 + a_{m2}x_2 + \cdots + a_{mn}x_n \end{pmatrix}$$

$$\begin{pmatrix} y_1 \\ y_2 \\ \vdots \\ y_m \end{pmatrix} = \begin{pmatrix} a_{11} & a_{12} & \cdots & a_{1n} \\ a_{21} & a_{22} & \cdots & a_{2n} \\ \vdots & \vdots & & \vdots \\ a_{m1} & a_{m2} & \cdots & a_{mn} \end{pmatrix} \begin{pmatrix} x_1 \\ x_2 \\ \vdots \\ x_n \end{pmatrix}$$

记 $Y=\begin{pmatrix} y_1 \\ y_2 \\ \vdots \\ y_m \end{pmatrix}$，$A=\begin{pmatrix} a_{11} & a_{12} & \cdots & a_{1n} \\ a_{21} & a_{22} & \cdots & a_{2n} \\ \vdots & \vdots & & \vdots \\ a_{m1} & a_{m2} & \cdots & a_{mn} \end{pmatrix}$，$X=\begin{pmatrix} x_1 \\ x_2 \\ \vdots \\ x_n \end{pmatrix}$。从而线性变换(2-6)的矩阵形式可记为

$$Y=AX$$

因此，引例中从 x_1,x_2,x_3 到 y_1,y_2 的线性变换(2-2)矩阵形式为 $Y=AX$，从 z_1,z_2 到 x_1,x_2,x_3 的线性变换(2-3)矩阵形式为 $X=BZ$，代入则可得到从 z_1,z_2 到 y_1,y_2 的线性变换为 $Y=A(BZ)=(AB)Z$。

四、矩阵的转置

定义 2-7 把 $m\times n$ 型矩阵 A 的行列互换得到的 $n\times m$ 型矩阵，称为 A 的转置矩阵，记为 A^T，即

$$A=\begin{pmatrix} a_{11} & a_{12} & \cdots & a_{1n} \\ a_{21} & a_{22} & \cdots & a_{2n} \\ \cdots & \cdots & \cdots & \cdots \\ a_{m1} & a_{m2} & \cdots & a_{mn} \end{pmatrix}，\text{则 } A^T=\begin{pmatrix} a_{11} & a_{21} & \cdots & a_{m1} \\ a_{12} & a_{22} & \cdots & a_{m2} \\ \cdots & \cdots & \cdots & \cdots \\ a_{1n} & a_{2n} & \cdots & a_{mn} \end{pmatrix}$$

例如，$A=\begin{pmatrix} 1 & 3 & 5 & 7 \\ 2 & 4 & 6 & 8 \end{pmatrix}_{2\times4}$，则 $A^T=\begin{pmatrix} 1 & 2 \\ 3 & 4 \\ 5 & 6 \\ 7 & 8 \end{pmatrix}_{4\times2}$。$Y=\begin{pmatrix} y_1 \\ y_2 \\ \vdots \\ y_m \end{pmatrix}$ 为列矩阵，则 $Y^T=(y_1 \quad y_2 \quad \cdots \quad y_m)$ 为行矩阵。

例 2-11 已知 $A=\begin{pmatrix} 2 & 0 & -1 \\ 1 & 3 & 2 \end{pmatrix}$，$B=\begin{pmatrix} 1 & 7 & -1 \\ 4 & 2 & 3 \\ 2 & 0 & 1 \end{pmatrix}$，求 $(AB)^T$。

解 由矩阵乘法及转置的定义，计算得到

$$AB=\begin{pmatrix} 2 & 0 & -1 \\ 1 & 3 & 2 \end{pmatrix}\begin{pmatrix} 1 & 7 & -1 \\ 4 & 2 & 3 \\ 2 & 0 & 1 \end{pmatrix}=\begin{pmatrix} 0 & 14 & -3 \\ 17 & 13 & 10 \end{pmatrix}$$

$$(AB)^T=\begin{pmatrix} 0 & 17 \\ 14 & 13 \\ -3 & 10 \end{pmatrix}$$

在运算可行时，矩阵的转置满足下列规律。

$$(A^T)^T=A\text{（自反性）}$$

$$(A+B)^T=A^T+B^T\text{（线性性）}$$

$$(kA)^T=kA^T\text{（数乘性）}$$

$$(\boldsymbol{AB})^T=\boldsymbol{B}^T\boldsymbol{A}^T\text{(逆序性)}$$

现在,证明逆序性,其余运算规律的证明留给读者完成。

证明 设$\boldsymbol{A}=(a_{ij})_{m\times s}$,$\boldsymbol{B}=(b_{ij})_{s\times n}$,$\boldsymbol{C}=\boldsymbol{AB}$,则$\boldsymbol{AB}$的第$j$行第$i$列交叉处的元素

$$c_{ji}=\sum_{k=1}^{s}a_{jk}b_{ki}(j=1,2,\cdots,m;i=1,2,\cdots,n)$$

就是$\boldsymbol{C}^T$的第i行、第j列交叉处的元素。

而$\boldsymbol{B}^T$的第i行元素是$b_{1i},b_{2i},\cdots,b_{si}$,$\boldsymbol{A}^T$的第$j$列元素是$a_{j1},a_{j2},\cdots,a_{js}$,从而$\boldsymbol{B}^T\boldsymbol{A}^T$的第$i$行、第$j$列交叉处的元素是

$$\sum_{k=1}^{s}b_{ki}a_{jk}=\sum_{k=1}^{s}a_{jk}b_{ki}=c_{ji}(j=1,2,\cdots,m;i=1,2,\cdots,n)$$

故,$(\boldsymbol{AB})^T=\boldsymbol{B}^T\boldsymbol{A}^T$得证。

逆序性的结论可推广到多个矩阵的情况,即$(\boldsymbol{A}_1\boldsymbol{A}_2\cdots\boldsymbol{A}_n)^T=\boldsymbol{A}_n{}^T\boldsymbol{A}_2{}^T\cdots\boldsymbol{A}_1{}^T$。

五、方阵的幂

定义 2-8 设$\boldsymbol{A}$为$\boldsymbol{n}$阶方阵,k为正整数,方阵的幂定义为

$$\boldsymbol{A}^0=\boldsymbol{E},\boldsymbol{A}^1=\boldsymbol{A},\boldsymbol{A}^2=\boldsymbol{AA},\boldsymbol{A}^k=\underbrace{\boldsymbol{AA}\cdots\boldsymbol{A}}_{k\text{个}}=\boldsymbol{A}^{k-1}\boldsymbol{A}$$

根据矩阵乘法的结合律,方阵$\boldsymbol{A}$的幂满足

$$\boldsymbol{A}^k\boldsymbol{A}^l=\boldsymbol{A}^{k+l},(\boldsymbol{A}^k)^l=\boldsymbol{A}^{kl}\text{(其中 }k,l\text{ 为任意非负整数)}$$

因为矩阵的乘法不具有交换律,所以对于两个n阶方阵$\boldsymbol{A}$与$\boldsymbol{B}$,一般来说$(AB)^k$与A^kB^k未必相等。只有当A与B可交换时,才有$(\boldsymbol{AB})^k=\boldsymbol{A}^k\boldsymbol{B}^k$。类似可知,如$(\boldsymbol{A}\pm\boldsymbol{B})^2=\boldsymbol{A}^2\pm2\boldsymbol{AB}+\boldsymbol{B}^2$、$(\boldsymbol{A}-\boldsymbol{B})(\boldsymbol{A}+\boldsymbol{B})=\boldsymbol{A}^2-\boldsymbol{B}^2$等公式也只当$\boldsymbol{A}$与$\boldsymbol{B}$可交换时才成立。

对于对角阵$\boldsymbol{\Lambda}=\text{diag}(\lambda_1,\lambda_2,\cdots,\lambda_n)$,$k$为正整数,有

$$\boldsymbol{\Lambda}^k=\text{diag}(\lambda_1{}^k,\lambda_2{}^k,\cdots,\lambda_n{}^k)$$

例 2-12 设$A=\begin{pmatrix}\lambda&1&0\\0&\lambda&1\\0&0&\lambda\end{pmatrix}$,求$A^3$。

解 $A^2=\begin{pmatrix}\lambda&1&0\\0&\lambda&1\\0&0&\lambda\end{pmatrix}\begin{pmatrix}\lambda&1&0\\0&\lambda&1\\0&0&\lambda\end{pmatrix}=\begin{pmatrix}\lambda^2&2\lambda&1\\0&\lambda^2&2\lambda\\0&0&\lambda^2\end{pmatrix}$,

$$A^3=A^2A=\begin{pmatrix}\lambda^2&2\lambda&1\\0&\lambda^2&2\lambda\\0&0&\lambda^2\end{pmatrix}\begin{pmatrix}\lambda&1&0\\0&\lambda&1\\0&0&\lambda\end{pmatrix}=\begin{pmatrix}\lambda^3&3\lambda^2&3\lambda\\0&\lambda^3&3\lambda^2\\0&0&\lambda^3\end{pmatrix}$$

六、方阵的行列式

定义 2-9 由$\boldsymbol{n}$阶方阵$\boldsymbol{A}$的所有元素保持位置不变所构成的行列式称为方阵$\boldsymbol{A}$的行列式,记作$|\boldsymbol{A}|$或$\det\boldsymbol{A}$。

例如，方阵$\boldsymbol{A}=\begin{pmatrix}1&-1&0\\2&10&-2\\3&4&0\end{pmatrix}$的行列式为$|\boldsymbol{A}|=\begin{vmatrix}1&-1&0\\2&10&-2\\3&4&0\end{vmatrix}=14$。

$\boldsymbol{n}$ 阶方阵 $\boldsymbol{A}$、$\boldsymbol{B}$ 的行列式运算满足以下性质（其中 k 为任意实数，n 为正整数）。

（1）$|\boldsymbol{A}^T|=|\boldsymbol{A}|$

（2）$|k\boldsymbol{A}|=k^n|\boldsymbol{A}|$

（3）$|\boldsymbol{AB}|=|\boldsymbol{A}|\cdot|\boldsymbol{B}|$

性质（3）可以推广到多个 $\boldsymbol{n}$ 阶方阵相乘的情况，$|\boldsymbol{A}_1\boldsymbol{A}_2\cdots\boldsymbol{A}_n|=|\boldsymbol{A}_1||\boldsymbol{A}_2|\cdots|\boldsymbol{A}_n|$。特别地，$|\boldsymbol{A}^n|=|\boldsymbol{A}|^n$。

七、对称矩阵与反对称矩阵

定义 2-10 $\boldsymbol{n}$ 阶方阵 $\boldsymbol{A}$ 如果满足 $\boldsymbol{A}^T=\boldsymbol{A}$，则称 $\boldsymbol{A}$ 为对称矩阵，简称对称阵。对称阵的特点：关于主对角线对称的元素对应相等，即

$$a_{ij}=a_{ji}(i,j=1,2,\cdots,n)$$

例如，$\boldsymbol{A}=\begin{pmatrix}12&6&1\\6&8&0\\1&0&6\end{pmatrix}$为对称矩阵。

定义 2-11 $\boldsymbol{n}$ 阶方阵 $\boldsymbol{A}$ 如果满足 $\boldsymbol{A}^T=-\boldsymbol{A}$，则称 $\boldsymbol{A}$ 为反对称矩阵，简称反对称阵。反对称阵的特点：主对角线上的元素全为 0，关于主对角线对称的元素互为相反数，即

$$a_{ij}=-a_{ji}(i,j=1,2,\cdots,n)$$

练习

1. 已知 $3A+X=B^T$，其中

$$A=\begin{pmatrix}1&-2&3\\2&0&1\\4&-5&2\end{pmatrix},B=\begin{pmatrix}0&-1&4\\1&0&5\\2&3&-6\end{pmatrix}$$

求 X。

2. 设 $A=\begin{pmatrix}1&2\\x&-1\end{pmatrix}$，$B=\begin{pmatrix}2&y\\1&0\end{pmatrix}$，若 $AB=BA$，求 x、y。

3. 完成下列运算。

（1）$\begin{pmatrix}1&1&3\\0&1&0\end{pmatrix}\begin{pmatrix}1&0\\1&0\\1&3\end{pmatrix}$　　（2）$(1\quad 2\quad 3)\begin{pmatrix}3\\2\\1\end{pmatrix}$

（3）$\begin{pmatrix}2\\1\\3\end{pmatrix}(-1\quad 2)$　　（4）$\begin{pmatrix}1&0\\\lambda&1\end{pmatrix}^3$

4.已知两个线性变换,求从 z_1,z_2,z_3 到 x_1,x_2,x_3 的线性变换。

$$\begin{cases}x_1=2y_1+y_3\\x_2=-2y_1+3y_2+2y_3\\x_3=4y_1+y_2+5y_3\end{cases},\begin{cases}y_1=-3z_1+z_2\\y_2=2z_1+z_3\\y_3=-z_2+3z_3\end{cases}$$

5.设 A 为三阶矩阵,且 $|A|=m$,求 $|-3A|$。

6.设 A、B 为 n 阶矩阵,且 A 为对称阵,证明 B^TAB 也是对称阵。

第三节　逆矩阵

一、逆矩阵的定义

在数的运算中,若数 $a\neq0$,则存在 a^{-1},使 $aa^{-1}=a^{-1}a=1$,于是,称 a^{-1} 为 a 的逆元素。

而在矩阵乘法中,单位矩阵 $\boldsymbol{E}$ 类似于 1 在数的乘法运算中的作用,由此给出矩阵的逆的定义。

定义 2-12　对 $\boldsymbol{n}$ 阶方阵 $\boldsymbol{A}$,存在 $\boldsymbol{n}$ 阶方阵 $\boldsymbol{B}$,使

$$\boldsymbol{AB}=\boldsymbol{BA}=\boldsymbol{E}$$

则称方阵 $\boldsymbol{A}$ 是可逆的,并把方阵 $\boldsymbol{B}$ 称为方阵 $\boldsymbol{A}$ 的逆矩阵。

显然,若 $\boldsymbol{B}$ 是 $\boldsymbol{A}$ 的逆矩阵,则 $\boldsymbol{A}$ 也是 $\boldsymbol{B}$ 的逆矩阵,即 $\boldsymbol{A}$ 与 $\boldsymbol{B}$ 是互逆的。

事实上,若矩阵 $\boldsymbol{A}$ 是可逆的,设 $\boldsymbol{B}$、$\boldsymbol{C}$ 都为 $\boldsymbol{A}$ 的逆矩阵,得到

$$\boldsymbol{AB}=\boldsymbol{BA}=\boldsymbol{E},\boldsymbol{AC}=\boldsymbol{CA}=\boldsymbol{E}$$

$$\boldsymbol{B}=\boldsymbol{BE}=\boldsymbol{B}(\boldsymbol{AC})=(\boldsymbol{BA})\boldsymbol{C}=\boldsymbol{EC}=\boldsymbol{C}$$

则 $\boldsymbol{A}$ 的逆矩阵唯一,记为 $\boldsymbol{A}^{-1}$。

二、可逆的充要条件

一个 $\boldsymbol{n}$ 阶方阵 $\boldsymbol{A}$ 在什么条件下可逆?若 $\boldsymbol{A}$ 可逆,怎样去求 $\boldsymbol{A}^{-1}$?

下面来探讨一个 $\boldsymbol{n}$ 阶方阵 $\boldsymbol{A}$ 可逆的条件。设

$$\boldsymbol{A}=\begin{pmatrix}a_{11}&a_{12}&\cdots&a_{1n}\\a_{21}&a_{22}&\cdots&a_{2n}\\\cdots&\cdots&\cdots&\cdots\\a_{n1}&a_{n2}&\cdots&a_{nn}\end{pmatrix}$$

定义 2-13　将矩阵 $\boldsymbol{A}$ 的行列式 $|\boldsymbol{A}|$ 的代数余子式 $\boldsymbol{A}_{ij}$ 放在相应元素位置上后所得矩阵,再取转置,构造出一个 $\boldsymbol{n}$ 阶方阵,称为 $\boldsymbol{A}$ 的伴随矩阵,简称伴随阵,记为 $\boldsymbol{A}^*$,即

$$\boldsymbol{A}^*=\begin{pmatrix}A_{11}&A_{21}&\cdots&A_{n1}\\A_{12}&A_{22}&\cdots&A_{n2}\\\cdots&\cdots&\cdots&\cdots\\A_{1n}&A_{2n}&\cdots&A_{nn}\end{pmatrix}$$

例 2-13 求方阵 $\boldsymbol{A}=\begin{pmatrix}2&1&1\\3&1&2\\1&-1&0\end{pmatrix}$ 的伴随矩阵。

解 $A_{11}=(-1)^{1+1}\begin{vmatrix}1&2\\-1&0\end{vmatrix}=2,A_{12}=(-1)^{1+2}\begin{vmatrix}3&2\\1&0\end{vmatrix}=2,A_{13}=(-1)^{1+3}\begin{vmatrix}3&1\\1&-1\end{vmatrix}=-4$

$A_{21}=-1,A_{22}=-1,A_{23}=3,A_{31}=1,A_{32}=-1,A_{33}=-1$

所以 $\boldsymbol{A}$ 的伴随矩阵为

$$\boldsymbol{A}^*=\begin{pmatrix}A_{11}&A_{21}&A_{31}\\A_{12}&A_{22}&A_{32}\\A_{13}&A_{23}&A_{33}\end{pmatrix}=\begin{pmatrix}2&-1&1\\2&-1&-1\\-4&3&-1\end{pmatrix}$$

又因为

$$a_{i1}A_{j1}+a_{i2}A_{j2}+\cdots+a_{in}A_{jn}=\begin{cases}|A|, & i=j\text{ 时}\\0, & i\neq j\text{ 时}\end{cases}$$

那么就有

$$\boldsymbol{AA}^*=\begin{pmatrix}a_{11}&a_{12}&\cdots&a_{1n}\\a_{21}&a_{22}&\cdots&a_{2n}\\\cdots&\cdots&\cdots&\cdots\\a_{n1}&a_{n2}&\cdots&a_{nn}\end{pmatrix}\begin{pmatrix}A_{11}&A_{21}&\cdots&A_{n1}\\A_{12}&A_{22}&\cdots&A_{n2}\\\cdots&\cdots&\cdots&\cdots\\A_{1n}&A_{2n}&\cdots&A_{nn}\end{pmatrix}$$

$$=\begin{pmatrix}|\boldsymbol{A}|&0&\cdots&0\\0&|\boldsymbol{A}|&\cdots&0\\\cdots&\cdots&\cdots&\cdots\\0&0&\cdots&|\boldsymbol{A}|\end{pmatrix}=|\boldsymbol{A}|\boldsymbol{E}$$

类似有 $\boldsymbol{A}^*\boldsymbol{A}=|\boldsymbol{A}|\boldsymbol{E}$

即 $\boldsymbol{AA}^*=\boldsymbol{A}^*\boldsymbol{A}=|\boldsymbol{A}|\boldsymbol{E}$

只要 $|\boldsymbol{A}|\neq 0$,就有

$$\boldsymbol{A}\left(\frac{1}{|\boldsymbol{A}|}\boldsymbol{A}^*\right)=\left(\frac{1}{|\boldsymbol{A}|}\boldsymbol{A}^*\right)\boldsymbol{A}=\boldsymbol{E} \tag{2-7}$$

因而 A 可逆,并且有

$$\boldsymbol{A}^{-1}=\frac{1}{|\boldsymbol{A}|}\boldsymbol{A}^* \tag{2-8}$$

定理 2-1 $\boldsymbol{n}$ 阶方阵 $\boldsymbol{A}$ 可逆的充要条件是 $|\boldsymbol{A}|\neq 0$。

证明 必要性:若 $\boldsymbol{A}$ 可逆,则存在 $\boldsymbol{A}^{-1}$ 使 $\boldsymbol{AA}^{-1}=\boldsymbol{E}$,两边取行列式,

$$|\boldsymbol{A}|\cdot|\boldsymbol{A}^{-1}|=|\boldsymbol{AA}^{-1}|=|\boldsymbol{E}|=1$$

从而 $|\boldsymbol{A}|\neq 0$。

充分性:若 $|\boldsymbol{A}|\neq 0$,由 2-7 式知 $\boldsymbol{A}$ 可逆。

即,得证。

至此,既得到了方阵可逆的判别方法,又得到了一种求逆矩阵的具体方法。

定义 2-14　如果 $\boldsymbol{n}$ 阶方阵 $\boldsymbol{A}$ 的行列式 $|\boldsymbol{A}|\neq 0$ 时,称 $\boldsymbol{A}$ 是非奇异矩阵,否则称 $\boldsymbol{A}$ 是奇异矩阵。

定理 2-2　$\boldsymbol{n}$ 阶方阵 $\boldsymbol{A}$ 可逆的充要条件是 $\boldsymbol{A}$ 为非奇异矩阵。

定理 2-3　若 $\boldsymbol{AB}=\boldsymbol{E}$(或 $\boldsymbol{BA}=\boldsymbol{E}$),则 $\boldsymbol{A}^{-1}$ 存在,且 $\boldsymbol{B}=\boldsymbol{A}^{-1}$。

证明　由 $|\boldsymbol{AB}|=|\boldsymbol{E}|=1$,得 $|\boldsymbol{A}||\boldsymbol{B}|=1$,故 $|\boldsymbol{A}|\neq 0$,由定理 2-1 知 $\boldsymbol{A}^{-1}$ 存在,故

$$\boldsymbol{B}=\boldsymbol{EB}=(\boldsymbol{A}^{-1}\boldsymbol{A})\boldsymbol{B}=\boldsymbol{A}^{-1}(\boldsymbol{AB})=\boldsymbol{A}^{-1}\boldsymbol{E}=\boldsymbol{A}^{-1}$$

得证。

定理 2-3 使矩阵可逆的判定条件减弱了。

三、逆矩阵的计算

当 $\boldsymbol{A}$ 为非奇异矩阵时,可由式 2-8 计算逆矩阵。

例 2-14　求例 2-13 中方阵 $\boldsymbol{A}$ 的逆矩阵。

解　$|\boldsymbol{A}|=2\times2+1\times2+1\times(-4)=2\neq 0$,故 $\boldsymbol{A}^{-1}$ 存在,

再根据例 2-13 所得 $\boldsymbol{A}$ 的伴随矩阵,从而

$$\boldsymbol{A}^{-1}=\frac{1}{2}\begin{pmatrix}2&-1&1\\2&-1&-1\\-4&3&-1\end{pmatrix}=\begin{pmatrix}1&-\frac{1}{2}&\frac{1}{2}\\1&-\frac{1}{2}&-\frac{1}{2}\\-2&\frac{3}{2}&-\frac{1}{2}\end{pmatrix}$$

例 2-15　设方阵 $\boldsymbol{A}$ 满足 $A^2-A-2E=O$,证明 $\boldsymbol{A}$ 可逆,并求 A^{-1}。

解　由 $A^2-A-2E=O$ 得 $A^2-A=2E$,

即 $A(A-E)=2E$

故 $A\cdot\frac{1}{2}(A-E)=E$

由定理 2-3 知 $\boldsymbol{A}$ 可逆,且 $A^{-1}=\frac{1}{2}(A-E)$。

在 n 元线性方程组 $\boldsymbol{AX}=\boldsymbol{b}$ 中,若系数矩阵 $\boldsymbol{A}$ 是非奇异矩阵,则

$$A^{-1}(AX)=A^{-1}b$$

故线性方程组 $\boldsymbol{AX}=\boldsymbol{b}$ 的解为

$$X=A^{-1}b$$

例 2-16　利用逆矩阵解线性方程组。

$$\begin{cases}x_1-x_2-x_3=2\\2x_1-x_2-3x_3=1\\3x_1+2x_2-5x_3=0\end{cases}$$

解　把线性方程组改写为矩阵方程形式,即

$$\begin{pmatrix}1 & -1 & -1\\2 & -1 & -3\\3 & 2 & -5\end{pmatrix}\begin{pmatrix}x_1\\x_2\\x_3\end{pmatrix}=\begin{pmatrix}2\\1\\0\end{pmatrix}$$

系数行列式$|\boldsymbol{A}|$中，$A_{11}=11, A_{12}=1, A_{13}=7$，从而

$$|\boldsymbol{A}|=1\times11+(-1)\times1+(-1)\times7=3\neq0$$

$\boldsymbol{A}^{-1}$存在，再计算

$$A_{21}=-7, A_{22}=-2, A_{23}=-5, A_{31}=2, A_{32}=1, A_{33}=1$$

$$\begin{pmatrix}x_1\\x_2\\x_3\end{pmatrix}=\begin{pmatrix}1 & -1 & -1\\2 & -1 & -3\\3 & 2 & -5\end{pmatrix}^{-1}\begin{pmatrix}2\\1\\0\end{pmatrix}=\frac{1}{3}\begin{pmatrix}11 & -7 & 2\\1 & -2 & 1\\7 & -5 & 1\end{pmatrix}\begin{pmatrix}2\\1\\0\end{pmatrix}=\begin{pmatrix}5\\0\\3\end{pmatrix}$$

故线性方程组的解为$\begin{cases}x_1=5\\x_2=0\\x_3=3\end{cases}$

对于矩阵方程

$$AX=B,\quad XA=B,\quad AXB=C$$

利用矩阵乘法运算和逆矩阵运算，在方程两边左乘或右乘相应矩阵的逆矩阵，可求出其解分别为

$$X=A^{-1}B,\quad X=BA^{-1},\quad X=A^{-1}CB^{-1}$$

例 2-17 求矩阵 $\boldsymbol{X}$，使其满足 $\boldsymbol{AXB}=\boldsymbol{C}$，其中

$$A=\begin{pmatrix}1 & 4\\-1 & 2\end{pmatrix}, B=\begin{pmatrix}2 & 0\\-1 & 1\end{pmatrix}, C=\begin{pmatrix}3 & 1\\0 & -1\end{pmatrix}$$

解 因为$|A|=6\neq0$，而$|B|=2\neq0$，故 $\boldsymbol{A}$，$\boldsymbol{B}$ 都可逆。

由 $A^{-1}AXBB^{-1}=A^{-1}CB^{-1}$可以解出 $\boldsymbol{X}=\boldsymbol{A}^{-1}\boldsymbol{C}\boldsymbol{B}^{-1}$。

$$\begin{aligned}X=A^{-1}CB^{-1}&=\begin{pmatrix}1 & 4\\-1 & 2\end{pmatrix}^{-1}\begin{pmatrix}3 & 1\\0 & -1\end{pmatrix}\begin{pmatrix}2 & 0\\-1 & 1\end{pmatrix}^{-1}\\&=\frac{1}{12}\begin{pmatrix}2 & -4\\1 & 1\end{pmatrix}\begin{pmatrix}3 & 1\\0 & -1\end{pmatrix}\begin{pmatrix}1 & 0\\1 & 2\end{pmatrix}\\&=\frac{1}{12}\begin{pmatrix}6 & 6\\3 & 0\end{pmatrix}\begin{pmatrix}1 & 0\\1 & 2\end{pmatrix}=\begin{pmatrix}1 & 1\\\frac{1}{4} & 0\end{pmatrix}\end{aligned}$$

四、逆矩阵的运算性质

1. 若矩阵 $\boldsymbol{A}$ 可逆，则 $\boldsymbol{A}^{-1}$也可逆，且$(\boldsymbol{A}^{-1})^{-1}=\boldsymbol{A}$。

2. 若矩阵 $\boldsymbol{A}$ 可逆，数 $k\neq0$，则 $k\boldsymbol{A}$ 也可逆，且$(k\boldsymbol{A})^{-1}=\frac{1}{k}\boldsymbol{A}^{-1}$。

3. 若矩阵 $\boldsymbol{A}$ 可逆，则 $\boldsymbol{A}^T$ 也可逆，且$(\boldsymbol{A}^T)^{-1}=(\boldsymbol{A}^{-1})^T$。

4.若矩阵 $\boldsymbol{A}$ 可逆，$|A^{-1}|=|A|^{-1}$。

5.若矩阵 $\boldsymbol{A}$、$\boldsymbol{B}$ 为同阶方阵且均可逆，则 AB 也可逆，且 $(\boldsymbol{AB})^{-1}=\boldsymbol{B}^{-1}\boldsymbol{A}^{-1}$。

证明　1.由 $AA^{-1}=E$，知 $\boldsymbol{A}^{-1}$ 可逆，并且 $\boldsymbol{A}$ 为 $\boldsymbol{A}^{-1}$ 的逆矩阵，即 $(\boldsymbol{A}^{-1})^{-1}=\boldsymbol{A}$。

2.由 $AA^{-1}=E$，得到

$$(kA)\left(\frac{1}{k}A^{-1}\right)=E$$

故 $k\boldsymbol{A}$ 可逆，且 $(k\boldsymbol{A})^{-1}=\frac{1}{k}\boldsymbol{A}^{-1}$，得证。

3.由 $AA^{-1}=E$ 得到

$$(A^{-1})^{T}A^{T}=E^{T}=E$$

故 $(A^{-1})^{T}$ 是 A^{T} 的逆矩阵，即 $(A^{T})^{-1}=(A^{-1})^{T}$，得证。

4.由 $AA^{-1}=E$ 得到

$$|A|\cdot|A^{-1}|=1$$

即 $|A^{-1}|=|A|^{-1}$，得证。

5.$(\boldsymbol{AB})(\boldsymbol{B}^{-1}\boldsymbol{A}^{-1})=\boldsymbol{A}(\boldsymbol{BB}^{-1})\boldsymbol{A}^{-1}=\boldsymbol{AEA}^{-1}=\boldsymbol{AA}^{-1}=\boldsymbol{E}$

故 $\boldsymbol{B}^{-1}\boldsymbol{A}^{-1}$ 是 $\boldsymbol{AB}$ 的逆矩阵，$(\boldsymbol{AB})^{-1}=\boldsymbol{B}^{-1}\boldsymbol{A}^{-1}$，得证。

此性质可推广到有限个同阶可逆阵，即若矩阵 $A_1,A_2,\cdots,A_m$ 为同阶方阵且均可逆，则 $A_1A_2\cdots A_m$ 也可逆，且 $(A_1A_2\cdots A_m)^{-1}=A_m^{-1}\cdots A_2^{-1}A_1^{-1}$。特别地，若矩阵 A 可逆，则 A^m 也可逆，且 $(A^m)^{-1}=(A^{-1})^m$。

练习

1.求下列矩阵的逆矩阵。

(1) $\begin{pmatrix}1 & 2\\ 2 & 5\end{pmatrix}$　　(2) $\begin{pmatrix}1 & 2 & -1\\ 3 & 4 & -2\\ 5 & -4 & 1\end{pmatrix}$

(3) $\Lambda=\begin{pmatrix}\lambda_1 & & \\ & \ddots & \\ & & \lambda_n\end{pmatrix}$ $(\lambda_i\neq 0\quad i=1,2,\cdots,n)$

2.解矩阵方程 $\begin{pmatrix}1 & -5\\ -1 & 4\end{pmatrix}X=\begin{pmatrix}3 & 2\\ 1 & 4\end{pmatrix}$。

3.设方阵 A 的逆 $A^{-1}=\begin{pmatrix}2 & 5 & 2\\ 0 & 1 & 0\\ 0 & 0 & 2\end{pmatrix}$，计算 $(2A)^{-1}$ 和 $|2A|$。

4.已知线性变换

$$\begin{cases}x_1=2y_1+2y_2+y_3\\ x_2=3y_1+y_2+5y_3\\ x_3=3y_1+2y_2+3y_3\end{cases}$$

求从变量 x_1,x_2,x_3 到变量 y_1,y_2,y_3 的线性变换。

5.利用逆矩阵解线性方程组 $\begin{cases} x_1+2x_2+3x_3=1 \\ 2x_1+2x_2+5x_3=2 \\ 3x_1+5x_2+x_3=3 \end{cases}$。

6.已知

$$A=\begin{pmatrix} 1 & 1 & -1 \\ 0 & 1 & 1 \\ 0 & 0 & -1 \end{pmatrix}$$

且 $A^2-AB=E$，其中 E 是三阶单位矩阵，求矩阵 B。

7.已知 $\boldsymbol{AP}=\boldsymbol{PB}$，其中 $\boldsymbol{B}=\begin{pmatrix} 1 & 0 & 0 \\ 0 & 0 & 0 \\ 0 & 0 & -1 \end{pmatrix}$，$\boldsymbol{P}=\begin{pmatrix} 1 & 0 & 0 \\ 2 & -1 & 0 \\ 2 & 1 & 1 \end{pmatrix}$，求 $\boldsymbol{A}$ 及 $\boldsymbol{A}^5$。

8.设 $\boldsymbol{A}^*$ 是 n 阶矩阵 $\boldsymbol{A}$ 的伴随矩阵，证明：$|\boldsymbol{A}^*|=|\boldsymbol{A}|^{n-1}$。

第四节　分块矩阵

一、矩阵的分块

对于行数列数较多、零元素较多或局部比较特殊的矩阵，为了简化运算，经常采用分块法，把大矩阵分割成小矩阵。在一定条件下，运算时可把这些小矩阵当作元素一样来处理。

定义 2-15　将矩阵 $\boldsymbol{A}$ 用若干条贯穿矩阵的纵线和横线分成许多小矩阵，每一个小矩阵称为 $\boldsymbol{A}$ 的子块，以子块为元素的矩阵称为分块矩阵。

例如，将 3×4 型矩阵

$$\boldsymbol{A}=\begin{pmatrix} a_{11} & a_{12} & a_{13} & a_{14} \\ a_{21} & a_{22} & a_{23} & a_{24} \\ a_{31} & a_{32} & a_{33} & a_{34} \end{pmatrix}$$

可以分成下面的小块形式，即

$$\boldsymbol{A}=\left(\begin{array}{ccc:c} a_{11} & a_{12} & a_{13} & a_{14} \\ a_{21} & a_{22} & a_{23} & a_{24} \\ \hdashline a_{31} & a_{32} & a_{33} & a_{34} \end{array}\right)$$

则 $\boldsymbol{A}$ 可以表示为分块矩阵

$$\boldsymbol{A}=\begin{pmatrix} A_{11} & A_{12} \\ A_{21} & A_{22} \end{pmatrix}$$

其中，$A_{11}=\begin{pmatrix} a_{11} & a_{12} & a_{13} \\ a_{21} & a_{22} & a_{23} \end{pmatrix}$，$A_{12}=\begin{pmatrix} a_{14} \\ a_{24} \end{pmatrix}$，$A_{21}=(a_{31} \quad a_{32} \quad a_{33})$，$A_{22}=(a_{34})$ 为子块。

对一个矩阵,可以根据其不同的特点或不同需要进行不同的划分,如上述矩阵 A 也可划分成

$$A=\left(\begin{array}{c|cc|c} a_{11} & a_{12} & a_{13} & a_{14} \\ \hline a_{21} & a_{22} & a_{23} & a_{24} \\ a_{31} & a_{32} & a_{33} & a_{34} \end{array}\right)$$

对矩阵进行分块的目的是分块后要能进行计算,并且比分块前更容易进行计算。

二、分块矩阵的运算

1.分块矩阵的转置　设矩阵 $\boldsymbol{A}$ 分块为

$$\boldsymbol{A}=\begin{pmatrix} \boldsymbol{A}_{11} & \cdots & \boldsymbol{A}_{1r} \\ \cdots & \cdots & \cdots \\ \boldsymbol{A}_{s1} & \cdots & \boldsymbol{A}_{sr} \end{pmatrix}$$

则 $\boldsymbol{A}$ 的转置阵等于各子块转置构成的分块阵的转置。

$$\boldsymbol{A}^T=\begin{pmatrix} \boldsymbol{A}_{11}{}^T & \cdots & \boldsymbol{A}_{s1}{}^T \\ \cdots & \cdots & \cdots \\ \boldsymbol{A}_{1r}{}^T & \cdots & \boldsymbol{A}_{sr}{}^T \end{pmatrix}$$

2.分块矩阵的加减法　分块矩阵 $\boldsymbol{A}$ 与 $\boldsymbol{B}$ 相加减,根据矩阵加减法的定义,要求 $\boldsymbol{A}$ 与 $\boldsymbol{B}$ 同型,并且采用相同的分块法即 $\boldsymbol{A}_{ij}$ 与 $\boldsymbol{B}_{ij}$ 同型。

$$\boldsymbol{B}=\begin{pmatrix} \boldsymbol{B}_{11} & \cdots & \boldsymbol{B}_{1r} \\ \cdots & \cdots & \cdots \\ \boldsymbol{B}_{s1} & \cdots & \boldsymbol{B}_{sr} \end{pmatrix}$$

那么,$\boldsymbol{A}$ 与 $\boldsymbol{B}$ 相加减,等于对应的子块分别相加减,即

$$\boldsymbol{A}\pm\boldsymbol{B}=\begin{pmatrix} \boldsymbol{A}_{11}\pm\boldsymbol{B}_{11} & \cdots & \boldsymbol{A}_{1r}\pm\boldsymbol{B}_{1r} \\ \cdots & \cdots & \cdots \\ \boldsymbol{A}_{s1}\pm\boldsymbol{A}_{s1} & \cdots & \boldsymbol{A}_{sr}\pm\boldsymbol{A}_{sr} \end{pmatrix}$$

3.分块矩阵的数乘　数 k 乘分块阵 $\boldsymbol{A}$ 等于这个数乘到每个子块上,即

$$k\boldsymbol{A}=\begin{pmatrix} k\boldsymbol{A}_{11} & \cdots & k\boldsymbol{A}_{1r} \\ \cdots & \cdots & \cdots \\ k\boldsymbol{A}_{s1} & \cdots & k\boldsymbol{A}_{sr} \end{pmatrix}$$

4.分块矩阵的乘法

引例　设 $\boldsymbol{A}$ 是 4×3 型矩阵,$\boldsymbol{B}$ 是 3×2 型矩阵,$\boldsymbol{A}$ 的列数等于 $\boldsymbol{B}$ 的行数,按通常矩阵乘法 $\boldsymbol{A}$ 与 $\boldsymbol{B}$ 可以相乘。现将 $\boldsymbol{A}$ 和 $\boldsymbol{B}$ 进行分块,使 $\boldsymbol{A}$ 的 3 列分成 2 块,与 $\boldsymbol{B}$ 的行分块个数相同,并且 $\boldsymbol{A}$ 的每一个小块 $\boldsymbol{A}_{11}$、$\boldsymbol{A}_{12}$ 的列数,分别等于 $\boldsymbol{B}$ 的相应小块 $\boldsymbol{B}_{11}$、$\boldsymbol{B}_{21}$ 的行数,即 $\boldsymbol{A}$ 的列分法与 $\boldsymbol{B}$ 的行分法相同。

$$A=\left(\begin{array}{cc|c} a_{11} & a_{12} & a_{13} \\ a_{21} & a_{22} & a_{23} \\ a_{31} & a_{32} & a_{33} \\ \hline a_{41} & a_{42} & a_{43} \end{array}\right)=\begin{pmatrix} A_{11} & A_{12} \\ A_{21} & A_{22} \end{pmatrix} \quad B=\left(\begin{array}{cc} b_{11} & b_{12} \\ b_{21} & b_{22} \\ \hline b_{31} & b_{32} \end{array}\right)=\begin{pmatrix} B_{11} \\ B_{21} \end{pmatrix}$$

将各子块看成元素，然后按通常矩阵乘法把它们相乘，即

$$A_{4\times 3}B_{3\times 2}=\begin{pmatrix} A_{11} & A_{12} \\ A_{21} & A_{22} \end{pmatrix}\begin{pmatrix} B_{11} \\ B_{21} \end{pmatrix}=\begin{pmatrix} A_{11}B_{11}+A_{12}B_{21} \\ A_{21}B_{11}+A_{22}B_{21} \end{pmatrix}=\begin{pmatrix} C_{11} \\ C_{21} \end{pmatrix}=C$$

在上述分块方法下，$A_{11}B_{11}$、$A_{12}B_{21}$ 和 $A_{21}B_{11}$、$A_{22}B_{21}$ 都有意义的，且都是 2×2 型矩阵。因而，$A_{11}B_{11}+A_{12}B_{21}$、$A_{21}B_{11}+A_{22}B_{21}$ 都有意义，且都是 2×2 型矩阵。

可以验证，像这样按分块相乘所得的结果与按通常意义相乘所得的结果是一致的。

一般地，设 $\boldsymbol{A}=(a_{ij})_{m\times l}$，$\boldsymbol{B}=(b_{ij})_{l\times n}$，对 $\boldsymbol{A}$、$\boldsymbol{B}$ 进行分块，使 $\boldsymbol{A}$ 的列分块个数与 $\boldsymbol{B}$ 的行分块个数相同，并且 $\boldsymbol{A}$ 的每一个小块 $\boldsymbol{A}_{i1},\boldsymbol{A}_{i2},\cdots,\boldsymbol{A}_{it}$ 的列数，分别等于 $\boldsymbol{B}$ 的相应小块 $\boldsymbol{B}_{1j},\boldsymbol{B}_{2j},\cdots,\boldsymbol{B}_{tj}$ 的行数，即 $\boldsymbol{A}$ 的列分法与 $\boldsymbol{B}$ 的行分法相同。

$$\begin{array}{c} \\ \boldsymbol{A}= \end{array}\begin{array}{c} \begin{matrix} l_1 & l_2 & \cdots & l_t \end{matrix} \\ \begin{pmatrix} \boldsymbol{A}_{11} & \boldsymbol{A}_{12} & \cdots & \boldsymbol{A}_{1t} \\ \boldsymbol{A}_{21} & \boldsymbol{A}_{22} & \cdots & \boldsymbol{A}_{2t} \\ \cdots & \cdots & \cdots & \cdots \\ \boldsymbol{A}_{s1} & \boldsymbol{A}_{s2} & \cdots & \boldsymbol{A}_{st} \end{pmatrix} \end{array}\begin{matrix} m_1 \\ m_2 \\ \cdots \\ m_s \end{matrix},\boldsymbol{B}=\begin{array}{c} \begin{matrix} n_1 & n_2 & \cdots & n_r \end{matrix} \\ \begin{pmatrix} \boldsymbol{B}_{11} & \boldsymbol{B}_{12} & \cdots & \boldsymbol{B}_{1r} \\ \boldsymbol{B}_{21} & \boldsymbol{B}_{22} & \cdots & \boldsymbol{B}_{2r} \\ \cdots & \cdots & \cdots & \cdots \\ \boldsymbol{B}_{t1} & \boldsymbol{B}_{t2} & \cdots & \boldsymbol{B}_{tr} \end{pmatrix} \end{array}\begin{matrix} l_1 \\ l_2 \\ \cdots \\ l_t \end{matrix}$$

这里矩阵右边的数 $m_1,m_2,\cdots,m_s$ 和 $l_1,l_2,\cdots,l_t$ 分别表示它们左边的子块矩阵的行数，而矩阵上边的数 $l_1,l_2,\cdots,l_t$ 和 $n_1,n_2,\cdots,n_r$ 分别表示它们下边的子块矩阵的列数，从而

$$\begin{cases} m_1+m_2+\cdots+m_s=m \\ l_1+l_2+\cdots+l_t=l \\ n_1+n_2+\cdots+n_r=n \end{cases} \tag{2-9}$$

把 $\boldsymbol{A}$、$\boldsymbol{B}$ 中各小块矩阵看成元素，然后按通常矩阵乘法把它们相乘，就是

$$AB=\begin{array}{c} \begin{matrix} n_1 & n_2 & \cdots & n_r \end{matrix} \\ \begin{pmatrix} C_{11} & C_{12} & \cdots & C_{1r} \\ C_{21} & C_{22} & \cdots & C_{2r} \\ \cdots & \cdots & \cdots & \cdots \\ C_{s1} & C_{s2} & \cdots & C_{sr} \end{pmatrix} \end{array}\begin{matrix} m_1 \\ m_2 \\ \cdots \\ m_s \end{matrix}=C$$

$$C_{ij}=A_{i1}B_{1j}+A_{i2}B_{2j}+\cdots+A_{it}B_{tj}=\sum_{k=1}^{t}A_{ik}B_{kj} \quad (i=1,2,\cdots,s;j=1,2,\cdots,r) \tag{2-10}$$

注：在上述的分块方法下，式 2-10 中的乘积 $A_{ik}B_{kj}(k=1,2,\cdots,t)$ 都有意义，且都是 $m_i\times n_j$ 型矩阵，因而 $\boldsymbol{C}_{ij}$ 也是 $m_i\times n_j$ 型矩阵。由式 2-9，$\boldsymbol{C}$ 是 $m\times n$ 型矩阵。

例 2-18 用分块乘法计算 $\boldsymbol{AB}$，其中

$$A=\begin{pmatrix}1&2&1&0\\0&1&0&1\\0&0&2&1\\0&0&0&3\end{pmatrix},B=\begin{pmatrix}1&0&3&1\\0&1&2&-1\\0&0&-2&3\\0&0&0&-3\end{pmatrix}$$

解 $$A=\left(\begin{array}{cc:cc}1&2&1&0\\0&1&0&1\\ \hdashline 0&0&2&1\\0&0&0&3\end{array}\right)=\begin{pmatrix}A_1&E\\O&A_2\end{pmatrix}$$

$$B=\left(\begin{array}{cc:cc}1&0&3&1\\0&1&2&-1\\ \hdashline 0&0&-2&3\\0&0&0&-3\end{array}\right)=\begin{pmatrix}E&B_1\\O&B_2\end{pmatrix}$$

其中，$A_1=\begin{pmatrix}1&2\\0&1\end{pmatrix}$，$A_2=\begin{pmatrix}2&1\\0&3\end{pmatrix}$，$B_1=\begin{pmatrix}3&1\\2&-1\end{pmatrix}$，$B_2=\begin{pmatrix}-2&3\\0&-3\end{pmatrix}$，

则 $$AB=\begin{pmatrix}A_1&E\\O&A_2\end{pmatrix}\begin{pmatrix}E&B_1\\O&B_2\end{pmatrix}=\begin{pmatrix}A_1&A_1B_1+B_2\\O&A_2B_2\end{pmatrix},$$

而 $$A_1B_1+B_2=\begin{pmatrix}1&2\\0&1\end{pmatrix}\begin{pmatrix}3&1\\2&-1\end{pmatrix}+\begin{pmatrix}-2&3\\0&-3\end{pmatrix}=\begin{pmatrix}5&2\\2&-4\end{pmatrix},$$

$$A_2B_2=\begin{pmatrix}2&1\\0&3\end{pmatrix}\begin{pmatrix}-2&3\\0&-3\end{pmatrix}=\begin{pmatrix}-4&3\\0&-9\end{pmatrix},$$

所以 $$AB=\begin{pmatrix}A_1&A_1B_1+B_2\\O&A_2B_2\end{pmatrix}=\begin{pmatrix}1&2&5&2\\0&1&2&-4\\0&0&-4&3\\0&0&0&-9\end{pmatrix}$$

三、特殊分块矩阵

定义 2-16 若 $\boldsymbol{n}$ 阶矩阵 $\boldsymbol{A}$ 的分块矩阵只有主对角线上有非零子块，其余子块都为零矩阵，且在主对角线上的子块都是方阵，即

$$A=\begin{pmatrix}A_1&&&O\\&A_2&&\\&&\ddots&\\O&&&A_s\end{pmatrix}，其中 A_i 为方阵(i=1,2,\cdots,s)$$

则称 $\boldsymbol{A}$ 为分块对角矩阵，简记为 $\boldsymbol{A}=\mathrm{diag}(\boldsymbol{A}_1,\boldsymbol{A}_2,\cdots,\boldsymbol{A}_s)$。如

$$\left(\begin{array}{c:cc:cc}3 & 0 & 0 & 0 & 0 \\ \hdashline 0 & 3 & 5 & 0 & 0 \\ 0 & 1 & 2 & 0 & 0 \\ \hdashline 0 & 0 & 0 & 3 & 1 \\ 0 & 0 & 0 & 2 & 1\end{array}\right)=\begin{pmatrix}A_1 & O & O \\ O & A_2 & O \\ O & O & A_3\end{pmatrix}$$

就是一个分块对角矩阵,它有着与对角矩阵类似的性质。

k 是一个数,则有

$$k\boldsymbol{A} = \mathrm{diag}(k\boldsymbol{A}_1, k\boldsymbol{A}_2, \cdots, k\boldsymbol{A}_s)$$

若 $\boldsymbol{B}=\mathrm{diag}(\boldsymbol{B}_1,\boldsymbol{B}_2,\cdots,\boldsymbol{B}_s)$ 是与 $\boldsymbol{A}$ 有相同分块的分块对角阵,即 $\boldsymbol{A}_i$ 与 $\boldsymbol{B}_i$ 同型,则有

$$\boldsymbol{A}+\boldsymbol{B}=\mathrm{diag}(\boldsymbol{A}_1+\boldsymbol{B}_1,\boldsymbol{A}_2+\boldsymbol{B}_2,\cdots,\boldsymbol{A}_s+\boldsymbol{B}_s)$$

$$\boldsymbol{A}\boldsymbol{B}=\mathrm{diag}(\boldsymbol{A}_1\boldsymbol{B}_1,\boldsymbol{A}_2\boldsymbol{B}_2,\cdots,\boldsymbol{A}_s\boldsymbol{B}_s)$$

此外,分块对角矩阵的行列式等于主对角线上各子块行列式的乘积,即

$$|\boldsymbol{A}|=|\boldsymbol{A}_1||\boldsymbol{A}_2|\cdots|\boldsymbol{A}_s|$$

由此可知,$|\boldsymbol{A}_i|\neq 0(i=1,2,\cdots,s)$ 当且仅当 $|\boldsymbol{A}|\neq 0$,即 $A_i(i=1,2,\cdots,s)$ 可逆当且仅当 $\boldsymbol{A}$ 可逆,且

$$\boldsymbol{A}^{-1}=\mathrm{diag}(\boldsymbol{A}_1^{-1},\boldsymbol{A}_2^{-1},\cdots,\boldsymbol{A}_s^{-1})$$

例 2-19 设 $A=\begin{pmatrix}2 & 1 & 0\\ 4 & 3 & 0\\ 0 & 0 & 7\end{pmatrix}$,求 $\boldsymbol{A}^{-1}$。

解 将 $\boldsymbol{A}$ 分块为对角阵,得到

$$A=\begin{pmatrix}2 & 1 & 0\\ 4 & 3 & 0\\ 0 & 0 & 7\end{pmatrix}=\begin{pmatrix}A_1 & O\\ O & A_2\end{pmatrix},$$

其中

$$A_1=\begin{pmatrix}2 & 1\\ 4 & 3\end{pmatrix}, A_2=(7),$$

则

$$\boldsymbol{A}_1^{-1}=\begin{pmatrix}\frac{3}{2} & -\frac{1}{2}\\ -2 & 1\end{pmatrix}, \boldsymbol{A}_2^{-1}=\left(\frac{1}{7}\right),$$

$$\boldsymbol{A}^{-1}=\begin{pmatrix}\frac{3}{2} & -\frac{1}{2} & 0\\ -2 & 1 & 0\\ 0 & 0 & \frac{1}{7}\end{pmatrix}$$

对矩阵分块时有两种特殊的分块方法,就是按行分块和按列分块。

设 $\boldsymbol{A}$ 为 $m\times n$ 矩阵,每一行分为一小块,有 m 行,分别称为矩阵 $\boldsymbol{A}$ 的 m 个行向量。若第 i 行记作

$$\boldsymbol{\alpha}_i=(a_{i1},a_{i2},\cdots,a_{in})$$

则矩阵 A 记为

$$A=\begin{pmatrix} a_{11} & a_{12} & \cdots & a_{1n} \\ \hdashline a_{21} & a_{22} & \cdots & a_{2n} \\ \hdashline \vdots & \vdots & & \vdots \\ \hdashline a_{m1} & a_{m2} & \cdots & a_{mn} \end{pmatrix}=\begin{pmatrix} \alpha_1 \\ \alpha_2 \\ \vdots \\ \alpha_m \end{pmatrix}=(\alpha_1,\alpha_2,\cdots,\alpha_m)^{\mathrm{T}}$$

若 $\boldsymbol{A}$ 的每一列分为一小块，有 n 列，分别称为矩阵 $\boldsymbol{A}$ 的 n 个列向量。若第 j 列记作

$$\beta_j=(a_{1j},a_{2j},\cdots,a_{mj})^{\mathrm{T}}$$

则矩阵 $\boldsymbol{A}$ 记为

$$A=(\beta_1,\beta_2,\cdots,\beta_n)$$

若矩阵 $A=(a_{ij})_{m\times s}$ 按行分成 m 块，矩阵 $B=(b_{ij})_{s\times n}$ 按列分成 n 块，则乘积矩阵 $\boldsymbol{AB}$ 为

$$AB=\begin{pmatrix} \alpha_1 \\ \alpha_2 \\ \vdots \\ \alpha_m \end{pmatrix}(\beta_1,\beta_2,\cdots,\beta_n)=\begin{pmatrix} \alpha_1\beta_1 & \alpha_1\beta_2 & \cdots & \alpha_1\beta_n \\ \alpha_2\beta_1 & \alpha_2\beta_2 & \cdots & \alpha_2\beta_n \\ \cdots & \cdots & \cdots & \cdots \\ \alpha_m\beta_1 & \alpha_m\beta_2 & \cdots & \alpha_m\beta_n \end{pmatrix}=(c_{ij})_{m\times n}$$

由此，可进一步领会矩阵乘法运算。

练习

1.用分块乘法计算 $\boldsymbol{AB}$，其中

$$A=\begin{pmatrix} 2 & 0 & 0 & 0 \\ 0 & 2 & 0 & 0 \\ 1 & 0 & 3 & 0 \\ 0 & 1 & 0 & 3 \end{pmatrix},B=\begin{pmatrix} 1 & 0 & 4 & 0 \\ 0 & 1 & 0 & 4 \\ 0 & 0 & 5 & 0 \\ 0 & 0 & 0 & 5 \end{pmatrix}$$

2.设 n 阶矩阵 $\boldsymbol{A}$ 及 s 阶矩阵 $\boldsymbol{B}$ 都可逆，求：

(1) $\begin{pmatrix} 0 & \boldsymbol{A} \\ \boldsymbol{B} & 0 \end{pmatrix}^{-1}$　　(2) $\begin{pmatrix} A & C \\ O & B \end{pmatrix}^{-1}$

3.分块求下列矩阵的逆阵。

(1) $\begin{pmatrix} 1 & 1 & 0 & 0 \\ 0 & 2 & 0 & 0 \\ 0 & 0 & -1 & 0 \\ 0 & 0 & 1 & 1 \end{pmatrix}$　　(2) $\begin{pmatrix} 1 & 3 & -5 & 7 \\ 0 & 1 & 2 & -3 \\ 0 & 0 & 1 & 2 \\ 0 & 0 & 0 & 1 \end{pmatrix}$

(3) $\begin{pmatrix} 0 & a_1 & 0 & \cdots & 0 \\ 0 & 0 & a_2 & \cdots & 0 \\ \cdots & \cdots & \cdots & \ddots & \cdots \\ 0 & 0 & 0 & \cdots & a_{n-1} \\ a_n & 0 & 0 & 0 & 0 \end{pmatrix}$，其中 $a_i\neq 0(i=1,2,\cdots,n)$

4.设 $A=\begin{pmatrix}3&4&0&0\\4&-3&0&0\\0&0&2&0\\0&0&2&2\end{pmatrix}$,求 $|A^8|$ 及 A^4。

第五节　初等变换

一、矩阵的初等变换

例 2-20　求解线性方程组 $\begin{cases}2x_1+2x_2-x_3=6\\x_1-2x_2+4x_3=3\\5x_1+7x_2+x_3=28\end{cases}$　(2-11)

$$\begin{cases}x_1-2x_2+4x_3=3\\2x_1+2x_2-x_3=6\\5x_1+7x_2+x_3=28\end{cases}$$

$$\begin{cases}x_1-2x_2+4x_3=3\\6x_2-9x_3=0\\17x_2-19x_3=13\end{cases}$$

$$\begin{cases}x_1-2x_2+4x_3=3\\2x_2-3x_3=0\\34x_2-38x_3=26\end{cases}$$

$$\begin{cases}x_1-2x_2+4x_3=3\\2x_2-3x_3=0\\x_3=2\end{cases}$$

$$\begin{cases}x_1-2x_2=-5\\2x_2=6\\x_3=2\end{cases}$$

$$\begin{cases}x_1-2x_2=-5\\x_2=3\\x_3=2\end{cases}$$

$$\begin{cases}x_1=1\\x_2=3\\x_3=2\end{cases}\qquad(2-12)$$

消元法求解方程组的实质就是把原方程组用方程组同解变换化为等价的形式简单的方程组,这个过程用到方程组的三种变换:交换两个方程;用非 0 数 k 乘以某个方程;一个

方程乘以数 k 加到另一个方程上去。由于这三种变换都是可逆的,所以变换前的方程组与变换后的方程组是同解的,这三种变换都是方程组的同解变换,所以最后求得的解 2-12 是方程组 2-11 的全部解。

上述变换过程中,实际上只有方程组的变量系数和常数项参与运算,未知数并未参与运算,因而可将方程 2-9 的求解过程转换为对变量系数和常数项构成的增广矩阵的变换过程。

$$\overline{A}=(A\mid b)=\begin{pmatrix}2&2&-1&6\\1&-2&4&3\\5&7&1&28\end{pmatrix}\to\begin{pmatrix}1&-2&4&3\\2&2&-1&6\\5&7&1&28\end{pmatrix}\to\begin{pmatrix}1&-2&4&3\\0&6&-9&0\\0&17&-19&13\end{pmatrix}$$
$$\to\begin{pmatrix}1&-2&4&3\\0&2&-3&0\\0&0&1&2\end{pmatrix}\to\begin{pmatrix}1&-2&0&-5\\0&2&0&6\\0&0&1&2\end{pmatrix}\to\begin{pmatrix}1&-2&0&-5\\0&1&0&3\\0&0&1&2\end{pmatrix}$$
$$\to\begin{pmatrix}1&0&0&1\\0&1&0&3\\0&0&1&2\end{pmatrix}$$

把方程组的三种同解变换对应到矩阵上,就得到矩阵的三种初等行变换。

定义 2-17 下面三种变换称为矩阵的初等行变换。

1. 对调两行的位置,i 与 j 两行相互交换记为 $r_i\leftrightarrow r_j$。
2. 用一个非零数去乘某一行中的所有元素,$k(\neq 0)$ 乘 i 行记为 kr_i。
3. 把某一行所有元素的 k 倍加到另一行对应元素上,第 j 行的 k 倍加到第 i 行上记为 r_i+kr_j。

同理,把定义中的“行”换成“列”,即得矩阵的初等列变换的定义(把所用记号中“r”换成“c”)。矩阵的初等行变换与初等列变换统称初等变换。

定义 2-18 如果矩阵 $\boldsymbol{A}$ 经过有限次初等行(列)变换变成矩阵 $\boldsymbol{B}$,则称矩阵 $\boldsymbol{A}$ 与 $\boldsymbol{B}$ 行(列)等价。如果矩阵 $\boldsymbol{A}$ 经过有限次初等变换变成矩阵 $\boldsymbol{B}$,则称矩阵 $\boldsymbol{A}$ 与 $\boldsymbol{B}$ 等价。矩阵 $\boldsymbol{A}$ 与 $\boldsymbol{B}$ 行等价、列等价、等价均可以记作 $\boldsymbol{A}\cong\boldsymbol{B}$。

矩阵之间的等价关系具有以下基本性质。

$\boldsymbol{A}\cong\boldsymbol{A}$(自反性)

若 $\boldsymbol{A}\cong\boldsymbol{B}$,则 $\boldsymbol{B}\cong\boldsymbol{A}$(对称性)

若 $\boldsymbol{A}\cong\boldsymbol{B}$,$\boldsymbol{B}\cong\boldsymbol{C}$,则 $\boldsymbol{A}\cong\boldsymbol{C}$(传递性)

初等变换得到的矩阵与变换前的矩阵等价。因此,变换前后的矩阵不用等号连接,而是用“≅”或箭头“→”连接。

显然,三种初等变换的逆变换仍为初等变换,且变换类型相同。变换 $r_i\leftrightarrow r_j$ 的逆变换就是其本身;变换 kr_i 的逆变换为 $\frac{1}{k}r_i$;变换 r_i+kr_j 的逆变换为 $r_i+(-k)r_j$。

二、矩阵的标准形

对矩阵 $\boldsymbol{A}$ 施以如下初等行变换。

$$A=\begin{pmatrix}2&-1&-1&1&2\\1&1&-2&1&4\\4&-6&2&-2&4\\3&6&-9&7&9\end{pmatrix}\xrightarrow[\frac{1}{2}r_3]{r_1\leftrightarrow r_2}\begin{pmatrix}1&1&-2&1&4\\2&-1&-1&1&2\\2&-3&1&-1&2\\3&6&-9&7&9\end{pmatrix}$$

$$\xrightarrow[r_3-3r_1]{\substack{r_2-2r_1\\r_3-2r_1}}\begin{pmatrix}1&1&-2&1&4\\0&2&-2&2&0\\0&-5&5&-3&-6\\0&3&-3&4&-3\end{pmatrix}\xrightarrow[r_4-3r_1]{\substack{\frac{1}{2}r_2\\r_3+5r_1}}\begin{pmatrix}1&1&-2&1&4\\0&1&-1&1&0\\0&0&0&2&-6\\0&0&0&1&-3\end{pmatrix}$$

$$\xrightarrow[r_4-2r_3]{r_3\leftrightarrow r_4}\begin{pmatrix}1&1&-2&1&4\\0&1&-1&1&0\\0&0&0&1&-3\\0&0&0&0&0\end{pmatrix}=B$$

类似于矩阵 $\boldsymbol{B}$ 这样形式的矩阵称为行阶梯形矩阵，其特点：可画出一条阶梯线，线的下方全为0；阶梯线每梯只跨一行，台阶数即是非零行的行数；阶梯线的竖线后面的第一个元素为非零元，也就是非零行的第一个非零元，称为首非零元。

对行阶梯形矩阵 $\boldsymbol{B}$ 继续施以初等行变换。

$$B=\begin{pmatrix}1&1&-2&1&4\\0&1&-1&1&0\\0&0&0&1&-3\\0&0&0&0&0\end{pmatrix}\xrightarrow[r_2-r_3]{r_1-r_3}\begin{pmatrix}1&1&-2&0&7\\0&1&-1&0&3\\0&0&0&1&-3\\0&0&0&0&0\end{pmatrix}$$

$$\xrightarrow{r_1-r_2}\begin{pmatrix}1&0&-1&0&4\\0&1&-1&0&3\\0&0&0&1&-3\\0&0&0&0&0\end{pmatrix}=C$$

类似于矩阵 $\boldsymbol{C}$ 这样形式的行阶梯形矩阵称为行最简形矩阵，其特点：非零行的首非零元为1，且首非零元所在的列的其他元素都为0。

用归纳法不难证明，对于任何矩阵 $\boldsymbol{A}_{m\times n}$，总可经过有限次初等行变换化为行阶梯形矩阵，并进而化为行最简形矩阵。行最简形矩阵是一个矩阵通过初等行变换所能变换出来的形状最简单的矩阵。

对行最简形矩阵 $\boldsymbol{C}$ 再施以初等列变换，可以变成一种形状更简单的矩阵，

$$C=\begin{pmatrix}1&0&-1&0&4\\0&1&-1&0&3\\0&0&0&1&-3\\0&0&0&0&0\end{pmatrix}\cong\begin{pmatrix}1&0&0&0&0\\0&1&0&0&0\\0&0&1&0&0\\0&0&0&0&0\end{pmatrix}=F$$

矩阵 $\boldsymbol{F}$ 称为矩阵 $\boldsymbol{A}$ 的标准形，其特点：$\boldsymbol{F}$ 的左上角是一个单位阵，其余元素全为0。

一般地，对于矩阵 $\boldsymbol{A}_{m\times n}$，总可经过有限次初等变换化为标准形。

$$F=\begin{pmatrix} E_r & O_{r\times(n-r)} \\ O_{(m-r)\times r} & O_{(m-r)\times(n-r)} \end{pmatrix}$$

此标准形由 m、n、r 三个数完全确定，其中 r 就是行阶梯形中非零行的行数。

定理 2-4 等价的两个矩阵有相同的标准形。

证明 若 $A\cong B$。不妨设 A 的标准形是 F，即 $A\cong F$。根据等价关系的传递性，则 $B\cong F$。

所有与 A 等价的矩阵组成的一个集合称为一个等价类，标准形 F 是这个等价类中形状最简单的矩阵。

例 2-21 求下面矩阵的标准形。

$$A=\begin{pmatrix} 0 & 1 & 2 & -3 \\ -3 & 0 & 1 & 2 \\ 2 & -3 & 0 & 1 \\ 1 & 2 & -3 & 0 \end{pmatrix}$$

解 对 A 做初等变换，得到

$$A=\begin{pmatrix} 0 & 1 & 2 & -3 \\ -3 & 0 & 1 & 2 \\ 2 & -3 & 0 & 1 \\ 1 & 2 & -3 & 0 \end{pmatrix}\xrightarrow{r_1\leftrightarrow r_4}\begin{pmatrix} 1 & 2 & -3 & 0 \\ -3 & 0 & 1 & 2 \\ 2 & -3 & 0 & 1 \\ 0 & 1 & 2 & -3 \end{pmatrix}\xrightarrow[r_3-2r_1]{r_2+3r_1}\begin{pmatrix} 1 & 2 & -3 & 0 \\ 0 & 6 & -8 & 2 \\ 0 & -7 & 6 & 1 \\ 0 & 1 & 2 & -3 \end{pmatrix}$$

$$\xrightarrow[\substack{r_3+7r_2\\ r_4-6r_2}]{r_2\leftrightarrow r_4}\begin{pmatrix} 1 & 2 & -3 & 0 \\ 0 & 1 & 2 & -3 \\ 0 & 0 & 20 & -20 \\ 0 & 0 & -20 & 20 \end{pmatrix}\xrightarrow[\frac{1}{20}r_3]{r_4+r_3}\begin{pmatrix} 1 & 2 & -3 & 0 \\ 0 & 1 & 2 & -3 \\ 0 & 0 & 1 & -1 \\ 0 & 0 & 0 & 0 \end{pmatrix}\xrightarrow[r_2-2r_3]{r_1+3r_3}\begin{pmatrix} 1 & 2 & 0 & -3 \\ 0 & 1 & 0 & -1 \\ 0 & 0 & 1 & -1 \\ 0 & 0 & 0 & 0 \end{pmatrix}$$

$$\xrightarrow{r_1-2r_2}\begin{pmatrix} 1 & 0 & 0 & -1 \\ 0 & 1 & 0 & -1 \\ 0 & 0 & 1 & -1 \\ 0 & 0 & 0 & 0 \end{pmatrix}\xrightarrow{\substack{c_4+c_1\\ c_4+c_2\\ c_4+c_3}}\begin{pmatrix} 1 & 0 & 0 & 0 \\ 0 & 1 & 0 & 0 \\ 0 & 0 & 1 & 0 \\ 0 & 0 & 0 & 0 \end{pmatrix}$$

三、初等矩阵

定义 2-19 由单位阵 E 经过一次初等变换得到的矩阵称为初等矩阵。

矩阵的初等变换分为三种，初等矩阵也相应地分为三种。

1. 对调两行或对调两列 把单位阵中第 i、j 两行互换（或第 i、j 两列互换），得到初等矩阵 $E((i),(j))$，即

$$E=\begin{pmatrix}1&&&&&&\\&\ddots&&&&&\\&&1&&&&\\&&&\ddots&&&\\&&&&1&&\\&&&&&\ddots&\\&&&&&&1\end{pmatrix}\xrightarrow[\text{或 } c_i\leftrightarrow c_j]{r_i\leftrightarrow r_j}\begin{pmatrix}1&&&&&&\\&\ddots&&&&&\\&&0&\cdots&1&&\\&&&\ddots&&&\\&&1&\cdots&0&&\\&&&&&\ddots&\\&&&&&&1\end{pmatrix}\begin{matrix}\\\\\leftarrow\text{第}\,i\,\text{行}\\\\\leftarrow\text{第}\,j\,\text{行}\\\\\\\end{matrix}=E((i),(j))$$

如，$E_3=\begin{pmatrix}1&0&0\\0&1&0\\0&0&1\end{pmatrix}$，则 $E_3((1),(2))=\begin{pmatrix}0&1&0\\1&0&0\\0&0&1\end{pmatrix}$

2. 以数 $k\neq 0$ 乘某一行或某一列所有元素 以数 $k\neq 0$ 乘单位阵 $\boldsymbol{E}$ 的第 $\boldsymbol{i}$ 行（或第 $\boldsymbol{i}$ 列），得到初等矩阵 $E(k(i))$，即

$$E(k(i))=\begin{pmatrix}1&&&&&&\\&\ddots&&&&&\\&&1&&&&\\&&&k&&&\\&&&&1&&\\&&&&&\ddots&\\&&&&&&1\end{pmatrix}\begin{matrix}\\\\\\\leftarrow\text{第}\,i\,\text{行}\\\\\\\\\end{matrix}$$

3. 把某行（列）的 $\boldsymbol{k}$ 倍加到另一行（列）上去 把单位阵 $\boldsymbol{E}$ 第 $\boldsymbol{j}$ 行的 $\boldsymbol{k}$ 倍加到第 $\boldsymbol{i}$ 行（或把单位阵 $\boldsymbol{E}$ 第 $\boldsymbol{i}$ 列的 $\boldsymbol{k}$ 倍加到第 $\boldsymbol{j}$ 列）上去，得到初等矩阵 $\boldsymbol{E}((i)+k(j))$，即

$$E((i)+k(j))=\begin{pmatrix}1&&&&&\\&\ddots&&&&\\&&1&\cdots&k&&\\&&&\ddots&\vdots&&\\&&&&1&&\\&&&&&\ddots&\\&&&&&&1\end{pmatrix}\begin{matrix}\\\\\leftarrow\text{第}\,i\,\text{行}\\\\\leftarrow\text{第}\,j\,\text{行}\\\\\\\end{matrix}$$

定理 2-5 设 $\boldsymbol{A}$ 是一个 $m\times n$ 矩阵，在 $\boldsymbol{A}$ 的左边乘以 $\boldsymbol{m}$ 阶初等矩阵，相当于对 $\boldsymbol{A}$ 施行一次相应的初等行变换；在 $\boldsymbol{A}$ 的右边乘以 n 阶初等矩阵，相当于对 $\boldsymbol{A}$ 施行一次相应的初等列变换。

证明 将矩阵 $A_{m\times n}$ 按行分块，即

$$A=\begin{pmatrix}\beta_1\\\beta_2\\\vdots\\\beta_m\end{pmatrix}$$

矩阵 $A_{m\times n}$ 左乘一个 $\boldsymbol{m}$ 阶初等矩阵 $E((i),(j))$，即

$$E((i),(j))A=\begin{pmatrix}1&&&&&&&&\\&\ddots&&&&&&&\\&&1&&&&&&\\&&&0&\cdots&1&&&\\&&&&1&&&&\\&&&\vdots&\ddots&\vdots&&&\\&&&&&1&&&\\&&&1&\cdots&0&&&\\&&&&&&1&&\\&&&&&&&\ddots&\\&&&&&&&&1\end{pmatrix}\begin{pmatrix}\beta_1\\\beta_2\\\vdots\\\beta_i\\\vdots\\\beta_j\\\vdots\\\beta_m\end{pmatrix}=\begin{pmatrix}\beta_1\\\beta_2\\\vdots\\\beta_j\\\vdots\\\beta_i\\\vdots\\\beta_m\end{pmatrix}$$

这相当于对矩阵 A 施行初等行变换 $r_i\leftrightarrow r_j$。

其他两种初等矩阵同理可证。

如，$\begin{pmatrix}1&2&3\\4&5&6\end{pmatrix}E((2)+2(3))=\begin{pmatrix}1&2&3\\4&5&6\end{pmatrix}\begin{pmatrix}1&0&0\\0&1&2\\0&0&1\end{pmatrix}=\begin{pmatrix}1&2&7\\4&5&16\end{pmatrix}$

推论 矩阵 $\boldsymbol{A}$ 与 $\boldsymbol{B}$ 等价的充分必要条件是存在初等矩阵 $\boldsymbol{P}_1,\boldsymbol{P}_2,\cdots,\boldsymbol{P}_t$ 和 $\boldsymbol{Q}_1,\boldsymbol{Q}_2,\cdots,\boldsymbol{Q}_l$，使得

$$\boldsymbol{A}=\boldsymbol{P}_1\boldsymbol{P}_2\cdots\boldsymbol{P}_t\boldsymbol{B}\boldsymbol{Q}_1\boldsymbol{Q}_2\cdots\boldsymbol{Q}_l$$

四、利用初等变换计算逆矩阵

初等变换对应初等矩阵，由初等变换可逆可知初等矩阵可逆，且此初等变换的逆变换也就对应此初等矩阵的逆矩阵。由变换"$(\boldsymbol{i}),(\boldsymbol{j})$"的逆变换就是其本身，知

$$\boldsymbol{E}((i),(j))^{-1}=\boldsymbol{E}((i),(j))$$

由变换"$\boldsymbol{k}(\boldsymbol{i})$"的逆变换为"$(\boldsymbol{i})/\boldsymbol{k}$"，知

$$\boldsymbol{E}(k(i))^{-1}=\boldsymbol{E}((i)/k)$$

由变换"$(\boldsymbol{i})+\boldsymbol{k}(\boldsymbol{j})$"的逆变换为"$(\boldsymbol{i})-\boldsymbol{k}(\boldsymbol{j})$"，知

$$E((i)+k(j))^{-1}=E((i)-k(j))$$

可见，初等矩阵都可逆，且其逆矩阵也是同类型的初等矩阵。

定理 2-6 方阵 $\boldsymbol{A}$ 可逆的充分必要条件是存在有限个初等矩阵 $\boldsymbol{P}_1,\boldsymbol{P}_2,\cdots,\boldsymbol{P}_t$，使得

$$\boldsymbol{A}=\boldsymbol{P}_1\boldsymbol{P}_2\cdots\boldsymbol{P}_t$$

证明 充分性。若存在有限个初等矩阵 $P_1,P_2,\cdots,P_t$，使得 $\boldsymbol{A}=\boldsymbol{P}_1\boldsymbol{P}_2\cdots\boldsymbol{P}_t$。因初等矩阵可逆，有限个可逆矩阵的乘积仍可逆，故 $\boldsymbol{A}$ 可逆。

必要性。设 n 阶方阵 $\boldsymbol{A}$ 可逆，且 $\boldsymbol{A}$ 的标准形矩阵为 $\boldsymbol{F}$，由于 $\boldsymbol{F}\cong\boldsymbol{A}$，知 $\boldsymbol{F}$ 经有限次初等变换可化为 $\boldsymbol{A}$，即存在有限个初等矩阵 $\boldsymbol{P}_1,\boldsymbol{P}_2,\cdots,\boldsymbol{P}_t$，使得

$$A = P_1P_2\cdots P_sFP_{s+1}\cdots P_t$$

$$|A| = |P_1P_2\cdots P_sFP_{s+1}\cdots P_t| = |P_1||P_2|\cdots|P_s||F||P_{s+1}|\cdots|P_t|$$

因为 $\boldsymbol{A}$ 可逆，$|A|\neq 0$，故 $|F|\neq 0$。假设

$$\boldsymbol{F} = \begin{pmatrix} \boldsymbol{E}_r & 0 \\ 0 & 0 \end{pmatrix}$$

如果 $\boldsymbol{r}<\boldsymbol{n}$，则 $|\boldsymbol{F}|=0$，与 $|F|\neq 0$ 矛盾。因此，必有 $r=n$，即 $\boldsymbol{F}=\boldsymbol{E}$，从而

$$\boldsymbol{A} = \boldsymbol{P}_1\boldsymbol{P}_2\cdots\boldsymbol{P}_t$$

得证。

推论 1 方阵 $\boldsymbol{A}$ 可逆的充分必要条件是 $\boldsymbol{A}$ 的标准形为单位矩阵。

证明 充分性。若 $A\sim E$，则存在有限个初等矩阵 $\boldsymbol{P}_1,\boldsymbol{P}_2,\cdots,\boldsymbol{P}_t$，使得

$$A = P_1P_2\cdots P_sEP_{s+1}\cdots P_t$$

$$|A| = |P_1P_2\cdots P_sEP_{s+1}\cdots P_t| = |P_1||P_2|\cdots|P_s||E||P_{s+1}|\cdots|P_t|$$

因初等矩阵可逆，则 $|P_i|\neq 0(i=1,2,\cdots,t)$ 。又 $|E|=1$，故 $|A|\neq 0$，$\boldsymbol{A}$ 可逆，得证。

必要性。定理 2-6 中已证明。

其实，可逆矩阵的行最简形矩阵也是单位阵。

推论 2 $m\times n$ 阶矩阵 $\boldsymbol{A}$ 与 $\boldsymbol{B}$ 等价的充分必要条件是存在 m 阶可逆矩阵 $\boldsymbol{P}$ 及 n 阶可逆矩阵 $\boldsymbol{Q}$，使得

$$\boldsymbol{PAQ}=\boldsymbol{B}$$

证明 设 $\boldsymbol{A}$ 与 $\boldsymbol{B}$ 等价，则存在初等矩阵 $\boldsymbol{P}_1,\boldsymbol{P}_2,\cdots,\boldsymbol{P}_t$ 和 $\boldsymbol{Q}_1,\boldsymbol{Q}_2,\cdots,\boldsymbol{Q}_l$，使得

$$\boldsymbol{A}=\boldsymbol{P}_1\boldsymbol{P}_2\cdots\boldsymbol{P}_t\boldsymbol{B}\boldsymbol{Q}_1\boldsymbol{Q}_2\cdots\boldsymbol{Q}_l,$$

令 $\boldsymbol{P}=\boldsymbol{P}_1\boldsymbol{P}_2\cdots\boldsymbol{P}_t$，$\boldsymbol{Q}=\boldsymbol{Q}_1\boldsymbol{Q}_2\cdots\boldsymbol{Q}_l$，则 $\boldsymbol{PAQ}=\boldsymbol{B}$。

反之，设 $\boldsymbol{PAQ}=\boldsymbol{B}$ 成立。由定理 2-6，$\boldsymbol{P}$ 与 $\boldsymbol{Q}$ 均可表成初等矩阵的乘积 $\boldsymbol{P}=\boldsymbol{P}_1\boldsymbol{P}_2\cdots\boldsymbol{P}_t$，$\boldsymbol{Q}=\boldsymbol{Q}_1\boldsymbol{Q}_2\cdots\boldsymbol{Q}_l$。从而 $\boldsymbol{A}=\boldsymbol{P}_1\boldsymbol{P}_2\cdots\boldsymbol{P}_t\boldsymbol{B}\boldsymbol{Q}_1\boldsymbol{Q}_2\cdots\boldsymbol{Q}_l$，即 $\boldsymbol{A}$ 与 $\boldsymbol{B}$ 等价，得证。

推论 3 对于方阵 $\boldsymbol{A}$，若

$$(\boldsymbol{A}|\boldsymbol{E})\cong(\boldsymbol{E}|\boldsymbol{X})$$

则 $\boldsymbol{A}$ 可逆，且 $\boldsymbol{X}=\boldsymbol{A}^{-1}$。

证明 由推论 1 知 $\boldsymbol{A}$ 可逆。下证 $\boldsymbol{X}=\boldsymbol{A}^{-1}$。

当 n 阶方阵 $\boldsymbol{A}$ 可逆时，据定理 2-6，存在初等矩阵 $\boldsymbol{P}_1,\boldsymbol{P}_2,\cdots,\boldsymbol{P}_t$ 使 $\boldsymbol{A}=\boldsymbol{P}_1\boldsymbol{P}_2\cdots\boldsymbol{P}_t$。

而初等矩阵都是可逆阵，上式两侧同时左乘 $P_1^{-1},P_2^{-1},\cdots,P_t^{-1}$，得

$$P_t^{-1}\cdots P_2^{-1}P_1^{-1}A = E \tag{2-13}$$

即 $\boldsymbol{A}^{-1}=\boldsymbol{P}_t^{-1}\cdots\boldsymbol{P}_2^{-1}\boldsymbol{P}_1^{-1}$。

设有 $n\times s$ 矩阵 $\boldsymbol{B}$，用 $P_1^{-1},P_2^{-1},\cdots,P_t^{-1}$ 左乘 $\boldsymbol{B}$，

$$P_t^{-1}\cdots P_2^{-1}P_1^{-1}B = A^{-1}B \tag{2-14}$$

式 2-13 表明方阵 $\boldsymbol{A}$ 经一系列初等行变换化为 $\boldsymbol{E}$，式 2-14 表明矩阵 $\boldsymbol{B}$ 经同一系列初

等行变换化为$\boldsymbol{A}^{-1}\boldsymbol{B}$。用分块矩阵形式,两式可合并为

$$P_t^{-1}\cdots P_2^{-1}P_1^{-1}(A\mid B)\cong(E\mid A^{-1}B)$$

即对矩阵$(\boldsymbol{A}|\boldsymbol{B})$做初等行变换,将$\boldsymbol{A}$变成$\boldsymbol{E}$的同时,$\boldsymbol{B}$就变成了$\boldsymbol{A}^{-1}\boldsymbol{B}$。

特别地,当$B=E$时,

$$P_t^{-1}\cdots P_2^{-1}P_1^{-1}(A\mid E)\cong(E\mid A^{-1})$$

即对矩阵$(A|E)$做初等行变换,将$\boldsymbol{A}$变成$\boldsymbol{E}$的同时,$\boldsymbol{E}$就变成了A^{-1}。

由此,就得到了一种利用初等变换求A^{-1}的方法。把$\boldsymbol{A}$、$\boldsymbol{E}$这两个n阶矩阵拼成一个$n\times 2n$型的矩阵$(A|E)$,只要若干初等行变换把$(A|E)$左边的$\boldsymbol{A}$化为$\boldsymbol{E}$,那么用同样的这些初等行变换把$(A|E)$右边的$\boldsymbol{E}$化为$\boldsymbol{A}^{-1}$。

类似地,可逆矩阵也可以用初等列变换化为单位阵,把$\boldsymbol{A}$和$\boldsymbol{E}$拼成一个$2n\times n$分块矩阵

$$\begin{pmatrix} A \\ \hline E \end{pmatrix}$$

只要用初等列变换把分块矩阵上面的$\boldsymbol{A}$化为$\boldsymbol{E}$,那么,分块矩阵下面的$\boldsymbol{E}$经历相同的初等列变换就化成$\boldsymbol{A}^{-1}$。

例 2-22 用初等行变换求逆矩阵。

$$A=\begin{pmatrix} 1 & -4 & -3 \\ 1 & -5 & -3 \\ -1 & 6 & 4 \end{pmatrix}$$

解 用初等行变换把$(A|E)$左边的$\boldsymbol{A}$化为$\boldsymbol{E}$。

$$(A|E)=\left(\begin{array}{ccc|ccc} 1 & -4 & -3 & 1 & 0 & 0 \\ 1 & -5 & -3 & 0 & 1 & 0 \\ -1 & 6 & 4 & 0 & 0 & 1 \end{array}\right)\to\begin{pmatrix} 1 & -4 & -3 & 1 & 0 & 0 \\ 0 & -1 & 0 & -1 & 1 & 0 \\ 0 & 2 & 1 & 1 & 0 & 1 \end{pmatrix}$$

$$\to\begin{pmatrix} 1 & 0 & -3 & 5 & -4 & 0 \\ 0 & -1 & 0 & -1 & 1 & 0 \\ 0 & 0 & 1 & -1 & 2 & 1 \end{pmatrix}\to\begin{pmatrix} 1 & 0 & 0 & 2 & 2 & 3 \\ 0 & 1 & 0 & 1 & -1 & 0 \\ 0 & 0 & 1 & -1 & 2 & 1 \end{pmatrix}$$

$$\therefore A^{-1}=\begin{pmatrix} 2 & 2 & 3 \\ 1 & -1 & 0 \\ -1 & 2 & 1 \end{pmatrix}$$

练习

1.选择题

(1) 设 $A=\begin{pmatrix} a_{11} & a_{12} & a_{13} \\ a_{21} & a_{22} & a_{23} \\ a_{31} & a_{32} & a_{33} \end{pmatrix}$, $B=\begin{pmatrix} a_{21} & a_{22} & a_{23} \\ a_{11} & a_{12} & a_{13} \\ a_{31}+a_{11} & a_{32}+a_{12} & a_{33}+a_{13} \end{pmatrix}$, $P_1=\begin{pmatrix} 0 & 1 & 0 \\ 1 & 0 & 0 \\ 0 & 0 & 1 \end{pmatrix}$, $P_2=$

$\begin{pmatrix}1&0&0\\0&1&0\\1&0&1\end{pmatrix}$,则必有(　　)

A.$AP_1P_2=B$　　B.$AP_2P_1=B$　　C.$P_1P_2A=B$　　D.$P_2P_1A=B$

(2)设 A 为 n 阶可逆矩阵,A 的第二行乘以 2 为矩阵 B,则 A^{-1}的(　　)为 B^{-1}

A.第二行乘以 2　　B.第二列乘以 2

C.第二行乘以$\frac{1}{2}$　　D.第二列乘以$\frac{1}{2}$

2.试利用矩阵的初等变换求下列方阵的逆矩阵。

(1)$\begin{pmatrix}0&0&1\\0&1&2\\1&2&2\end{pmatrix}$　　(2)$\begin{pmatrix}3&-2&0&-1\\0&2&2&1\\1&-2&-3&-2\\0&1&2&1\end{pmatrix}$

3.用初等变换法求解矩阵方程。

(1)设 $A=\begin{pmatrix}4&1&-2\\2&2&1\\3&1&-1\end{pmatrix}$,$B=\begin{pmatrix}1&-3\\2&2\\3&-1\end{pmatrix}$,求 X 使 $AX=B$。

(2)设 $A=\begin{pmatrix}1&-1&0\\0&1&-1\\-1&0&1\end{pmatrix}$,$AX=2X+A$,求 X。

第六节　矩阵的秩

一、矩阵的秩的定义

定义 2-20　在 $m\times n$ 矩阵 $\boldsymbol{A}$ 中,任取 k 行与 k 列($k\leqslant\min\{m,n\}$)交叉处的 k^2 个元素,保持相对位置不变而得的 k 阶行列式,称为矩阵 $\boldsymbol{A}$ 的一个 k 阶子式。

$m\times n$ 矩阵 $\boldsymbol{A}$ 的 k 阶子式共有 $C_m^k\cdot C_n^k$ 个。

定义 2-21　设在矩阵 $\boldsymbol{A}$ 中有一个不等于 0 的 r 阶子式 D,且所有 $r+1$ 阶子式(如果存在的话)全等于 0,那么 D 称为矩阵 $\boldsymbol{A}$ 的最高阶非零子式。最高阶非零子式的阶数 r 称为矩阵 $\boldsymbol{A}$ 的秩,记作 $R(\boldsymbol{A})$,并规定零矩阵的秩等于 0。

由行列式的性质知,当 $\boldsymbol{A}$ 中所有 $r+1$ 阶子式全等于 0 时,所有高于 $r+1$ 阶的子式也全等于 0。因此,最高阶非零子式是 $\boldsymbol{A}$ 的非零子式中阶数最高的。

例 2-23　求矩阵的秩。

$$A=\begin{pmatrix}1&3&-2&2\\0&2&-1&3\\-2&0&1&5\end{pmatrix},B=\begin{pmatrix}1&7&-1&-1&0\\0&0&2&3&4\\0&0&0&5&1\\0&0&0&0&0\end{pmatrix}$$

解 $\boldsymbol{A}$ 为 3×4 矩阵，共有 4 个三阶子式全为 0。

$$\begin{vmatrix}1&3&-2\\0&2&-1\\-2&0&1\end{vmatrix}=0,\quad\begin{vmatrix}1&3&2\\0&2&3\\-2&0&5\end{vmatrix}=0,\quad\begin{vmatrix}1&-2&2\\0&-1&3\\-2&1&5\end{vmatrix}=0,\quad\begin{vmatrix}3&-2&2\\2&-1&3\\0&1&5\end{vmatrix}=0$$

有二阶子式不为 0，即 $\begin{vmatrix}1&3\\0&2\end{vmatrix}=2\neq0$

所以 $R(\boldsymbol{A})=2$。

$\boldsymbol{B}$ 是 4×5 行阶梯形矩阵，非零行为 3 行，所有四阶子式全为 0，三个非零行的首非零元为对角元的三阶行列式不为 0，即

$$D_3=\begin{vmatrix}1&-1&-1\\0&2&3\\0&0&5\end{vmatrix}=10\neq0$$

所以 $R(\boldsymbol{B})=3$。

二、初等变换求矩阵的秩

利用定义计算矩阵的秩，需要由高阶到低阶考虑矩阵的子式，当矩阵的行数与列数较高时，按定义求秩计算量很大。

由例 2-23 知，对于行阶梯形矩阵，它的秩就等于非零行的行数。而任何一个矩阵都可以通过初等变换化为行阶梯形矩阵。因此，对矩阵施行初等变换，是否会改变矩阵的秩呢？

定理 2-7 对矩阵施行初等变换不改变矩阵的秩，即

$$若\ \boldsymbol{A}\cong\boldsymbol{B}，则\ R(\boldsymbol{A})=R(\boldsymbol{B})$$

证明 设 $R(\boldsymbol{A})=r$，且 $\boldsymbol{A}$ 的某个 r 阶子式 $D\neq0$，$\boldsymbol{A}$ 经过一次初等行变换化为 $\boldsymbol{B}$。由 $\boldsymbol{A}\cong\boldsymbol{B}$，在 $\boldsymbol{B}$ 中总能找到与 D 相对应的 r 阶子式 D_1。若此次初等行变换是交换两行则 $D_1=-D$，是数 k 乘某行则 $D_1=kD$，是 k 乘某行加到另一行则 $D_1=D$。故 $D_1\neq0$，从而 $R(\boldsymbol{B})\geqslant r$，$R(\boldsymbol{A})\leqslant R(\boldsymbol{B})$。

反之，$\boldsymbol{B}$ 也可以经过一次初等行变换化为 $\boldsymbol{A}$，也有 $R(\boldsymbol{B})\leqslant R(\boldsymbol{A})$，故 $R(\boldsymbol{A})=R(\boldsymbol{B})$。

这说明，经过一次初等行变换后，矩阵秩不变。因而可知，经过有限次初等行变换后，矩阵的秩仍不变。

同理可证，经过有限次初等列变换后，矩阵的秩仍不变。总之，若 $\boldsymbol{A}$ 经有限次初等变换化为 $\boldsymbol{B}$，则有 $R(\boldsymbol{A})=R(\boldsymbol{B})$，得证。

推论 若 $\boldsymbol{P}$、$\boldsymbol{Q}$ 可逆，则 $R(\boldsymbol{PAQ})=R(\boldsymbol{A})$。

根据定理 2-7，把矩阵用初等变换化为行阶梯形矩阵，非零行的行数即是该矩阵的秩。

例 2-24 求矩阵 $\boldsymbol{A}$ 的秩，并求 $\boldsymbol{A}$ 的一个最高阶非零子式。

$$A=\begin{pmatrix}2&3&1&-3&-7\\1&2&0&-2&-4\\3&-2&8&3&0\\2&-3&7&4&3\end{pmatrix}$$

解　对 $\boldsymbol{A}$ 做初等行变换，化为行阶梯形矩阵，即

$$A=\begin{pmatrix}2&3&1&-3&-7\\1&2&0&-2&-4\\3&-2&8&3&0\\2&-3&7&4&3\end{pmatrix}\cong\begin{pmatrix}1&2&0&-2&-4\\2&3&1&-3&-7\\3&-2&8&3&0\\2&-3&7&4&3\end{pmatrix}$$

$$\cong\begin{pmatrix}1&2&0&-2&-4\\0&-1&1&1&1\\0&-8&8&9&12\\0&-7&7&8&11\end{pmatrix}\cong\begin{pmatrix}1&2&0&-2&-4\\0&-1&1&1&1\\0&0&0&1&4\\0&0&0&1&4\end{pmatrix}$$

$$\cong\begin{pmatrix}1&2&0&-2&-4\\0&-1&1&1&1\\0&0&0&1&4\\0&0&0&0&0\end{pmatrix}=B$$

因为行阶梯形矩阵 $\boldsymbol{B}$ 有 3 个非零行，所以 $R(\boldsymbol{A})=R(\boldsymbol{B})=3$。$\boldsymbol{A}$ 的一个最高阶非零子式为

$$\begin{vmatrix}2&3&-3\\1&2&-2\\3&-2&3\end{vmatrix}=1$$

三、矩阵的秩的性质

1.若矩阵 $\boldsymbol{A}$ 中有某个 s 阶子式不为 0，则有

$$R(\boldsymbol{A})\geqslant s$$

2.若 $\boldsymbol{A}$ 中所有 t 阶子式全为 0，则有

$$R(\boldsymbol{A})<t$$

3.由于行列式与其转置行列式相等，所以 $\boldsymbol{A}^T$ 的子式与 $\boldsymbol{A}$ 的子式对应相等，从而

$$R(\boldsymbol{A}^T)=R(\boldsymbol{A})$$

4.若 $\boldsymbol{A}$ 为 $m\times n$ 矩阵，则有

$$0\leqslant R(\boldsymbol{A})\leqslant\min\{m,n\}$$

特别地，当 $R(\boldsymbol{A})=\min\{m,n\}$ 时，称矩阵为满秩矩阵，否则称为降秩矩阵。

5.对于 n 阶方阵 $\boldsymbol{A}$，由于 n 阶子式只有一个 $|\boldsymbol{A}|$，故有

$$|\boldsymbol{A}|\neq 0 \text{ 时 } R(\boldsymbol{A})=n,\ |\boldsymbol{A}|=0 \text{ 时 } R(\boldsymbol{A})<n$$

可见，可逆矩阵的秩等于矩阵的阶数。因此，可逆矩阵是满秩矩阵。

6.$\max\{R(\boldsymbol{A}),R(\boldsymbol{B})\}\leqslant R(\boldsymbol{A}\mid\boldsymbol{B})\leqslant R(\boldsymbol{A})+R(\boldsymbol{B})$

特别地，若 $\boldsymbol{b}$ 为列向量，则 $R(\boldsymbol{A})\leqslant R(\boldsymbol{A}|\boldsymbol{b})\leqslant R(\boldsymbol{A})+1$

证明 因为 $\boldsymbol{A}$ 的最高阶非零子式总是 $(\boldsymbol{A}|\boldsymbol{B})$ 的非零子式，故 $R(\boldsymbol{A})\leqslant R(\boldsymbol{A}|\boldsymbol{B})$。

同理，有 $R(\boldsymbol{B})\leqslant R(\boldsymbol{A}|\boldsymbol{B})$。两式结合起来，得到

$$\max\{R(\boldsymbol{A}),R(\boldsymbol{B})\}\leqslant R(\boldsymbol{A}|\boldsymbol{B})$$

设 $R(\boldsymbol{A})=r,R(\boldsymbol{B})=t$。把 $\boldsymbol{A}$ 和 $\boldsymbol{B}$ 分别做列变换化为列阶梯形 $\widetilde{\boldsymbol{A}}$ 和 $\widetilde{\boldsymbol{B}}$，则 $\widetilde{\boldsymbol{A}}$ 和 $\widetilde{\boldsymbol{B}}$ 中分别含 r 个和 t 个非零列，故可设

$$\boldsymbol{A}\cong\widetilde{\boldsymbol{A}}=(\tilde{\boldsymbol{a}}_1,\cdots,\tilde{\boldsymbol{a}}_r,0,\cdots,0),\boldsymbol{B}\cong\widetilde{\boldsymbol{B}}=(\tilde{\boldsymbol{b}}_1,\cdots,\tilde{\boldsymbol{b}}_t,0,\cdots,0)$$

从而 $(\boldsymbol{A}|\boldsymbol{B})\cong(\widetilde{\boldsymbol{A}}|\widetilde{\boldsymbol{B}})$。

由于 $(\widetilde{\boldsymbol{A}}|\widetilde{\boldsymbol{B}})$ 中只含 $r+t$ 个非零列，从而 $R(\widetilde{\boldsymbol{A}}|\widetilde{\boldsymbol{B}})\leqslant r+t$，而 $R(\boldsymbol{A}|\boldsymbol{B})=R(\widetilde{\boldsymbol{A}}|\widetilde{\boldsymbol{B}})$，故 $R(\boldsymbol{A}|\boldsymbol{B})\leqslant r+t$，即 $R(\boldsymbol{A}|\boldsymbol{B})\leqslant R(\boldsymbol{A})+R(\boldsymbol{B})$，得证。

7. $R(\boldsymbol{A}+\boldsymbol{B})\leqslant R(\boldsymbol{A})+R(\boldsymbol{B})$

证明 设 $\boldsymbol{A},\boldsymbol{B}$ 为 $m\times n$ 矩阵。

对矩阵 $(\boldsymbol{A}+\boldsymbol{B}|\boldsymbol{B})$ 作初等列变换 $(i)-(n+i),(i=1,\cdots,n)$，得 $(\boldsymbol{A}+\boldsymbol{B}|\boldsymbol{B})\cong(\boldsymbol{A}|\boldsymbol{B})$，从而 $R(\boldsymbol{A}+\boldsymbol{B})\leqslant R(\boldsymbol{A}+\boldsymbol{B}|\boldsymbol{B})=R(\boldsymbol{A}|\boldsymbol{B})\leqslant R(\boldsymbol{A})+R(\boldsymbol{B})$，得证。

8. 若 $\boldsymbol{A}$ 为 $s\times n$ 型矩阵，$\boldsymbol{B}$ 为 $n\times t$ 型矩阵，那么

$$R(\boldsymbol{A})+R(\boldsymbol{B})-n\leqslant R(\boldsymbol{AB})\leqslant\min\{R(\boldsymbol{A}),R(\boldsymbol{B})\}$$

证明 先证右端的不等式，由

$$(A,O)\begin{pmatrix}E_n & B\\ O & E_t\end{pmatrix}=(A,AB)$$

及定理 2-7 的推论，得

$$R(A)=R(A,O)=R(A,AB)\geqslant R(AB)$$

由性质 3 及上式又可得

$$R(AB)=R((AB)^T)=R(B^TA^T)\leqslant R(B^T)=R(B)$$

故 $R(\boldsymbol{AB})\leqslant\min\{R(\boldsymbol{A}),R(\boldsymbol{B})\}$

再证左端的不等式。设 $R(A)=r$，$\boldsymbol{D}$ 为 $\boldsymbol{A}$ 的标准形。

可知存在 s 阶可逆阵 P 与 n 阶可逆阵 Q，使

$$PAQ=D$$

由定理 2-7 的推论有

$$R(AB)=R(PAB)=R(DQ^{-1}B)$$

$Q^{-1}B$ 是 $n\times t$ 矩阵，设 $Q^{-1}B=\begin{pmatrix}B_1\\ B_2\end{pmatrix}$，其中 B_1 是 $r\times t$ 矩阵，B_2 是 $(n-r)\times t$ 矩阵。

由性质 6，有

$$R(Q^{-1}B)\leqslant R(B_1)+R(B_2)$$

又 $DQ^{-1}B=\begin{pmatrix}E_r & 0\\ 0 & 0\end{pmatrix}\begin{pmatrix}B_1\\ B_2\end{pmatrix}=\begin{pmatrix}B_1\\ 0\end{pmatrix}$，所以 $R(B_1)=R(DQ^{-1}B)=R(AB)$。

由性质 6，有 $R(Q^{-1}B)=R(B)$，则

$$R(B)\leqslant R(AB)+R(B_2)$$

而 $R(B_2)\leqslant n-r$，

$$R(B)\leqslant R(AB)+(n-r)$$

故 $R(B)\leqslant R(AB)+n-R(A)$

即 $R(A)+R(B)-n\leqslant R(AB)$

例 2-25 设 n 阶矩阵 $\boldsymbol{A}$ 满足 $A^2=A$，E 为 n 阶单位矩阵，证明

$$R(A)+R(A-E)=n$$

证明 因为 $A(A-E)=A^2-A=A-A=O$，所以 $R(A)+R(A-E)\leqslant n$

又 $R(A-E)=R(E-A)$，可知

$$R(A)+R(A-E)=R(A)+R(E-A)\geqslant R(A+E-A)=R(E)=n$$

由此 $R(A)+R(A-E)=n$。

练习

1.判断对错。

(1)矩阵 A 中增加一列，则其秩至多增加 1。 ( )

(2)在秩为 r 的矩阵中，只有一个 r 阶非零子式。 ( )

(3)矩阵 A 中减少一行，则其秩必减少 1。 ( )

(4)在秩为 r 的矩阵中，没有等于 0 的 $r-1$ 阶子式。 ( )

2.判断下列矩阵是满秩矩阵还是降秩矩阵。

(1)$\begin{pmatrix}1&0&2\\0&1&-1\\2&-1&-1\end{pmatrix}$ (2)$\begin{pmatrix}2&4&0\\-1&0&-3\\2&2&3\end{pmatrix}$

3.求下列矩阵的秩，并求一个最高阶非零子式。

(1)$\begin{pmatrix}3&2&-1&-3&-1\\2&-1&3&1&-3\\7&0&5&-1&-8\end{pmatrix}$ (2)$\begin{pmatrix}1&-1&3&-4&3\\3&-3&5&-4&1\\2&-2&3&-2&0\\3&-3&4&-2&-1\end{pmatrix}$

(3)$\begin{pmatrix}1&-1&2&1&0\\2&-2&4&-2&0\\3&0&6&-1&1\\0&3&0&0&1\end{pmatrix}$

4.已知矩阵 $A=\begin{pmatrix}k&1&1&1\\1&k&1&1\\1&1&k&1\\1&1&1&k\end{pmatrix}$，且 $R(A)=3$，求 k。

5.设 $\boldsymbol{A}$ 为 $n(n\geqslant 2)$ 阶矩阵，$\boldsymbol{A}^*$ 为 $\boldsymbol{A}$ 的伴随矩阵。证明

$$R(A^*)=\begin{cases}n & 当\ R(A)=n\\ 1 & 当\ R(A)=n-1\\ 0 & 当\ R(A)\leqslant n-2\end{cases}$$

习题二

1.选择题

(1)设 A,B 为 n 阶矩阵，记 $R(X)$ 为矩阵 X 的秩，(X,Y) 表示分块矩阵，则(　　)

A.$R(A,AB)=R(A)$　　B.$R(A,BA)=R(A)$

C.$R(A,B)=\max\{R(A),R(B)\}$　　D.$R(A,B)=R(A^T,B^T)$

(2)设 $A=(a_{ij})$ 是三阶矩阵，P 是三阶可逆矩阵，且 $P^{-1}AP=\begin{pmatrix}1&0&0\\0&1&0\\0&0&2\end{pmatrix}$，若 $P=(\alpha_1,\alpha_2,\alpha_3)$，$Q=(\alpha_1+\alpha_2,\alpha_2,\alpha_3)$，则 $Q^{-1}AQ=$(　　)

A.$\begin{pmatrix}1&0&0\\0&2&0\\0&0&1\end{pmatrix}$　　B.$\begin{pmatrix}1&0&0\\0&1&0\\0&0&2\end{pmatrix}$　　C.$\begin{pmatrix}2&0&0\\0&1&0\\0&0&2\end{pmatrix}$　　D.$\begin{pmatrix}2&0&0\\0&2&0\\0&0&1\end{pmatrix}$

(3)设 A、B 为二阶矩阵，A^*、B^* 分别为 A、B 的伴随矩阵，若 $|A|=2$，$|B|=3$，则分块矩阵 $\begin{pmatrix}O&A\\B&O\end{pmatrix}$ 的伴随矩阵为(　　)

A.$\begin{pmatrix}O&3B^*\\2A^*&O\end{pmatrix}$　　B.$\begin{pmatrix}O&2B^*\\3A^*&O\end{pmatrix}$　　C.$\begin{pmatrix}O&3A^*\\2B^*&O\end{pmatrix}$　　D.$\begin{pmatrix}O&2A^*\\3B^*&O\end{pmatrix}$

2.填空题

(1)设 $A=(a_{ij})$ 是三阶非零矩阵，$|A|$ 为 A 的行列式，A_{ij} 为 a_{ij} 的代数余子式，若 $a_{ij}+A_{ij}=0(i,j=1,2,3)$，则 $|A|=$__________。

(2)设 A、B 为三阶矩阵，且 $|A|=3$，$|B|=2$，$|A^{-1}+B|=2$，$|A+B^{-1}|=$__________。

(3)设矩阵 $A=\begin{pmatrix}0&1&0&0\\0&0&1&0\\0&0&0&1\\0&0&0&0\end{pmatrix}$，则 A^3 的秩为__________。

(4)设矩阵 $A=\begin{pmatrix}2&1\\-1&2\end{pmatrix}$，$E$ 为二阶单位矩阵，矩阵 B 满足 $BA=B+2E$，则 $|B|=$______。

(5)设 A 为三阶矩阵，交换 A 的第二行和第三行，再将第二列的 -1 倍加到第一列，得到的矩阵 $\begin{pmatrix}-2&1&-1\\1&-1&0\\-1&0&0\end{pmatrix}$，则 $A^{-1}=$__________。

3.设矩阵 $A=\begin{pmatrix} a & 1 & 0 \\ 1 & a & -1 \\ 0 & 1 & a \end{pmatrix}$,且 $A^3=O$

(1)求 a 的值。

(2)若矩阵 X 满足 $X-XA^2-AX+AXA^2=E$,其中 E 为三阶单位矩阵,求 X。

扫一扫,知答案

第三章 线性方程组

【学习内容】

1.线性方程组的求解。

2.向量组的线性组合和线性相关性。

3.向量空间的性质。

4.线性方程组解的结构。

【学习要求】

1.掌握:消元法;极大无关组的求解;线性相关性的判断;基与维数的求解;线性方程组解的结构。

2.熟悉:向量空间的性质;矩阵与向量组秩的关系;解空间与解向量的性质。

3.了解:线性方程组的应用。

高光谱图像由搭载在不同空间平台上的成像光谱仪,在电磁波谱的紫外、可见光、近红外和中红外区域,以数十至数百个连续且细分的光谱波段对目标区域同时成像得到。由于成像设备限制和环境因素等的影响,高光谱图像中的每个像素是不同典型的光谱特征的线性组合,其数学模型可以写为

$$b=(a_1,a_2,\cdots,a_n)\begin{pmatrix}x_1\\x_2\\\vdots\\x_n\end{pmatrix}$$

其中,$b\in R^m$ 表示高光谱图像中的一个像素(也称为混合像元),$a_i\in R^m$ 表示一个端元的光谱特征,$x_i\in R$ 则代表端元 $a_i(i=1,2,\cdots,n)$ 所占比例。令 $A=(a_1,a_2,\cdots,a_n)$,$X=(x_1,x_2,\cdots,x_n)^T$。若已知像素 b 和光谱矩阵 A,计算成分向量 X 就是求解线性方程组 $b=AX$,通常称为高光谱图像解混。在实际应用中,通常 $m\neq n$。特别地,在稀疏解混中一般假设 $m<n$。试问,当 $m<n$ 时,上述方程组有解吗?如果有解,有多少解?又如何求出其全部解?

线性方程组是线性代数的核心,本章将借助线性方程组简单而具体地介绍线性代数的核心概念,深入理解它们有助于感受线性代数的力与美。

第一节 消元法

一、引例

$$\begin{cases}2x_1+2x_2-x_3=6\\x_1-2x_2+4x_3=3\\5x_1+7x_2+x_3=28\end{cases}$$

解 为观察消元过程,将消元过程中每个步骤的方程组与其对应的矩阵一并列出。

$$\begin{cases}2x_1+2x_2-x_3=6\\x_1-2x_2+4x_3=3\\5x_1+7x_2+x_3=28\end{cases}(1)\leftrightarrow\begin{pmatrix}2&2&-1&6\\1&-2&4&3\\5&7&1&28\end{pmatrix}(1)$$

$$\rightarrow\begin{cases}2x_1+2x_2-x_3=6\\-3x_2+\dfrac{9}{2}x_3=0\\2x_2+\dfrac{7}{2}x_3=13\end{cases}(2)\leftrightarrow\begin{pmatrix}2&2&-1&6\\0&-3&\dfrac{9}{2}&0\\0&2&\dfrac{7}{2}&13\end{pmatrix}(2)$$

$$\rightarrow\begin{cases}2x_1+2x_2-x_3=6\\-3x_2+\dfrac{9}{2}x_3=0\\\dfrac{13}{2}x_3=13\end{cases}(3)\leftrightarrow\begin{pmatrix}2&2&-1&6\\0&-3&\dfrac{9}{2}&0\\0&0&\dfrac{13}{2}&13\end{pmatrix}(3)$$

$$\rightarrow\begin{cases}2x_1+2x_2-x_3=6\\-3x_2+\dfrac{9}{2}x_3=0\\x_3=2\end{cases}(4)\leftrightarrow\begin{pmatrix}2&2&-1&6\\0&-3&\dfrac{9}{2}&0\\0&0&1&2\end{pmatrix}(4)$$

从最后一个方程得到 $x_3=2$,将其代入第二个方程可得到 $x_2=3$,再将 $x_3=2$ 与 $x_2=3$ 一起代入第一个方程得到 $x_1=1$。因此,所求方程组的解为

$$x_1=1,x_2=3,x_3=2$$

通常把过程(1)到(4)称为消元过程,矩阵(4)是行阶梯形矩阵,与之对应的方程组(4)则称为行阶梯形方程组。

从上述过程可以发现,用消元法求解线性方程组实际上就是对方程组反复实施以下三种变换。

第一:交换其中两个方程组的位置。

第二:用一个非零实数乘以方程组的两边。

第三:将一个方程组的倍数加到另一个方程组上。

这三种变换恰好对应着矩阵的初等变换,消元法的目的就是利用线性方程组的初等

变换将原方程组转化为阶梯形方程组。

为了进一步求出方程组的解，在(4)的基础上，继续使用线性方程组的初等行变换，将行阶梯形方程组转化为行最简形方程组。

$$\rightarrow\begin{cases}2x_1+2x_2-x_3=6\\-3x_2+\dfrac{9}{2}x^3=0\\x_3=2\end{cases}(4)\leftrightarrow\begin{pmatrix}2&2&-1&6\\0&-3&\dfrac{9}{2}&0\\0&0&1&2\end{pmatrix}(4)$$

$$\rightarrow\begin{cases}2x_1+2x_2=8\\-3x_2=-9\\x_3=2\end{cases}(5)\leftrightarrow\begin{pmatrix}2&2&0&8\\0&-3&0&-9\\0&0&1&2\end{pmatrix}(5)$$

$$\rightarrow\begin{cases}2x_1+2x_2=8\\x_2=3\\x_3=2\end{cases}(6)\leftrightarrow\begin{pmatrix}2&2&0&8\\0&-1&0&3\\0&0&1&2\end{pmatrix}(6)$$

$$\rightarrow\begin{cases}2x_1=2\\x_2=3\\x_3=2\end{cases}(7)\leftrightarrow\begin{pmatrix}2&0&0&2\\0&1&0&3\\0&0&1&2\end{pmatrix}(7)$$

$$\rightarrow\begin{cases}x_1=1\\x_2=3\\x_3=2\end{cases}(8)\leftrightarrow\begin{pmatrix}1&0&0&1\\0&1&0&3\\0&0&1&2\end{pmatrix}(8)$$

由方程组(8)可得方程组的解为 $x_1=1,x_2=3,x_3=2$，从(5)到(8)称为回代过程。

从引例中不难看出，求解一个线性方程组，实际上就是对这个线性方程组的系数和常数项所构成的矩阵进行初等行变换。那么，对于一般的线性方程组来说，是否也具有同样的结论呢？下面以一般线性方程组求解的问题来进行讨论。

二、线性方程组解的判定

设 m 个方程、n 个未知数的线性方程组为

$$\begin{cases}a_{11}x_1+a_{12}x_2+\cdots+a_{1n}x_n=b_1\\a_{21}x_1+a_{22}x_2+\cdots+a_{2n}x_n=b_2\\\cdots\cdots\cdots\cdots\cdots\cdots\\a_{m1}x_1+a_{m2}x_2+\cdots+a_{mn}x_n=b_m\end{cases}\tag{3-1}$$

基本问题是要弄清楚如式(3-1)所示的线性方程组什么时候有解，什么时候无解；有解时有多少个解，如何求出解。

定理 3-1 设 m 个方程、n 个未知数的线性方程组如式(3-1)所示，记 $\boldsymbol{A}$ 是这个线性方程组的系数矩阵，$\overline{\boldsymbol{A}}$ 是增广矩阵，则有如下结论。

1.若 $\boldsymbol{A}$ 与 $\overline{\boldsymbol{A}}$ 的秩相等且等于 n，即

$$R(\boldsymbol{A})=R(\overline{\boldsymbol{A}})=n$$

则该线性方程组有且只有唯一一组解。

2.若 $\boldsymbol{A}$ 与 $\overline{\boldsymbol{A}}$ 的秩相等但小于 n,即

$$R(\boldsymbol{A})=R(\overline{\boldsymbol{A}})<n$$

则该线性方程组有解且有无穷多组解。

3.若 $\boldsymbol{A}$ 与 $\overline{\boldsymbol{A}}$ 的秩不相等,即

$$R(\boldsymbol{A})<R(\overline{\boldsymbol{A}})$$

则该线性方程组无解。

由定理 3-1 容易得出线性方程组理论中两个基本的定理。

定理 3-2 线性方程组 $\boldsymbol{AX}=\boldsymbol{b}$ 有解的充分必要条件是 $R(\boldsymbol{A})=R(\overline{\boldsymbol{A}})$。

定理 3-3 n 元齐次线性方程组 $\boldsymbol{AX}=\boldsymbol{0}$ 有非零解的充分必要条件是 $R(\boldsymbol{A})<n$。

显然,定理 3-2 就是定理 3-1 的(1)(2),而定理 3-3 则是定理 3-1 的特殊情形。

从以上的讨论中可以看出,利用第二章矩阵的初等行变换,将线性方程组的增广矩阵 $\overline{\boldsymbol{A}}$ 化成行阶梯形矩阵后,求出系数矩阵 A 和增广矩阵 $\overline{\boldsymbol{A}}$ 的秩,通过上述定理判断出这个线性方程组的解的情形。

例 3-1 求解齐次线性方程组

$$\begin{cases}x_1+2x_2+2x_3+x_4=0\\2x_1+x_2-2x_3-2x_4=0\\x_1-x_2-4x_3-3x_4=0\end{cases}$$

解 对系数矩阵实施初等行变换

$$A=\begin{pmatrix}1&2&2&1\\2&1&-2&-2\\1&-1&-4&-3\end{pmatrix}\xrightarrow[r_3-r_1]{r_2-2r_1}\begin{pmatrix}1&2&2&1\\0&-3&-6&-4\\0&-3&-6&-4\end{pmatrix}$$

$$\xrightarrow[r_2/(-3)]{r_3-r_2}\begin{pmatrix}1&2&2&1\\0&1&2&\frac{4}{3}\\0&0&0&0\end{pmatrix}\xrightarrow{r_1-2r_2}\begin{pmatrix}1&0&-2&-\frac{5}{3}\\0&1&2&\frac{4}{3}\\0&0&0&0\end{pmatrix}$$

即得与原方程组同解的方程组

$$\begin{cases}x_1-2x_2-\frac{5}{3}x_4=0\\x_2+2x_3+\frac{4}{3}x_4=0\end{cases}$$

即

$$\begin{cases} x_1=2x_3+\dfrac{5}{3}x_4 \\ x_2=-2x_3-\dfrac{4}{3}x_4 \end{cases} \quad (x_3、x_4\text{ 可取任意值})$$

令 $x_3=c_1,x_4=c_2$，将其写成向量形式为

$$\begin{pmatrix} x_1 \\ x_2 \\ x_3 \\ x_4 \end{pmatrix}=c_1\begin{pmatrix} 2 \\ -2 \\ 1 \\ 0 \end{pmatrix}+c_2\begin{pmatrix} \dfrac{5}{3} \\ -\dfrac{4}{3} \\ 0 \\ 1 \end{pmatrix} \quad (c_1、c_2\text{ 为任意实数})$$

即方程的全部解。如本例中，x_3、x_4 这样可取任意实数的未知量称为自由未知量。当 $R(\boldsymbol{A})=R(\overline{\boldsymbol{A}})<n$ 时，$\overline{\boldsymbol{A}}$ 的行阶梯矩阵中含有 $R(\boldsymbol{A})$ 个非零行，把这 $R(\boldsymbol{A})$ 行的第一个非零元阶对应的未知量作为非自由未知量，其余 $n-R(\boldsymbol{A})$ 个未知量作为自由未知量。

例 3-2 判断齐次线性方程组解的情况。

$$\begin{cases} x_1+2x_2-x_3+3x_5=0 \\ 2x_1-x_2+x_4-x_5=0 \\ 3x_1+x_2-x_3+x_4+2x_5=0 \\ -5x_2+2x_3+x_4-7x_5=0 \end{cases}$$

解 对系数矩阵 $\boldsymbol{A}$ 做初等行变换，得到

$$\boldsymbol{A}=\begin{pmatrix} 1 & 2 & -1 & 0 & 3 \\ 2 & -1 & 0 & 1 & -1 \\ 3 & 1 & -1 & 1 & 2 \\ 0 & -5 & 2 & 1 & -7 \end{pmatrix}\rightarrow\begin{pmatrix} 1 & 2 & -1 & 0 & 3 \\ 0 & -5 & 2 & 1 & -7 \\ 0 & 0 & 0 & 0 & 0 \\ 0 & 0 & 0 & 0 & 0 \end{pmatrix}$$

由于 $R(\boldsymbol{A})=2<5=n$，齐次线性方程组 $\boldsymbol{AX}=0$ 有非零解。

例 3-3 解线性方程组

$$\begin{cases} x_1+5x_2-x_3-x_4=-1 \\ x_1-2x_2+x_3+3x_4=3 \\ 3x_1+8x_2-x_3+x_4=1 \\ x_1-9x_2+3x_3+7x_4=7 \end{cases}$$

解 对增广矩阵 $(A\quad b)$ 施行初等行变换

$$(A\quad b)=\begin{pmatrix} 1 & 5 & -1 & -1 & -1 \\ 1 & -2 & 1 & 3 & 3 \\ 3 & 8 & -1 & 1 & 1 \\ 1 & -9 & 3 & 7 & 7 \end{pmatrix}\rightarrow\begin{pmatrix} 1 & 5 & -1 & -1 & -1 \\ 0 & -7 & 2 & 4 & 4 \\ 0 & -7 & 2 & 4 & 4 \\ 0 & -14 & 4 & 8 & 8 \end{pmatrix}$$

$$\to\begin{pmatrix}1&5&-1&-1&-1\\0&-7&2&4&4\\0&0&0&0&0\\0&0&0&0&0\end{pmatrix}\to\begin{pmatrix}1&5&-1&-1&-1\\0&-1&-\frac{2}{7}&-\frac{4}{7}&-\frac{4}{7}\\0&0&0&0&0\\0&0&0&0&0\end{pmatrix}$$

因为 $R(A\quad b)=R(A)=2<4$

故方程组有无数多个解,利用上面一个矩阵进行回代得到

$$(A\quad b)\to\begin{pmatrix}1&0&\frac{3}{7}&\frac{13}{7}&\frac{13}{7}\\0&-1&-\frac{2}{7}&-\frac{4}{7}&-\frac{4}{7}\\0&0&0&0&0\\0&0&0&0&0\end{pmatrix}$$

该矩阵对应方程组为 $\begin{cases}x_1=\frac{13}{7}-\frac{3}{7}x_3-\frac{13}{7}x_4\\x_2=-\frac{4}{7}+\frac{2}{7}x_3+\frac{4}{7}x_4\end{cases}$

取 $x_3=c_1,x_4=c_2$(其中 c_1、c_2 为任意常数),则方程组的全部解为

$$\begin{cases}x_1=\frac{13}{7}-\frac{3}{7}c_1-\frac{13}{7}c_2\\x_2=-\frac{4}{7}+\frac{2}{7}c_1+\frac{4}{7}c_2\\x_3=c_1\\x_4=c_2\end{cases}$$

例 3-4 讨论线性方程组

$$\begin{cases}x_1+x_2+2x_3+3x_4=1\\x_1+3x_2+6x_3+x_4=3\\3x_1-x_2-px_3+15x_4=3\\x_1-5x_2-10x_3+12x_4=t\end{cases}$$

当 p、t 取何值时,方程组无解?有唯一解?有无穷多解?在方程组有无穷多解的情况下,求出全部解。

解 $$\overline{A}=\begin{pmatrix}1&1&2&3&1\\1&3&6&1&3\\3&-1&-p&15&3\\1&-5&-10&12&t\end{pmatrix}\to\begin{pmatrix}1&1&2&3&1\\0&2&4&-2&2\\0&-4&-p-6&6&0\\0&-6&-12&9&t-1\end{pmatrix}$$

$$\rightarrow\begin{pmatrix}1&1&2&3&1\\0&1&2&-1&1\\0&0&-p+2&2&4\\0&0&0&3&t+5\end{pmatrix}$$

(1)当 $p\neq2$ 时,$R(A)=R(\overline{A})=4$,方程组有唯一解。

(2)当 $p=2$ 时,有

$$\overline{A}=\rightarrow\begin{pmatrix}1&1&2&3&1\\0&1&2&-1&1\\0&0&0&2&4\\0&0&0&3&t+5\end{pmatrix}\rightarrow\begin{pmatrix}1&1&2&3&1\\0&1&2&-1&1\\0&0&0&1&2\\0&0&0&0&t-1\end{pmatrix}$$

当 $t\neq1$ 时,$R(A)=3<R(\overline{A})=4$ 方程组无解。

当 $t=1$ 时,$R(A)=R(\overline{A})=3$ 方程组有无穷多解。

$$\overline{A}=\rightarrow\begin{pmatrix}1&1&2&3&1\\0&1&2&-1&1\\0&0&0&1&2\\0&0&0&0&t-1\end{pmatrix}\rightarrow\begin{pmatrix}1&1&2&3&1\\0&1&2&-1&1\\0&0&0&1&2\\0&0&0&0&0\end{pmatrix}$$

$$\rightarrow\begin{pmatrix}1&0&0&0&8\\0&1&2&0&3\\0&0&0&1&2\\0&0&0&0&0\end{pmatrix}$$

从而有

$$\begin{cases}x_1 & =-8\\ x_2+2x_3 & =3\\ x_4 & =2\end{cases}$$

令 $x_3=c$,则原方程组的全部解为

$$\begin{pmatrix}x_1\\x_2\\x_3\\x_4\end{pmatrix}=c\begin{pmatrix}0\\-2\\1\\0\end{pmatrix}+\begin{pmatrix}-8\\3\\0\\2\end{pmatrix}(c\text{ 为任意实数})$$

练习

1.用消元法解下列齐次线性方程组。

(1)$\begin{cases}x_1+2x_2-x_3=0\\2x_1+4x_2+7x_3=0\end{cases}$

(2)$\begin{cases}x_1+2x_2-3x_3=0\\2x_1+5x_2+2x_3=0\\3x_1-x_2-4x_3=0\end{cases}$

(3) $\begin{cases} x_1+x_2+2x_3-x_4=0 \\ 2x_1+x_2+x_3-x_4=0 \\ 2x_1+2x_2+x_3+2x_4=0 \end{cases}$ (4) $\begin{cases} x_1+2x_2+x_3-x_4=0 \\ 3x_1+6x_2-x_3-3x_4=0 \\ 5x_1+10x_2+x_3-5x_4=0 \end{cases}$

2.讨论下列线性方程组的解,如有解,请判断是唯一解还是无穷多组解。

(1) $\begin{cases} x_1+3x_2+5x_3-4x_4=1 \\ x_1+3x_2+2x_3-2x_4+x_5=-1 \\ x_1-2x_2+x_3-x_4-x_5=3 \\ x_1-4x_2+x_3+x_4-x_5=3 \end{cases}$ (2) $\begin{cases} x_1+2x_2-3x_3+4x_4=0 \\ 2x_1-3x_2+x_3=0 \\ x_1+9x_2-10x_3+12x_4=11 \end{cases}$

3. λ 取何值时,下面的非齐次线性方程组有唯一解?无解?有无穷多个解?

$$\begin{cases} \lambda x_1 + x_2 + x_3 = 1 \\ x_1 + \lambda x_2 + x_3 = \lambda \\ x_1 + x_2 + \lambda x_3 = \lambda^2 \end{cases}$$

第二节 向量组的线性组合

一、n 维向量及其线性运算

在平面直角坐标系中,原点可以用坐标表示成(0,0),对于坐标系中任意一点可将其表示为 $\boldsymbol{\alpha}=(a_1,a_2)$,其中,$a_1$、$a_2$ 都是实数。若将二维行向量 $\boldsymbol{\alpha}$ 进行推广,对于任一正整数 n,定义 n 维向量。

定义 3-1 n 个有次序的数 $a_1,a_2,\cdots,a_n$ 所组成的数组称为 n 维向量,这 n 个数称为该向量的 n 个分量,第 i 个数 a_i 称为第 i 个分量。

例如,(1,2,4,8,9)是五维向量,其第三个分量为4。

分量全为0的向量称为零向量,记作 $\mathbf{0}$,即 $\mathbf{0}=(0,0,\cdots,0)$。

向量 $(-a_1,-a_2,\cdots,-a_n)$ 称为向量 $\alpha=(a_1,a_2,\cdots,a_n)$ 的负向量,记作 $-\alpha$。若 $\alpha=(a_1,a_2,\cdots,a_n)$ 和 $\beta=(b_1,b_2,\cdots,b_n)$ 的每个分量对应相等,即 $a_i=b_i(i=1,2,\cdots,n)$,则称向量 α 与 β 相等,记作 $\alpha=\beta$。

分量全为实数的向量称为实向量,分量为复数的向量称为复向量。本教材讨论实向量,并用粗体希腊字母 $\boldsymbol{\alpha}$、$\boldsymbol{\beta}$、$\boldsymbol{\gamma}$ 等表示向量。

n 维向量可写成一行,也可写成一列,按第二章的规定,分别称为行向量和列向量,也就是行矩阵和列矩阵,并规定行向量和列向量都按矩阵的运算法则进行运算。

注:在解析几何中,把"既有大小又有方向的量"称为向量,并把可随意平行移动的有向线段作为向量的几何形象。引入坐标系后,又定义了向量的坐标表示式(三个有序实数),此即上面定义的三维向量。因此,当 $n\leqslant 3$ 时,n 维向量可以把有向线段作为其几何形象,当 $n>3$ 时,n 维向量没有直观的几何形象。

若干个同维数的列向量(或行向量)所组成的集合称为向量组。

例如,由一个 $m \times n$ 矩阵

$$A = \begin{pmatrix} a_{11} & a_{12} & a_{1n} \\ a_{21} & a_{22} & a_{2n} \\ \cdots & \cdots & \cdots \\ a_{m1} & a_{m2} & a_{mn} \end{pmatrix} \text{的每一列}$$

$$\alpha = \begin{pmatrix} a_{1j} \\ a_{2j} \\ \cdots \\ a_{mj} \end{pmatrix} (j = 1,2,\cdots,n)$$

组成的向量组 $\alpha_1,\alpha_2,\cdots,\alpha_n$ 称为矩阵 A 的列向量组,而由矩阵 A 的每一行 $\beta=(\alpha_{i1},\alpha_{i2},\cdots,\alpha_{in})(i=1,2,\cdots,n)$ 组成的向量组 $\beta_1,\beta_2,\cdots,\beta_m$ 称为矩阵 A 的行向量组。

根据上述讨论,矩阵 A 可记为

$$A = (\alpha_1,\alpha_2,\cdots,\alpha_n) \text{ 或 } A = \begin{pmatrix} \beta_1 \\ \beta_2 \\ \cdots \\ \beta_m \end{pmatrix}$$

这样,矩阵 A 就与其列向量组或行向量组之间建立了一一对应关系。

定义 3-2 两个 n 维向量 $\alpha=(a_1,a_2,\cdots,a_n)^T$ 与 $\beta=(b_1,b_2,\cdots,b_n)^T$ 的各对应分量之和组成的向量称为向量 α 与 β 的和,记为 $\alpha+\beta$,即 $\alpha+\beta=(a_1+b_1,a_2+b_2,\cdots,a_n+b_n)^T$,由加法和负向量的定义可定义向量的减法。

$$\alpha - \beta = \alpha + (-\beta) = (a_1 - b_1, a_2 - b_2, \cdots, a_n - b_n)^T$$

定义 3-3 n 维向量 $\alpha=(a_1,a_2,\cdots,a_n)^T$ 的各个分量都乘以实数 k 所组成的向量,称为数与向量 α 的乘积(又简称为数乘),记为 $k\alpha$,即 $k\alpha=(ka_1,ka_2,\cdots,ka_n)^T$。向量的加法和数乘运算统称为向量的线性运算。

注:向量的线性运算与行(列)矩阵的运算规律相同,从而也满足下列运算规律(其中 $\alpha,\beta,\gamma \in R^n,k,1 \in R$)。

1.$\alpha+\beta=\beta+\alpha$

2.$(\alpha+\beta)+\gamma=\alpha+(\beta+\gamma)$

3.$\alpha+0=\alpha$

4.$\alpha+(-\alpha)=0$

5.$1\alpha=\alpha$

6.$k(1\alpha)=(k1)\alpha$

7.$k(\alpha+\beta)=k\alpha+k\beta$

8.$(k+1)\alpha=k\alpha+1\alpha$

例 3-5 设 $\alpha=(2,0,-1,3)^T,\beta=(1,7,4,-2)^T,\gamma=(0,1,0,1)^T$

(1)求 $2\alpha+\beta-3\gamma$

(2)若有 x,满足 $3\alpha-\beta+5\gamma+2x=0$,求 x

解 (1) $2\alpha+\beta-3\gamma=2(2,0,-1,3)^T+(1,7,4,-2)^T-3(0,1,0,1)^T=(5,4,2,1)^T$

(2)由 $3\alpha-\beta+5\gamma+2x=0$ 得

$$x=\frac{1}{2}(-3\alpha+\beta-5\gamma)$$

$$=\frac{1}{2}[-3(2,0,-1,3)^T+(1,7,4,-2)^T-5(0,1,0,1)^T]$$

$$=\left(-\frac{5}{2},1,\frac{7}{2},-8\right)^T$$

二、向量组的线性组合

考察线性方程组

$$\begin{cases}a_{11}x_1+a_{12}x_2+\cdots+a_{1n}x_n=b_1\\a_{21}x_1+a_{22}x_2+\cdots+a_{2n}x_n=b_2\\\cdots\cdots\cdots\cdots\cdots\cdots\cdots\cdots\cdots\cdots\\a_{m1}x_1+a_{m2}x_2+\cdots+a_{mn}x_n=b_m\end{cases}$$

令

$$\beta=\begin{pmatrix}b_1\\b_2\\\cdots\\b_m\end{pmatrix},\alpha_1=\begin{pmatrix}a_{11}\\a_{21}\\\cdots\\a_{m1}\end{pmatrix},\alpha_2=\begin{pmatrix}a_{12}\\a_{22}\\\cdots\\a_{m2}\end{pmatrix},\cdots,\alpha_n=\begin{pmatrix}a_{1n}\\a_{2n}\\\cdots\\a_{mn}\end{pmatrix}$$

则线性方程组(3-1)可以表示为如下向量形式。

$$\alpha_1x_1+\alpha_2x_2+\cdots+\alpha_nx_n=\beta \tag{3-2}$$

于是,线性方程组(3-1)是否有解,就相当于是否存在一组数 $k_1,k_2,\cdots,k_n$ 使得下列线性关系式成立:$\beta=k_1\alpha_1+k_2\alpha_2+\cdots+k_n\alpha_n$。

例如,线性方程组 $\begin{cases}x_1+2x_2+x_3=-0.5\\x_2-x_3=-1.5\\x_1+2x_2=-1\end{cases}$ 的向量形式为 $\beta=k_1\alpha_1+k_2\alpha_2+k_3\alpha_3$

其中,

$$\alpha_1=\begin{pmatrix}1\\0\\1\end{pmatrix},\alpha_2=\begin{pmatrix}2\\1\\2\end{pmatrix},\alpha_3=\begin{pmatrix}1\\-1\\0\end{pmatrix},\beta=\begin{pmatrix}-0.5\\-1.5\\-1\end{pmatrix}$$

另外,易求出该方程组的解为(1,-1,0.5),故有

$$\beta=1\times\alpha_1+(-1)\times\alpha_2+0.5\times\alpha_3$$

在探讨这一问题之前,先介绍几个有关向量组的概念。

定义 3-4 给定向量组 $A:\alpha_1,\alpha_2,\cdots,\alpha_s$,对于任何一组实数 $k_1,k_2,\cdots,k_s$,表达式 $k_1\alpha_1+$

$k_2\alpha_2+\cdots+k_s\alpha_s$ 称为向量组 A 的一个线性组合，$k_1,k_2,\cdots,k_s$ 称为这个线性组合的系数，也称为该线性组合的权重。

定义 3-5 给定向量组 $A:\alpha_1,\alpha_2,\cdots,\alpha_s$ 和向量 β，若存在一组数 $k_1,k_2,\cdots,k_s$，使 $\beta=k_1\alpha_1+k_2\alpha_2+\cdots+k_s\alpha_s$，则称向量 β 是向量组 A 的线性组合，又称向量 β 能由向量组 A 线性表示（或线性表出）。

例如，设有向量组 $a_1=\begin{pmatrix}1\\0\\1\end{pmatrix},a_2=\begin{pmatrix}2\\3\\1\end{pmatrix},a_3=\begin{pmatrix}-1\\4\\2\end{pmatrix},\beta=\begin{pmatrix}-6\\6\\5\end{pmatrix}$，

易验证有 $\beta=\alpha_1+(-2)\times\alpha_2+3\alpha_3$，即 β 可由向量组 α_1、α_2、α_3 线性表出。

从线性方程组(3-1)的向量形式(3-2)可见，向量 β 能否由向量组 $\alpha_1,\alpha_2,\cdots,\alpha_n$ 线性表示的问题等价于线性方程组 $\alpha_1x_1+\alpha_2x_2+\cdots+\alpha_nx_n=\beta$ 是否有解的问题。于是，可得：

定理 3-4 设向量 $\beta,\alpha_j(j=1,2,\cdots,s)$ 由式(3-2)给出，则向量 β 能由向量组 $\alpha_1,\alpha_2,\cdots,\alpha_n$ 线性表示的充分必要条件是矩阵 $A=(\alpha_1,\alpha_2,\cdots,\alpha_n)$ 与 $\overline{A}=(\alpha_1,\alpha_2,\cdots,\alpha_n,\beta)$ 的秩相等。

例如，列向量组

$$a_1=\begin{pmatrix}10\\26\\22\\32\\8\end{pmatrix},a_2=\begin{pmatrix}28\\78\\66\\94\\24\end{pmatrix},a_3=\begin{pmatrix}-12\\-21\\-18\\-30\\-6\end{pmatrix},a_4=\begin{pmatrix}60\\208\\180\\236\\64\end{pmatrix},a_5=\begin{pmatrix}10\\10\\10\\20\\5\end{pmatrix},\beta=\begin{pmatrix}72\\214\\183\\253\\67\end{pmatrix},$$

由该向量组构成的矩阵

$$\begin{pmatrix}10&28&-12&60&10&72\\26&75&-21&208&10&214\\22&66&-18&180&10&183\\32&94&-30&236&20&253\\8&24&-6&64&5&67\end{pmatrix}\to\begin{pmatrix}1&0&0&0&0&13\\0&2&0&0&0&-5\\0&0&3&0&0&5\\0&0&0&4&0&2\\0&0&0&0&5&1\end{pmatrix}$$

两矩阵秩相等，所以向量 β 可由 $\alpha_1,\alpha_2,\cdots,\alpha_5$ 线性表示，且由上面右侧的矩阵可得线性表示式为

$$\beta=13\alpha_1-\frac{5}{2}\alpha_2+\frac{5}{3}\alpha_3+\frac{1}{2}\alpha_4+\frac{1}{5}\alpha_5$$

例 3-6 任何一个 n 维向量 $a=(a_1,a_2,\cdots,a_n)^T$ 都是 n 维单位向量组 $\varepsilon_1=(1,0,\cdots,0)^T,\varepsilon_2=(0,1,0,\cdots,0)^T,\varepsilon_n=(0,\cdots,0,1)^T$ 的线性组合。

因为 $\alpha=a_1\varepsilon_1+a_2\varepsilon_2+\cdots+a_n\varepsilon_n$

例 3-7 零向量是任何一组向量的线性组合。

因为 $0=0\alpha_1+0\alpha_2+\cdots+0\alpha_n$

例 3-8 向量组 $\alpha_1,\alpha_2,\cdots,\alpha_s$ 中任一向量 $\alpha_j(1\leqslant j\leqslant s)$ 都是此向量组的线性组合。

因为 $\alpha_j=0\cdot\alpha_1+\cdots+1\cdot\alpha_j+\cdots+0\cdot\alpha_s$

例 3-9 判断向量 $\beta=(4,3,-1,11)^T$ 是否为向量组 $\alpha_1=(1,2,-1,5)^T,\alpha_2=(2,-1,1,1)^T$ 的线性组合。若是，写出表示式。

解 设 $\beta=k_1\alpha_1+k_2\alpha_2$，对矩阵 $(\alpha_1\quad\alpha_2\quad\beta)$ 施以初等行变换。

$$\begin{pmatrix}1&2&4\\2&-1&3\\-1&1&-1\\5&1&11\end{pmatrix}\to\begin{pmatrix}1&2&4\\0&-5&-5\\0&3&3\\0&-9&-9\end{pmatrix}\to\begin{pmatrix}1&2&4\\0&1&1\\0&0&0\\0&0&0\end{pmatrix}\to\begin{pmatrix}1&0&2\\0&1&1\\0&0&0\\0&0&0\end{pmatrix}$$

易见，$R(\alpha_1\quad\alpha_2\quad\beta)=R(\alpha_1\quad\alpha_2)=2$

故 β 可由 α_1、α_2 线性表示，且由上面最后一个矩阵可知，取 $k_1=2,k_2=1$ 可使 $\beta=2\alpha_1+\alpha_2$。

三、向量组间的线性表示

定义 3-6 设有两向量组 $A:\alpha_1,\alpha_2,\cdots,\alpha_s;B:\beta_1,\beta_2,\cdots,\beta_t$。若向量组 $\boldsymbol{B}$ 中每一个向量都能由向量组 $\boldsymbol{A}$ 线性表示，则称向量组 $\boldsymbol{B}$ 能由向量组 $\boldsymbol{A}$ 线性表示。若向量组 $\boldsymbol{A}$ 与向量组 $\boldsymbol{B}$ 能相互线性表示，则称这两个向量组等价。

按定义，若向量组 $\boldsymbol{B}$ 能由向量组 $\boldsymbol{A}$ 线性表示，则存在 $k_{1j},k_{2j},\cdots,k_{sj}(j=1,2,\cdots,t)$，使

$$\beta_j=k_{1j}\alpha_1+k_{2j}\alpha_2+k_{sj}\alpha_s=(\alpha_1,\alpha_2,\cdots,\alpha_s)\begin{pmatrix}k_{1j}\\k_{2j}\\\cdots\\k_{sj}\end{pmatrix}$$

故

$$(\beta_1,\beta_2,\cdots,\beta_t)=(\alpha_1,\alpha_2,\cdots,\alpha_s)\begin{pmatrix}k_{11}&k_{12}&\cdots&k_{1t}\\k_{21}&k_{22}&\cdots&k_{2t}\\\cdots&\cdots&\cdots&\cdots\\k_{s1}&k_{s2}&\cdots&k_{st}\end{pmatrix}$$

其中，矩阵 $K_{s\times t}=(k_{ij})_{s\times t}$ 称为这一线性表示的系数矩阵。

例如，设有两向量组

$$A:a_1=\begin{pmatrix}-1\\1\\1\\-1\end{pmatrix},a_2=\begin{pmatrix}4\\-8\\2\\1\end{pmatrix},a_3=\begin{pmatrix}1\\-4\\4\\-1\end{pmatrix},a_4=\begin{pmatrix}-2\\1\\4\\-3\end{pmatrix}$$

$$B:\beta_1=\begin{pmatrix}2\\-10\\11\\-4\end{pmatrix},\beta_2=\begin{pmatrix}4\\-12\\9\\-2\end{pmatrix},\beta_3=\begin{pmatrix}-2\\4\\-1\\0\end{pmatrix},\beta_4=\begin{pmatrix}8\\-14\\1\\4\end{pmatrix},\beta_5=\begin{pmatrix}6\\-6\\-7\\6\end{pmatrix}$$

易验证向量组 $B:\beta_1,\beta_2,\beta_3,\beta_4,\beta_5$ 能由向量组 $A:a_1,a_2,a_3,a_4$ 线性表示，且

$$\beta_1=a_1+a_2+a_3+a_4,\beta_2=-a_1+a_2+a_3+a_4,\beta_3=a_1-a_2+a_3-a_4,$$
$$\beta_4=a_1-a_2-a_4,\beta_5=-a_1+a_2-a_3-a_4$$

于是

$$(\beta_1,\beta_2,\beta_3,\beta_4,\beta_5)=(a_1,a_2,a_3,a_4)\begin{pmatrix}1&-1&1&1&-1\\1&1&-1&-1&1\\1&1&1&0&-1\\1&1&-1&-1&-1\end{pmatrix}$$

上述线性表示的系数矩阵即为

$$\begin{pmatrix}1&-1&1&1&-1\\1&1&-1&-1&1\\1&1&1&0&-1\\1&1&-1&-1&-1\end{pmatrix}$$

引理 若 $C_{s\times n}=A_{s\times t}B_{t\times n}$,则矩阵 $\boldsymbol{C}$ 的列向量组能由矩阵 $\boldsymbol{A}$ 的列向量组线性表示,$\boldsymbol{B}$ 为这一表示的系数矩阵,矩阵 $\boldsymbol{C}$ 的行向量组能由矩阵 $\boldsymbol{B}$ 的行向量组线性表示,$\boldsymbol{A}$ 为这一表示的系数矩阵。

定理 3-5 若向量组 $\boldsymbol{A}$ 可由向量组 $\boldsymbol{B}$ 线性表示,向量组 $\boldsymbol{B}$ 可由向量组 $\boldsymbol{C}$ 线性表示,则向量组 $\boldsymbol{A}$ 可由向量组 $\boldsymbol{C}$ 线性表示。

证明 由定理的条件,存在系数矩阵 $\boldsymbol{M}$、$\boldsymbol{N}$,使得 $\boldsymbol{A}=\boldsymbol{BM}$,$\boldsymbol{B}=\boldsymbol{CN}$,由此得 $\boldsymbol{A}=\boldsymbol{CNM}=\boldsymbol{CK}$,其中 $\boldsymbol{K}=\boldsymbol{NM}$,即向量组 $\boldsymbol{A}$ 可由向量组 $\boldsymbol{C}$ 线性表示。

练习

1.将下列向量中 β 表示为其余向量的线性组合。

$$\beta=(3,5,-6),a_1=(1,0,1),a_2=(1,1,1),a_3=(0,-1,-1)$$

2.设有向量 $a_1=\begin{pmatrix}1+\lambda\\1\\1\end{pmatrix},a_1=\begin{pmatrix}1\\1+\lambda\\1\end{pmatrix},a_1=\begin{pmatrix}1\\1\\1+\lambda\end{pmatrix},a_1=\begin{pmatrix}0\\\lambda\\\lambda^2\end{pmatrix}$,试问当 λ 取何值时,

(1)β 可由 a_1、a_2、a_3 线性表示,且表达式唯一?

(2)β 可由 a_1、a_2、a_3 线性表示,且表达式不唯一?

(3)β 不能由 a_1、a_2、a_3 表示?

3.试决定下列向量中,第一个向量是不是其余向量的线性组合。如果是,则将这个向量用其余向量表示出来。

(1)$(-1,7)$,$(1,-1)$,$(2,4)$

(2)$(4,0)$,$(-1,2)$,$(3,2)$,$(6,4)$

(3)$(6,22)$,$(2,3)$,$(-1,5)$

(4)$(-3,3,7)$,$(1,-1,2)$,$(2,1,0)$,$(-1,2,1)$

(5)$(2,7,13)$,$(1,2,3)$,$(-1,2,4)$,$(1,6,10)$

第三节　向量组的线性相关性

一、线性相关性概念

定义 3-7　设 $\alpha_1,\alpha_2,\cdots,\alpha_m$ 是 m 个 n 维向量。若存在 m 个不全为零的数 $k_1,k_2,\cdots,k_m$,使得

$$k_1\alpha_1+k_2\alpha_2+\cdots+k_m\alpha_m=0$$

则称 $\alpha_1,\alpha_2,\cdots,\alpha_m$ 这 m 个向量线性相关,否则称这 m 个向量线性无关。

向量之间不是线性相关,就是线性无关。所谓线性无关,换句话说就是如果只有当 $k_1=k_2=\cdots=k_m=0$ 时,$k_1\alpha_1+k_2\alpha_2+\cdots+k_m\alpha_m=0$ 才成立,才称 $\alpha_1,\alpha_2,\cdots,\alpha_m$ 线性无关。

例如,向量组 $\begin{pmatrix}1\\0\\1\end{pmatrix},\begin{pmatrix}0\\1\\1\end{pmatrix},\begin{pmatrix}1\\1\\0\end{pmatrix}$ 是线性无关的,因为若 $c_1\begin{pmatrix}1\\0\\1\end{pmatrix}+c_2\begin{pmatrix}0\\1\\1\end{pmatrix}+c_3\begin{pmatrix}1\\1\\0\end{pmatrix}=\begin{pmatrix}0\\0\\0\end{pmatrix}$

即 $\begin{cases}c_1+c_3=0\\c_2+c_3=0\\c_1+c_2=0\end{cases}$,该方程组只有零解,所以 $c_1=0,c_2=0,c_3=0$,从而上述向量组是线性无关的。

由上述定义可见:

1.向量组只含有一个向量 α 时,α 线性无关的充分必要条件是 $a\neq0$。因此,单个零向量 $\mathbf{0}$ 是线性相关的。进一步还可推出,包含零向量的任何向量组都是线性相关的。事实上,对于向量组 $\alpha_1,\alpha_2,\cdots,0,\cdots,\alpha_s$ 恒有 $0\alpha_1+0\alpha_2+\cdots+k0+\cdots+0\alpha_s=0$,其中 k 可以是任何不为零的数,故该向量组线性相关。

2.仅含两个向量的向量组线性相关的充要条件是这两个向量对应成比例。

3.三个向量线性相关的几何意义是这三个向量共面。

例 3-10　判断向量 $\boldsymbol{\alpha}_1=(1,2,-1)$,$\boldsymbol{\alpha}_2=(2,-3,1)$,$\boldsymbol{\alpha}_3=(4,1,-1)$ 是否线性相关。

解　由于存在不全为零的数 2,1,-1,使得 $2\boldsymbol{\alpha}_1+\boldsymbol{\alpha}_2+(-1)\boldsymbol{\alpha}_3=0$。

所以,向量 $\boldsymbol{\alpha}_1$、$\boldsymbol{\alpha}_2$、$\boldsymbol{\alpha}_3$ 线性相关。

例 3-11　判断向量 $\boldsymbol{\alpha}_1=(1,2,-1)$,$\boldsymbol{\alpha}_2=(2,-3,1)$ 是否线性相关。

解　设有 k_1、k_2 两个数,使 $k_1\boldsymbol{\alpha}_1+k_2\boldsymbol{\alpha}_2=0$,即

$$k_1(1,2,-1)+k_2(2,-3,1)=(k_1+2k_2,2k_1-3k_2,-k_1+k_2)=(0,0,0)$$

可以得到方程组

$$\begin{cases}k_1+2k_2=0\\2k_1-3k_2=0\\-k_1+k_2=0\end{cases}$$

于是必有 $k_1=k_2=0$。这就表明,对任何不全为零的两个数 k_1、k_2,都有 $k_1\boldsymbol{\alpha}_1+k_2\boldsymbol{\alpha}_2\neq0$。

所以，向量 $\boldsymbol{\alpha}_1$、$\boldsymbol{\alpha}_2$ 线性无关。

例 3-12 n 维向量组

$$\varepsilon_1=(1,0,\cdots,0)^r,\varepsilon_2=(0,1,\cdots,0)^r,\varepsilon_1=(0,0,\cdots,1)^r$$

称为 n 维单位坐标向量组，讨论其线性相关性。

解 n 维单位坐标向量组构成的矩阵

$$E=(\varepsilon_1,\varepsilon_2,\cdots,\varepsilon_n)=\begin{pmatrix}1&0&\cdots&0\\0&1&\cdots&0\\\cdots&\cdots&&\cdots\\0&0&\cdots&1\end{pmatrix}$$

是 n 阶单位矩阵。

由 $|E|=1\neq0$，知 $R(\boldsymbol{E})=n$，即 $R(\boldsymbol{E})$ 等于向量组中向量的个数，此向量组是线性无关的。

例 3-13 已知

$$\alpha_1=\begin{pmatrix}1\\1\\1\end{pmatrix},\alpha_2=\begin{pmatrix}0\\2\\5\end{pmatrix},\alpha_3=\begin{pmatrix}2\\4\\7\end{pmatrix}$$

试讨论向量组 α_1、α_2、α_3 及向量组 α_1、α_2 的线性相关性。

解 对矩阵 $A=(\alpha_1,\alpha_2,\alpha_3)$ 施行初等行变换，将其化为行阶梯形矩阵，即可同时看出矩阵 $\boldsymbol{A}$ 及 $B=(\alpha_1,\alpha_2)$ 的秩，利用定理即可得出结论。

$$(\alpha_1,\alpha_2,\alpha_3)=\begin{pmatrix}1&0&2\\1&2&4\\1&5&7\end{pmatrix}\xrightarrow[r_3-r_1]{r_2-r_1}\begin{pmatrix}1&0&2\\0&0&2\\0&5&5\end{pmatrix}\xrightarrow{r_3-\frac{5}{2}r_2}\begin{pmatrix}1&0&2\\0&2&2\\0&0&0\end{pmatrix}$$

可见 $\mathrm{R}(\boldsymbol{A})=2$，$\mathrm{R}(\boldsymbol{B})=2$。

故向量组 α_1、α_2、α_3 线性相关，向量组 α_1、α_2 线性无关。

二、线性相关性的判定

定理 3-6 设 $\alpha_1,\alpha_2,\cdots,\alpha_m$ 为 n 维向量组，则这 m 个向量线性相关的充分必要条件是其中至少有一个向量可以用其余向量线性表示。

证明 充分性。假定 $\alpha_1,\alpha_2,\cdots,\alpha_m$ 中有一个向量，不妨设为 $\boldsymbol{\alpha}_m$，能由其余向量线性表示，即

$\alpha_m=k_1\alpha_1+k_2\alpha_2+\cdots+k_{m-1}\alpha_{m-1}$

移项得 $k_1\alpha_1+k_2\alpha_2+\cdots+k_{m-1}\alpha_{m-1}-\alpha_m=0$

由于 $(-1)\neq0$，因 $k_1,k_2,\cdots,k_{m-1},(-1)$ 这 m 个数不全为零，所以 $\alpha_1,\alpha_2,\cdots,\alpha_m$ 线性相关。

必要性。假设 $\alpha_1,\alpha_2,\cdots,\alpha_m$ 是一组线性相关的向量，则由线性相关的定义，存在一组不全为零的数 $k_1,k_2,\cdots,k_m$ 使得

$k_1\alpha_1+k_2\alpha_2+\cdots+k_m\alpha_m=0$

由于 $k_1,k_2,\cdots,k_m$ 不全为零,其中至少有某一个不为零,不妨设 $k_1\neq0$,则有

$$\alpha_1=\left(-\frac{k_2}{k_1}\right)\alpha_2+\left(-\frac{k_3}{k_1}\right)\alpha_3+\cdots+\left(-\frac{k_m}{k_1}\right)\alpha_m$$

也就是说,$\boldsymbol{\alpha}_1$ 可用其余向量线性表示,得证。

定理 3-7 设 $\alpha_1,\alpha_2,\cdots,\alpha_m$ 线性无关的 n 维向量组,而 $\alpha_1,\alpha_2,\cdots,\alpha_m,\boldsymbol{\beta}$ 线性相关,则 $\boldsymbol{\beta}$ 能由 $\alpha_1,\alpha_2,\cdots,\alpha_m$ 线性表示,且表示式是唯一的。

证明 因 $\alpha_1,\alpha_2,\cdots,\alpha_m,\boldsymbol{\beta}$ 线性相关,故有 $k_1,k_2,\cdots,k_{m+1}$ 不全为零,使得

$k_1\alpha_1+k_2\alpha_2+\cdots+k_m\alpha_m+k_{m+1}\beta=0$

要证 β 能由 $\alpha_1,\alpha_2,\cdots,\alpha_m$ 线性表示,只需证明 $k_{m+1}\neq0$。

用反证法,假设 $k_{m+1}=0$,则 $k_1,k_2,\cdots,k_m$ 不全为零,且有 $k_1\alpha_1+k_2\alpha_2+\cdots+k_m\alpha_m=0$,这与 $\alpha_1,\alpha_2,\cdots,\alpha_m$ 线性无关矛盾,从而说明 $k_{m+1}\neq0$。

再证表示式唯一性。设有两个表示式

$$\beta=\lambda_1\alpha_1+\lambda_2\alpha_2+\cdots+\lambda_m\alpha_m \text{ 及 } \beta=k_1\alpha_1+k_2\alpha_2+\cdots+k_m\alpha_m$$

两式相减,得到

$$(\lambda_1-k_1)\alpha_1+(\lambda_2-k_2)\alpha_2+\cdots+(\lambda_m-k_m)\alpha_m=0$$

由于 $\alpha_1,\alpha_2,\cdots,\alpha_m$ 线性无关,所以 $\lambda_i-k_i=0$,即 $\lambda_i=k_i(i=1,2,\cdots,m)$,得证。

下面的两个命题常常用来判断向量组的线性相关或线性无关。

命题 1 设 $\alpha_1,\alpha_2,\cdots,\alpha_m$ 是一组线性相关的向量,则在这一组向量再添加若干个向量,得到的新向量组仍是线性相关的。换句话说,任一组包含 $\alpha_1,\alpha_2,\cdots,\alpha_m$ 的向量也一定是线性相关。

命题 1 告诉我们,如果在一组向量中有几个向量是线性相关的,那么马上就可断定整个向量组必定线性相关。用一句话来概括,就是部分相关则整体相关。

推论 若 $\alpha_1,\alpha_2,\cdots,\alpha_m$ 是一组线性无关的向量,则从中取出任意若干个向量都是线性无关的。

这个结论可以概括为:整体无关则部分无关。

证明 如果从其中取出的若干个向量线性无关,则由“部分相关则整体相关”可知 $\alpha_1,\alpha_2,\cdots,\alpha_m$ 线性相关,与题设矛盾,因此结论成立。

命题 2 设 $\alpha_1,\alpha_2,\cdots,\alpha_m$ 是 m 个线性无关的 k 维向量,又设 $\beta_1,\beta_2,\cdots,\beta_m$ 分别是 $\alpha_1,\alpha_2,\cdots,\alpha_m$ 的 $k+l$ 维接长向量,则 $\beta_1,\beta_2,\cdots,\beta_m$ 必线性无关。

证明 设存在 m 个数 $k_1,k_2,\cdots,k_m$ 使

$$k_1\beta_1+k_2\beta_2+\cdots+k_m\beta_m=0$$

又设 $\alpha_i=(a_{i1},a_{i2},\cdots,a_{ik}),\beta_i=(a_{i1},a_{i2},\cdots,a_{ik},a_{i,k+1},\cdots,a_{i,k+l})(i=1,2,\cdots,m)$,

整理后,利用向量等于零其每个分量都为零这一事实,得到 $k+l$ 个等式,即

$$k_1a_{11}+k_2a_{21}+\cdots+k_ma_{m1}=0$$

$$k_1a_{12}+k_2a_{22}+\cdots+k_ma_{m2}=0$$

$$\cdots\cdots$$

$$k_1a_{1k}+k_2a_{2k}+\cdots+k_ma_{mk}=0$$

$$k_1a_{1,k+1}+k_2a_{2,k+1}+\cdots+k_ma_{m,k+1}=0$$

$$\cdots\cdots\cdots\cdots\cdots\cdots\cdots\cdots\cdots\cdots\cdots\cdots$$

$$k_1a_{1,k+l}+k_2a_{2,k+l}+\cdots+k_ma_{m,k+l}=0$$

前面 k 个等式即表明

$$k_1\alpha_1+k_2\alpha_2+\cdots+k_m\alpha_m=0$$

由于 $\alpha_1,\alpha_2,\cdots,\alpha_m$ 线性无关,故只有 $k_1,k_2,\cdots,k_m$ 全为零,从而证明了 $\beta_1,\beta_2,\cdots,\beta_m$ 是线性无关的,得证。

推论 设 $\alpha_1,\alpha_2,\cdots,\alpha_m$ 是 m 个 k 维向量,$\beta_1,\beta_2,\cdots,\beta_m$ 是其 $k+l$ 维接长向量,若 $\beta_1,\beta_2,\cdots,\beta_m$ 线性相关,则 $\alpha_1,\alpha_2,\cdots,\alpha_m$ 必线性相关(利用反证法读者可自己证明)。

命题 2 和推论可以概括为:低维无关则高维无关,高维相关则低维相关。

定理 3-8 设有两向量组

$$A=\alpha_1,\alpha_2,\cdots,\alpha_s;B=\beta_1,\beta_2,\cdots,\beta_t$$

向量组 B 能由向量组 A 线性表示,若 $s<t$,则向量组 B 线性相关。

证明 设

$$(\beta_1,\beta_2,\cdots,\beta_t)=(A=\alpha_1,\alpha_2,\cdots,\alpha_s)\begin{pmatrix}k_{11}&k_{12}&\cdots&k_{1t}\\k_{21}&k_{22}&\cdots&k_{2t}\\\cdots&\cdots&&\cdots\\k_{s1}&k_{s2}&\cdots&k_{st}\end{pmatrix}\tag{3-3}$$

欲证存在不全为零的数 $x_1,x_2,\cdots,x_n$ 使

$$x_1\beta_1+x_2\beta_2+\cdots+x_t\beta_t=(\beta_1,\beta_2,\cdots,\beta_t)\begin{pmatrix}x_1\\x_2\\\cdots\\x_t\end{pmatrix}=0\tag{3-4}$$

将(3-3)代入(3-4),则知齐次线性方程组

$$\begin{pmatrix}k_{11}&k_{12}&\cdots&k_{1t}\\k_{21}&k_{22}&\cdots&k_{2t}\\\cdots&\cdots&\cdots&\cdots\\k_{s1}&k_{s2}&\cdots&k_{st}\end{pmatrix}\begin{pmatrix}x_1\\x_2\\\cdots\\x_t\end{pmatrix}=0$$

有非零解,从而向量组 $\boldsymbol{B}$ 线性相关。

例如,有

$$(\beta_1,\beta_2,\beta_3,\beta_4,\beta_5)=(\alpha_1,\alpha_2,\alpha_3,\alpha_4)\begin{pmatrix}1&-1&1&1&-1\\1&1&-1&-1&1\\1&1&1&0&1\\1&1&-1&-1&-1\end{pmatrix}$$

这里,向量组 α_1、α_2、α_3、α_4 的个数 4 小于向量组 β_1、β_2、β_3、β_4、β_5 的个数 5,从而可根据定理 3-8 的结论,判定向量组 β_1、β_2、β_3、β_4、β_5 线性相关。

易得定理 3-8 的等价命题。

推论 1 设向量组 $\boldsymbol{B}$ 能由向量组 $\boldsymbol{A}$ 线性表示,若向量组 $\boldsymbol{B}$ 线性无关,则 $s \geqslant t$。

推论 2 设向量组 $\boldsymbol{A}$ 与 $\boldsymbol{B}$ 可以相互线性表示,若 $\boldsymbol{A}$ 与 $\boldsymbol{B}$ 都是线性无关的,则 $s=t$。

证明 向量组 $\boldsymbol{A}$ 线性无关且可由 $\boldsymbol{B}$ 线性表示,则 $s \leqslant t$;向量组 $\boldsymbol{B}$ 线性无关且可由 $\boldsymbol{A}$ 线性表示,则 $s \geqslant t$。故有 $s=t$。

练习

1.判定下列向量组线性相关还是线性无关。

(1) $\alpha_1=(1,0,-1)^T, \alpha_2=(-2,2,0)^T, \alpha_3=(3,-5,2)^T$

(2) $\alpha_1=(1,1,3,1)^T, \alpha_2=(3,-1,2,4)^T, \alpha_3=(2,2,7,-1)^T$

(3) $\alpha_1=(1,0,0,2,5)^T, \alpha_2=(0,1,0,3,4)^T, \alpha_3=(0,0,1,4,7)^T, \alpha_4=(2,-3,4,11,12)^T$

2.求 a 取什么值时,下列向量组线性相关?

$$\alpha_1=\begin{pmatrix} a \\ 1 \\ 1 \end{pmatrix}, \alpha_2=\begin{pmatrix} 1 \\ a \\ -1 \end{pmatrix}, \alpha_3=\begin{pmatrix} 1 \\ -1 \\ a \end{pmatrix}$$

3.问 a 取什么值时,下列向量线性相关。

$$\boldsymbol{\alpha}_1=\left(a,-\frac{1}{2},-\frac{1}{2}\right), \boldsymbol{\alpha}_2=\left(-\frac{1}{2},a,-\frac{1}{2}\right), \boldsymbol{\alpha}_3=\left(-\frac{1}{2},-\frac{1}{2},a\right)$$

4.下列说法正确吗?为什么?

(1)对向量组 $\boldsymbol{\alpha}_1,\cdots,\boldsymbol{\alpha}_m$,如果有全为零的数 $k_1,k_2,\cdots,k_m$,使得 $k_1\boldsymbol{\alpha}_1+\cdots+k_m\boldsymbol{\alpha}_m=\mathbf{0}$,则 $\boldsymbol{\alpha}_1,\cdots,\boldsymbol{\alpha}_m$ 线性无关。

(2)若有一组不全为零的数 $k_1,k_2,\cdots,k_m$,使得 $k_1\boldsymbol{\alpha}_1+\cdots+k_m\boldsymbol{\alpha}_m \neq \mathbf{0}$,则 $\boldsymbol{\alpha}_1,\cdots,\boldsymbol{\alpha}_m$ 线性无关。

(3)若向量组 $\boldsymbol{\alpha}_1,\cdots,\boldsymbol{\alpha}_m$ 线性相关,则其中每一个向量都可以由其余向量线性表出。

5.若 $\boldsymbol{\alpha}_1$、$\boldsymbol{\alpha}_2$ 线性相关,$\boldsymbol{\beta}_1$、$\boldsymbol{\beta}_2$ 线性相关,问 $\boldsymbol{\alpha}_1+\boldsymbol{\beta}_1$ 与 $\boldsymbol{\alpha}_2+\boldsymbol{\beta}_2$ 是否一定线性相关?

6.若 $\boldsymbol{\alpha}_1$、$\boldsymbol{\alpha}_2$ 线性无关,$\boldsymbol{\beta}$ 是另外一个向量,问 $\boldsymbol{\alpha}_1+\boldsymbol{\beta}$ 与 $\boldsymbol{\alpha}_2+\boldsymbol{\beta}$ 是否线性无关?

7.$\boldsymbol{\alpha}_1,\cdots,\boldsymbol{\alpha}_m$ 是一组线性无关的向量,$k\neq 0$,$k\boldsymbol{\alpha}_1,\cdots,k\boldsymbol{\alpha}_m$ 也是一组线性无关的向量吗?

8.证明:$\boldsymbol{\alpha}_1+\boldsymbol{\alpha}_2,\boldsymbol{\alpha}_2+\boldsymbol{\alpha}_3,\boldsymbol{\alpha}_3+\boldsymbol{\alpha}_1$ 线性无关的充分必要条件是 $\boldsymbol{\alpha}_1,\boldsymbol{\alpha}_2,\boldsymbol{\alpha}_3$ 线性无关。

9.下面命题是否正确?若正确,证明之;若不正确,举反例。

(1) $\boldsymbol{\alpha}_1,\cdots,\boldsymbol{\alpha}_m(m\geqslant 3)$ 线性无关的充分必要条件是任意两个向量线性无关。

(2) $\boldsymbol{\alpha}_1,\cdots,\boldsymbol{\alpha}_m(m\geqslant 3)$ 线性相关的充分必要条件是有 $m-1$ 个向量线性相关。

(3)设 $\boldsymbol{\alpha}_1,\boldsymbol{\alpha}_2,\boldsymbol{\alpha}_3,\boldsymbol{\alpha}_4$ 是一组四维向量,且它们线性无关,则任何一个四维向量 $\boldsymbol{\alpha}$ 都可以由它们线性表出。

第四节 向量组的秩

一、极大线性无关向量组

例 3-14 研究向量组 $\boldsymbol{i}=(1,0,0)$,$\boldsymbol{j}=(0,1,0)$,$\boldsymbol{k}=(0,0,1)$的特点。

解 设 V 是所有三维行向量的全体,则 $\boldsymbol{i}$、$\boldsymbol{j}$、$\boldsymbol{k}$ 是 V 中线性无关的向量。现在,在这 3 个向量中再加进去一个三维向量 $\boldsymbol{\alpha}=(x,y,z)$,就有 $\boldsymbol{\alpha}=x\boldsymbol{i}+y\boldsymbol{j}+z\boldsymbol{k}$。这表明 $\boldsymbol{i}$、$\boldsymbol{j}$、$\boldsymbol{k}$、$\boldsymbol{\alpha}$ 是 V 中线性相关的向量组。因此,$\boldsymbol{i}$、$\boldsymbol{j}$、$\boldsymbol{k}$ 这组向量有两个特点:一是它们本身线性无关,二是添加一个向量则所得向量组线性相关。

定义 3-8 设有向量组 $\boldsymbol{A}$:$\alpha_1,\alpha_2,\cdots,\alpha_s$,若在向量组 $\boldsymbol{A}$ 中能选出 r 个向量 $\alpha_{j_1},\alpha_{j_2},\cdots,\alpha_{j_r}$满足

1. 向量组 $\boldsymbol{A}_0$:$\alpha_{j_1},\alpha_{j_2},\cdots,\alpha_{j_r}$线性无关

2. 向量组 $\boldsymbol{A}$ 中任意 $r+1$ 个向量(若存在的话)都线性相关

则称向量组 $\boldsymbol{A}_0$ 是向量组 $\boldsymbol{A}$ 的一个极大线性无关向量组(简称极大无关组)。

极大线性无关组有这样一个明显的好处,即一组向量中的任意一个向量都可以用它的极大线性无关组线性表示。这样在某种程度上,对原来一组向量的讨论可以归纳为对极大线性无关组的讨论。

对一组向量,总可以找出它的极大线性无关组。假如这组向量本身是线性无关的,那么它的极大无关组就是这组向量本身。假如这组向量本身线性相关而且至少含有一个非零向量,那么,一定可以从中选出极大无关组来。事实上,由于任意一个非零向量是线性无关的,就以这个非零向量为基础,记为 $\boldsymbol{\alpha}_1$。再在这一组向量中选一个与 $\boldsymbol{\alpha}_1$ 线性无关的向量 $\boldsymbol{\alpha}_2$ 与 $\boldsymbol{\alpha}_1$ 放在一起(如果选不到 $\boldsymbol{\alpha}_2$,则 $\boldsymbol{\alpha}_1$ 就是极大无关组了);再选一个 $\boldsymbol{\alpha}_3$ 与 $\boldsymbol{\alpha}_1$、$\boldsymbol{\alpha}_2$ 线性无关,再放在一起;依次这样做下去,直到得出一组线性无关的向量组 $\boldsymbol{\alpha}_1,\boldsymbol{\alpha}_2,\cdots,\boldsymbol{\alpha}_r$,再也找不到与这 r 个向量线性无关的向量为止。显然,$\boldsymbol{\alpha}_1,\boldsymbol{\alpha}_2,\cdots,\boldsymbol{\alpha}_r$ 就是极大线性无关向量组。

定理 3-9 如果 $\alpha_{j_1},\alpha_{j_2},\cdots,\alpha_{j_r}$是 $\alpha_1,\alpha_2,\cdots,\alpha_s$ 的线性无关部分组,它是极大无关组的充分必要条件是 $\alpha_1,\alpha_2,\cdots,\alpha_s$ 中的每一个向量都可由 $\alpha_{j_1},\alpha_{j_2},\cdots,\alpha_{j_r}$线性表示。

证明 必要性。若 $\alpha_{j_1},\alpha_{j_2},\cdots,\alpha_{j_r}$ 是 $\alpha_1,\alpha_2,\cdots,\alpha_s$ 的一个极大无关组,则当 j 是 j_1,$j_2,\cdots,j_r$ 中的数时,显然 a_j 可由 $\alpha_{j_1},\alpha_{j_2},\cdots,\alpha_{j_r}$线性表示;而当 j 不是 $j_1,j_2,\cdots,j_r$ 中的数时,$\alpha_j,\alpha_{j_1},\alpha_{j_2},\cdots,\alpha_{j_r}$线性相关,又 $\alpha_{j_1},\alpha_{j_2},\cdots,\alpha_{j_r}$线性无关。

由定理 3-7 知,a_j 可由 $\alpha_{j_1},\alpha_{j_2},\cdots,\alpha_{j_r}$线性表示。

充分性。如果 $\alpha_1,\alpha_2,\cdots,\alpha_s$ 可由 $\alpha_{j_1},\alpha_{j_2},\cdots,\alpha_{j_r}$线性表示,则 $\alpha_1,\alpha_2,\cdots,\alpha_s$ 中包含 $r+1$($s>r$)个向量的部分向量组都线性相关,于是,$\alpha_{j_1},\alpha_{j_2},\cdots,\alpha_{j_r}$是极大无关组。

注:由定理可知,向量组与其极大线性无关组可相互线性表示,即向量组与其极大线性无关组等价。

例 3-15 向量组 $\boldsymbol{\alpha}_1=(1,0,0)$,$\boldsymbol{\alpha}_2=(0,1,0)$,$\boldsymbol{\alpha}_3=(0,0,1)$,$\boldsymbol{\alpha}_4=(2,0,0)$,$\boldsymbol{\alpha}_5=(0,2,$

0),则 $\boldsymbol{\alpha}_1,\boldsymbol{\alpha}_2,\boldsymbol{\alpha}_3;\boldsymbol{\alpha}_4,\boldsymbol{\alpha}_2,\boldsymbol{\alpha}_3;\boldsymbol{\alpha}_1,\boldsymbol{\alpha}_4,\boldsymbol{\alpha}_3;\boldsymbol{\alpha}_4,\boldsymbol{\alpha}_5,\boldsymbol{\alpha}_3$ 都是向量组的极大线性无关组。

证明　显然,$\boldsymbol{\alpha}_1,\boldsymbol{\alpha}_2,\boldsymbol{\alpha}_3$ 是线性无关的。因为

$$\boldsymbol{\alpha}_4=(2,0,0)=2(1,0,0)=2\boldsymbol{\alpha}_1,\boldsymbol{\alpha}_5=(0,2,0)=2(0,1,0)=2\boldsymbol{\alpha}_2$$

故向量组任意一个向量都可由 $\boldsymbol{\alpha}_1,\boldsymbol{\alpha}_2,\boldsymbol{\alpha}_3$ 线性表出,$\boldsymbol{\alpha}_1,\boldsymbol{\alpha}_2,\boldsymbol{\alpha}_3$ 是一个极大线性无关组。

其他极大线性无关组,读者自己不难证明。

从例 3-15 可以看出,虽然一组向量可以有不同的极大线性无关组,但它们所含的向量个数是一样的。

二、向量组的秩

定义 3-9　向量组 $\alpha_1,\alpha_2,\cdots,\alpha_s$ 的极大无关组所含向量的个数称为该向量组的秩,记为

$$R(\alpha_1,\alpha_2,\cdots,\alpha_s)$$

规定:只含零向量的向量组的秩为 0。

例如,例 3-15 中向量组的极大无关组的向量的个数为 3,故 $R(\alpha_1,\alpha_2,\alpha_3,\alpha_4,\alpha_5)=3$。

三、矩阵与向量组秩的关系

定理 3-10　设 A 为 $m\times n$ 矩阵,则矩阵 A 的秩等于它的列向量组的秩,也等于它的行向量组的秩。

证明　设 $A=(\alpha_1,\alpha_2,\cdots,\alpha_n)$,$R(A)=s$,则由矩阵的秩的定义知,存在 A 的 s 阶子式 $D_s\neq 0$,从而 D_s 所在的 s 个列向量线性无关;又 A 中所有 $s+1$ 阶子式 $D_{s+1}\neq 0$,故 A 中的任意 $s+1$ 个列向量都线性相关。因此,D_s 所在的 s 列是 A 的列向量组的一个极大无关组,所以列向量组的秩等于 s。

同理可证,矩阵 A 的行向量组的秩也等于 s。

推论　矩阵 A 的行向量组的秩与列向量组的秩相等。

由定理 3-10 证明可知,若 D_s 是矩阵 A 的一个最高阶非零子式,则 D_s 所在的 s 列就是 A 的列向量组的一个极大无关组;D_s 所在的 s 行即为 A 的行向量组的一个极大无关组。

注:可以证明,若对矩阵 A 仅施以初等行变换得矩阵 B,则 B 的列向量组与 A 的列向量组间有相同的线性关系,即行的初等变换保持了列向量间的线性无关性和线性相关性。它提供了求极大无关组的方法:以向量组中各向量为列向量组成矩阵后,只做初等行变换将该矩阵化为行阶梯形矩阵,则可直接写出所求向量组的极大无关组。

同理,也可以向量组中各向量为行向量组成矩阵,通过初等列变换来求向量组的极大无关组。

例 3-16　全体 n 维向量构成的向量组记作 R^n,求 R^n 的一个极大无关组及 R^n 的秩。

解　因为 n 维单位坐标向量构成的向量组 $\boldsymbol{E}:\varepsilon_1,\varepsilon_2,\cdots,\varepsilon_n$ 是线性无关的,又知 R^n 中的任意 $n+1$ 个向量都线性相关,所以向量组 $\boldsymbol{E}$ 是 R^n 的一个极大无关组,且 R^n 的秩等于 n。

例 3-17 设矩阵

$$A=\begin{pmatrix}2&-1&-1&1&2\\1&1&-2&1&4\\4&-6&2&-2&4\\3&6&-9&7&9\end{pmatrix}$$

求矩阵 A 的列向量组的一个极大无关组，并把不属于极大无关组的列向量用极大无关组线性表示。

解 矩阵 A 实施初等行变换为行阶梯矩阵，得到

$$A\rightarrow\begin{pmatrix}1&1&-2&1&4\\0&1&-1&1&0\\0&0&0&1&-3\\0&0&0&0&0\end{pmatrix}$$

$R(A)=3$，故列向量组的极大无关组含 3 个向量。三个非零行的首非零元在 1、2、4 三列，故 $\alpha_1,\alpha_2,\alpha_4$ 为列向量组的一个极大无关组。为线性表出 α_3,α_5，A 再经初等行变换为行最简形矩阵得

$$A\rightarrow\begin{pmatrix}1&0&-1&0&4\\0&1&-1&0&3\\0&0&0&1&-3\\0&0&0&0&0\end{pmatrix}$$

因为 $\alpha_3'=-\alpha_1'-\alpha_2'$，所以 $\alpha_3=-\alpha_1-\alpha_2$。同理有 $\alpha_5=4\alpha_1+3\alpha_2-3\alpha_4$。

例 3-18 求向量组

$\alpha_1=(1,2,-1,1)^T,\alpha_2=(2,0,t,0)^T,\alpha_3=(0,-4,5,-2)^T,\alpha_4=(3,-2,t+4,-1)^T$ 的秩和一个极大无关组。

解 向量的分量中含参数 t。向量组的极大无关组与 t 的取值有关，对下列矩阵做初等行变换。

$$(\alpha_1,\alpha_2,\alpha_3,\alpha_4)=\begin{pmatrix}1&2&0&3\\2&0&-4&-2\\-1&t&5&t+4\\1&0&-2&-1\end{pmatrix}\rightarrow\begin{pmatrix}1&2&0&3\\0&-4&-4&-8\\0&t+2&5&t+7\\0&-2&-2&-4\end{pmatrix}\rightarrow\begin{pmatrix}1&2&0&3\\0&1&1&2\\0&0&3-t&3-t\\0&0&0&0\end{pmatrix}$$

显然，α_1,α_2 线性无关。

(1) $t=3$ 时，$R(\alpha_1,\alpha_2,\alpha_3,\alpha_4)=2$，$\alpha_1,\alpha_2$ 是极大无关组。

(2) $t\neq3$ 时，$R(\alpha_1,\alpha_2,\alpha_3,\alpha_4)=3$，$\alpha_1,\alpha_2,\alpha_3$ 是极大无关组。

定理 3-11 若向量组 B 能由向量组 A 线性表示，则 $R(B)\leqslant R(A)$。

证明 略。

由向量组等价的定义及定理 3-11 立即可得到：

推论 等价的向量组的秩相等。

定理 3-12 设向量组 B 是向量组 A 的部分组，若向量组 B 线性无关，且向量组 A 能

由向量组 B 线性表示，则向量组 B 是向量组 A 的一个极大无关组。

证明 设向量组 B 含有 s 个向量，则它的秩为 s，因向量组 A 能由向量组 B 线性表示，故 $R(A)\leqslant s$，从而向量组 A 中在意 $s+1$ 个向量线性相关，所以向量组 B 是向量组 A 的一个极大无关组。

案例 某中药厂用 9 种草药（A–I），根据不同的比例配制了 7 种特效药，各用量成分见表3–1（单位：克）。

表 3–1 特效药的成分含量

	1 号成药	2 号成药	3 号成药	4 号成药	5 号成药	6 号成药	7 号成药
A	10	2	14	12	20	38	100
B	12	0	12	25	35	60	55
C	5	3	11	0	5	14	0
D	7	9	25	5	15	47	35
E	0	1	2	25	5	33	6
F	25	5	35	5	35	55	50
G	9	4	17	25	2	39	25
H	6	5	16	10	10	35	10
I	8	2	12	0	0	6	20

1.某医院要购买这 7 种特效药，但药厂的 3 号药和 7 号药已经卖完，请问能否用其他特效药配制出这两种脱销的药品？

2.现在该医院想用这 7 种特效药配制 3 种新的特效药。表 3–2 给出了 3 种新的特效药的成分，请问能否配制？如何配制？

表 3–2 三种新药的成分含量

	1 号新药	2 号新药	3 号新药
A	40	162	88
B	62	141	67
C	14	27	8
D	44	102	51
E	53	60	7
F	50	155	80
G	71	118	38
H	41	68	21
I	14	52	30

这是一个向量组的线性组合问题。所谓用其他药配制 3 号药或 6 号药，本质上就是把 3 号药或 6 号药由其他药品线性表示出来。如果把每一种特效药看成一个九维向量，

这 7 种药物就变成分析 7 个九维列向量构成的向量组的线性相关性。若是这 7 个向量组线性无关，则无法配制脱销的特效药；若是向量组相关，并且能找到不含第三个和第六个向量的一个极大无关组，则可以配制 3 号和 6 号药品。第二问就是一个线性表示的求解问题。

练习

1.判断以下命题是否正确。如果正确，请简述理由；如果不正确，请举出反例。

设 A 为 $m\times n$ 阶矩阵，如果矩阵 A 的 n 个列向量线性无关，那么 $R(A)=n$。

2.求下列向量组的秩，并求一个极大无关组。

(1) $\alpha_1=(1,2,-1,4)^T,\alpha_2=(9,100,10,4)^T,\alpha_3=(-2,-4,2,-8)^T$

(2) $\alpha_1^T=(1,2,1,3),\alpha_2^T=(4,-1,-5,-6),\alpha_3^T=(1,-3,-4,-7)$

3.求下列向量组的一个极大无关组，并将其余向量用此极大无关组线性表示。

(1) $\alpha_1=(1,1,1)^T,\alpha_2=(1,1,0)^T,\alpha_3=(1,0,0)^T,\alpha_4=(1,2,-3)^T$

(2) $\alpha_1=(2,1,1,1)^T,\alpha_2=(-1,1,7,10)^T,\alpha_3=(3,1,-1,-2)^T,\alpha_4=(8,5,9,11)^T$

4.求下列矩阵的列向量组的一个极大无关组。

(1) $\begin{pmatrix}1&1&0\\2&0&4\\2&3&-2\end{pmatrix}$ (2) $\begin{pmatrix}25&31&17&43\\75&94&53&132\\75&94&54&134\\25&32&20&48\end{pmatrix}$ (3) $\begin{pmatrix}1&1&2&2&1\\0&2&1&5&-1\\2&0&3&-1&3\\1&1&0&4&-4\end{pmatrix}$

5.设向量组 $\alpha_1=\begin{pmatrix}a\\3\\1\end{pmatrix},\alpha_2=\begin{pmatrix}2\\b\\3\end{pmatrix},\alpha_3=\begin{pmatrix}1\\2\\1\end{pmatrix},\alpha_4=\begin{pmatrix}2\\3\\1\end{pmatrix}$ 的秩为 2，求 a 和 b。

第五节 向量空间

一、向量空间与子空间

定义 3-10 设 V 为 n 维向量的集合，若集合 V 非空，且集合 V 对于 n 维向量的加法及数乘两种运算封闭，即

1.若 $\alpha\in V,\beta\in V$，则 $\alpha+\beta\in V$

2.若 $\alpha\in V,\lambda\in R$ 则 $\lambda\alpha\in V$

则称集合 V 为 R 上的向量空间。

记所有 n 维向量的集合为 R^n，由 n 维向量的线性运算规律，容易验证集合 R^n 对于加法及数乘两种运算封闭，因而集合 R^n 构成一向量空间，称 R^n 为 n 维向量空间。

注：$n=3$ 时，三维向量空间 R^3 表示实体空间；$n=2$ 时，二维向量空间 R^2 表示平面；$n=1$ 时，一维向量空间 R^1 表示数轴；$n>3$ 时，R^n 没有直观的几何形象。

例 3-19 对如下定义的两个集合，试判别其是否为向量空间。

(1) $S_1=\left\{\begin{pmatrix}x\\2x\end{pmatrix},x\in R\right\}$ (2) $S_2=\left\{\begin{pmatrix}x\\1\end{pmatrix},x\in R\right\}$

解 (1)对于 S_1 中的任意两个元素 $\begin{pmatrix}a\\2a\end{pmatrix},\begin{pmatrix}b\\2b\end{pmatrix},\lambda\in R$ 有

$$\begin{pmatrix}a\\2a\end{pmatrix}+\begin{pmatrix}b\\2b\end{pmatrix}=\begin{pmatrix}a+b\\2(a+b)\end{pmatrix}\in S_1,\lambda\begin{pmatrix}a\\2a\end{pmatrix}=\begin{pmatrix}\lambda\alpha\\2(\lambda\alpha)\end{pmatrix}\in S_1$$

所以 S_1 是一个向量空间(虽然 S_1 只是 R^2 上的一个子集)。

(2)而对于 S_2 中的任意两个元素 $\begin{pmatrix}a\\1\end{pmatrix},\begin{pmatrix}b\\1\end{pmatrix},\lambda\in R$ 有

$$\begin{pmatrix}a\\1\end{pmatrix}+\begin{pmatrix}b\\1\end{pmatrix}=\begin{pmatrix}a+b\\2\end{pmatrix}\notin S_2,\lambda\begin{pmatrix}a\\1\end{pmatrix}=\begin{pmatrix}\lambda a\\\lambda\end{pmatrix}\notin S_2(\lambda\neq1)$$

因此,S_2 不是一个向量空间。

事实上,在判别一个集合不是一个向量空间时,只需判别该集合对于向量的加法或数乘两种运算中的一种运算不封闭即可。

例 3-20 判断集合 $V=\{x=(0,x_2,\cdots,x_n)\mid x_2,\cdots,x_n\in R\}$ 是否为一个向量空间。

解 若 $\alpha=(0,a_2,\cdots,a_n)\in V,\beta=(0,b_2,\cdots,b_n)\in V,\lambda\in R$,则有

$$\alpha+\beta=(0,a_2+b_2,\cdots,a_n+b_n)\in V,\lambda\alpha=(0,\lambda a_2,\cdots,\lambda a_n)\in V$$

故,$V=\{x=(0,x_2,\cdots,x_n)\mid x_2,\cdots,x_n\in R\}$ 是一个向量空间。

例 3-21 判别下列集合是否为向量空间。

$$V_2=\{x=(1,x_2,\cdots,x_n)^T\mid x_2,\cdots,x_n\in R\}$$

解 V_2 不是向量空间。

因为若 $\alpha=(1,a_2,\cdots,a_n)^T\in V_2$,则 $2\alpha=(2,2a_2,\cdots,2a_n)^T\notin V_2$。

例 3-22 设 α、β 为两个已知的 n 维向量,集合

$$V=\{\xi=\lambda\alpha+\mu\beta\mid\lambda,\mu\in R\}$$

试判断集合 V 是否为向量空间。

解 V 是一个向量空间,因为若

$$\xi_1=\lambda_1\alpha+\mu_1\beta,\xi_2=\lambda_2\alpha+\mu_2\beta$$

则有

$$\xi_1+\xi_2=(\lambda_1+\lambda_2)\alpha+(\mu_1+\mu_2)\beta\in V,k\xi_1=(k\lambda_1)\alpha+(k\mu_1)\beta\in V$$

即 V 关于向量的线性运算封闭。这个向量空间称为由向量 α、β 所生成的向量空间。

注:一般地,由向量组 $\alpha_1,\alpha_2,\cdots,\alpha_m$ 所生成的向量空间记为

$$V=\{\xi=\lambda_1\alpha_1+\lambda_2\alpha_2+\cdots+\lambda_m\alpha_m\mid\lambda_1,\lambda_2,\cdots,\lambda_m\in R\}$$

例 3-23 考虑齐次线性方程组 $Ax=0$,其全体解的集合为

$$S=\{\alpha\mid A\alpha=0\}$$

显然,S 非空(因 $0\in S$)。任取 $\alpha,\beta\in S,k$ 为任一常数,则

$$A(\alpha+\beta)=A\alpha+A\beta=0$$

即 $\alpha+\beta\in S$;

$$A(k\alpha)=kA\alpha=k0=0$$

即 $k\alpha\in S$,故 S 是一向量空间,称 S 为齐次线性方程组 $Ax=0$ 的解空间。

定义 3-11 设有向量空间 V_1 和 V_2,若向量空间 $V_1\subset V_2$,则 V_1 是 V_2 的子空间。

例如,设 V 是由 n 维向量所组成的向量空间,则显然有 $V\subset R^n$,故向量空间 V 是 R^n 的子空间。

例 3-24 R^3 中过原点的平面是 R^3 的子空间。

证明 R^3 中过原点的平面可以看作集合

$$V=\{(a,b,c)\in R^3\mid ax+by+cz=0,\text{其中}(x,y,z)\in R^3\}$$

若 $(a_1,b_1,c_1)\in V,(a_2,b_2,c_2)\in V$,即

$$a_1x+b_1y+c_1z=0,a_2x+b_2y+c_2z=0$$

则有 $(a_1+a_2)x+(b_1+b_2)y+(c_1+c_2)z=0,ka_1x+kb_1y+kc_1z=0$

即

$$(a_1,b_1,c_1)+(a_2,b_2,c_2)\in V,k(a_1,b_1,c_1)\in V$$

故 R^3 中过原点的平面是 R^3 的子空间。

若向量组 $\alpha_1,\alpha_2,\cdots,\alpha_m$ 与向量组 $\beta_1,\beta_2,\cdots,\beta_s$ 等价,那么它们所生成的向量空间是相同的,即

$$V_1=\{x=\lambda_1\alpha_1+\cdots+\lambda_m\alpha_m\mid\lambda_1,\cdots,\lambda_m\in R\}$$

$$V_2=\{x=k_1\beta_1+\cdots+k_s\beta_s\mid k_1,\cdots,k_s\in R\}$$

那么 $V_1=V_2$。

这是由于对于任意 $x\in V_1$,则 x 可以由向量组 $\alpha_1,\alpha_2,\cdots,\alpha_m$ 线性表出。因 $\alpha_1,\alpha_2,\cdots,\alpha_m$ 可以由向量组 $\beta_1,\beta_2,\cdots,\beta_s$ 线性表出,故 x 可以由 $\beta_1,\beta_2,\cdots,\beta_s$ 线性表出,所以 $x\in V_2$,说明 $V_1\subset V_2$。同理可得出 $V_2\subset V_1$,从而 $V_1=V_2$。

二、向量空间的基与维数

本节要认识并且研究能够“最高效地”生成向量空间或者子空间的向量组——**基**,其关键思想就是向量组的线性无关性。

定义 3-12 设 V 是向量空间,若有 r 个向量 $\alpha_1,\alpha_2,\cdots,\alpha_r\in V$ 且满足

1.$\alpha_1,\alpha_2,\cdots,\alpha_r$ 线性无关

2.V 中任一向量都可由 $\alpha_1,\alpha_2,\cdots,\alpha_r$ 线性表示

则称向量组 $\alpha_1,\alpha_2,\cdots,\alpha_r$ 为向量空间 V 的一个基,数 r 称为向量空间 V 的维数,记为 $\dim V=r$,并称 V 为 r 维向量空间。

只含零向量的向量空间称为 0 维向量空间,它没有基。

若把向量空间 V 看作向量组,则 V 的基就是向量组的极大无关组,V 的维数就是向量组的秩。

若向量组 $\alpha_1,\alpha_2,\cdots,\alpha_r$ 是向量空间 V 的一个基,则 V 可表示为

$$V=\{x\mid x=\lambda_1\alpha_1+\cdots+\lambda_r\alpha_r,\lambda_1,\lambda_2,\cdots,\lambda_r\in R\}$$

此时,V 又称为由基 $\alpha_1,\alpha_2,\cdots,\alpha_r$ 所生成的向量空间。

例 3-25 证明单位向量组

$$\varepsilon_1=(1,0,0,\cdots,0)^T,\varepsilon_2=(0,1,0,\cdots,0)^T,\cdots,\varepsilon_n=(0,0,0,\cdots,1)^T$$

是 n 维向量空间 R^n 的一个基。

证明 1.易见 n 维向量组 $\varepsilon_1,\varepsilon_2,\cdots,\varepsilon_n$ 线性无关。

2.对 n 维向量空间 R^n 中的任意一向量 $\alpha=(a_1,a_2,\cdots,a_n)^T$,有

$$\alpha=a_1\varepsilon_1+a_2\varepsilon_2+\cdots+a_n\varepsilon_n$$

即 R^n 中任意一向量都可以由单位向量组线性表示,因此向量组 $\varepsilon_1,\varepsilon_2,\cdots,\varepsilon_n$ 是 n 维向量空间 R^n 的一个基。

例 3-26 证明:向量组$(-1,2,1),(3,-1,0),(2,2,-2)$组成 R^3 的一个基。

证明 要证明向量组$(-1,2,1),(3,-1,0),(2,2,-2)$是 R^3 的一个基,只需证明这 3 个向量线性无关即可。将这 3 个向量写成矩阵,即

$$\begin{pmatrix}-1&3&2\\2&-1&2\\1&0&-2\end{pmatrix}$$

如能证明这个矩阵的秩等于 3,或证明它所对应的行列式不等于零,则这个向量组一定线性无关。

$$\begin{pmatrix}-1&3&2\\2&-1&2\\1&0&-2\end{pmatrix}\xrightarrow[r_3+r_1]{r_2+2r_1}\begin{pmatrix}-1&3&2\\0&5&6\\0&3&0\end{pmatrix}\xrightarrow{r_3-\frac{3}{5}r_2}\begin{pmatrix}-1&3&2\\0&5&6\\0&0&-\frac{18}{5}\end{pmatrix}$$

矩阵的秩确实等于 3,因此$(-1,2,1),(3,-1,0),(2,2,-2)$线性无关,得证。

例 3-27 给定向量组

$$\alpha_1=(-2,4,1)^T,\alpha_2=(-1,3,5)^T,\alpha_3=(2,-3,1)^T,\beta=(1,1,3)^T$$

试证明向量组 α_1、α_2、α_3 是三维向量空间 R^3 的一个基,并将向量 β 用这个基线性表示。

证明 令矩阵 $A=(\alpha_1,\alpha_2,\alpha_3)$,要证明 α_1、α_2、α_3 是 R^3 的一个基,只需证明 $A\cong E$;又设

$$\alpha_1x_1+\alpha_2x_2+\alpha_3x_3=\beta \text{ 或 } Ax=\beta$$

则对$(A\quad\beta)$进行初等行变换,当将 A 化为单位矩阵 E 时,说明 α_1、α_2、α_3 是 R^3 的一个基,并且同时将向量 β 化为 $x=A^{-1}\beta$,因

$$(A\quad\beta)=\begin{pmatrix}-2&-1&2&1\\4&3&-2&1\\1&5&1&3\end{pmatrix}\xrightarrow{\text{行变换}}\begin{pmatrix}1&0&0&4\\0&1&0&-1\\0&0&1&4\end{pmatrix}$$

故向量组 α_1、α_2、α_3 是 R^3 的一个基,且

$$\beta=4\alpha_1-\alpha_2+4\alpha_3$$

R^3 中的下列三个集合演示了一个线性无关集如何生成基,以及进一步的扩张如何破

坏集合的无关性。

$\begin{pmatrix}1\\0\\0\end{pmatrix},\begin{pmatrix}0\\1\\0\end{pmatrix}$线性无关，但不能产生 R^3。

$\begin{pmatrix}1\\0\\0\end{pmatrix},\begin{pmatrix}0\\1\\0\end{pmatrix},\begin{pmatrix}0\\0\\1\end{pmatrix}$ R^3 的一组基。

$\begin{pmatrix}1\\0\\0\end{pmatrix},\begin{pmatrix}0\\1\\0\end{pmatrix},\begin{pmatrix}0\\0\\1\end{pmatrix},\begin{pmatrix}1\\1\\0\end{pmatrix}$可以产生 R^3，但线性相关。

如果在向量空间 V 中取定一个基 $\alpha_1,\alpha_2,\cdots,\alpha_r$ 那么 V 中任一向量 x 可唯一地表示为

$$x=\lambda_1\alpha_1+\lambda_2\alpha_2+\cdots+\lambda_r\alpha_r$$

有序数组 $\lambda_1,\lambda_2,\cdots,\lambda_r$ 称为向量 x 在基 $\alpha_1,\alpha_2,\cdots,\alpha_r$ 下的坐标。

特别地，在 n 维向量空间 R^n 中取单位坐标向量组 $\varepsilon_1,\varepsilon_2,\cdots,\varepsilon_n$ 为基，则以 $x_1,x_2,\cdots,x_n$ 为分量的向量 x 可表示为

$$x=x_1\varepsilon_1+x_2\varepsilon_2+\cdots+x_n\varepsilon_n$$

可见向量在基 $\varepsilon_1,\varepsilon_2,\cdots,\varepsilon_n$ 下的坐标就是该向量的分量，因此 $\varepsilon_1,\varepsilon_2,\cdots,\varepsilon_n$ 称为 R^n 中的自然基。

练习

1.判断下面集合是否构成向量空间，并证明。

$S_1=\{(x_1,x_1,x_2)^T\mid x_1,x_2\in R\}$

2.$V_1=\{x=(x_1,x_2,\cdots,x_n)^T\mid x_1,\cdots,x_n\in R$ 满足 $x_1+x_2+\cdots+x_n=0\}$

$V_2=\{x=(x_1,x_2,\cdots,x_n)^T\mid x_1,\cdots,x_n\in R$ 满足 $x_1+x_2+\cdots+x_n=1\}$

问 V_1、V_2 是不是 R^n 的子空间？为什么？

3.验证 $\alpha_1=(1,-1,0)^T,\alpha_2=(2,1,3)^T,\alpha_3=(3,1,2)^T$ 为 R^3 的一个基，并将 $v_1=(5,0,7)^T,v_2=(-9,-8,-13)^T$，用此基来线性表示。

第六节 线性方程组解的结构

对有无穷多组解的线性方程组，仍可用有限个向量的线性组合把这些解表示出来，这就是所谓的线性方程组解的结构问题。线性方程组解的结构在许多实际问题与理论问题中都有重要应用。

一、齐次线性方程组解的结构

设有齐次线性方程组

$$\begin{cases} a_{11}x_1 + a_{12}x_2 + \cdots + a_{1n}x_n = 0 \\ a_{21}x_1 + a_{22}x_2 + \cdots + a_{2n}x_n = 0 \\ \cdots\cdots\cdots\cdots\cdots\cdots\cdots\cdots\cdots\cdots\cdots \\ a_{m1}x_1 + a_{m2}x_2 + \cdots + a_{mn}x_n = 0 \end{cases} \tag{3-5}$$

若记

$$A = \begin{pmatrix} a_{11} & a_{12} & a_{1n} \\ a_{12} & a_{22} & a_{2n} \\ \cdots & \cdots & \cdots \\ a_{m1} & a_{m2} & a_{mn} \end{pmatrix}, x = \begin{pmatrix} x_1 \\ x_2 \\ \cdots \\ x_n \end{pmatrix}$$

则方程组可改写为矩阵方程

$$\boldsymbol{Ax} = \boldsymbol{0}, \tag{3-6}$$

称矩阵方程(3-6)的解 $x=\begin{pmatrix} x_1 \\ x_2 \\ \cdots \\ x_n \end{pmatrix}$为方程组(3-5)的解向量。

下面介绍齐次线性方程组解的性质。

性质 1 若 ξ_1,ξ_2 为矩阵方程 $\boldsymbol{Ax}=\boldsymbol{0}$ 的解,则 $\xi_1+\xi_2$ 也是该方程的解。

证明 因为 ξ_1,ξ_2 是矩阵方程 $\boldsymbol{Ax}=\boldsymbol{0}$ 的解,所以 $A\xi_1=0,A\xi_2=0$。

两式相加得 $A(\xi_1+\xi_2)=0$,即 $\xi_1+\xi_2$ 是矩阵方程 $\boldsymbol{Ax}=\boldsymbol{0}$ 的解。

性质 2 若为矩阵方程 $\boldsymbol{Ax}=\boldsymbol{0}$ 的解,k 为实数,则 $k\xi_1$ 也是矩阵方程 $\boldsymbol{Ax}=\boldsymbol{0}$ 的解。

证明 ξ_1 是矩阵方程 $\boldsymbol{Ax}=\boldsymbol{0}$ 的解,所以

$$A\xi_1 = 0, A(k\xi_1) = kA\xi_1 = k \cdot 0 = 0$$

即 $k\xi_1$ 是矩阵方程 $\boldsymbol{Ax}=\boldsymbol{0}$ 的解。

根据上述性质,容易推出:若 $\xi_1,\xi_2,\cdots,\xi_s$ 是矩阵方程 $\boldsymbol{Ax}=\boldsymbol{0}$ 的解,$k_1,k_2,\cdots,k_s$ 为任意实数,则线性组合 $k_1\xi_1+k_2\xi_2+\cdots+k_s\xi_s$,也是矩阵方程(3-6)的解。注:齐次线性方程组若有非零解,则它有无穷多解。

由向量空间定义知:线性方程组 $\boldsymbol{Ax}=\boldsymbol{0}$ 的全体解向量构成的集合对于向量的加法和数乘是封闭的,因此构成一个向量空间,称此向量空间为齐次线性方程组 $\boldsymbol{Ax}=\boldsymbol{0}$ 的解空间。

定义 3-13 若齐次线性方程组 $\boldsymbol{Ax}=\boldsymbol{0}$ 的有限个解 $\eta_1,\eta_2,\cdots,\eta_t$ 满足

1.$\eta_1,\eta_2,\cdots,\eta_t$ 线性无关

2.$\boldsymbol{Ax}=\boldsymbol{0}$ 的任意一个解均可由 $\eta_1,\eta_2,\cdots,\eta_t$ 线性表示

则称 $\eta_1,\eta_2,\cdots,\eta_t$ 是齐次线性方程组 $\boldsymbol{Ax}=\boldsymbol{0}$ 的一个基础解系。

注:方程组 $\boldsymbol{Ax}=\boldsymbol{0}$ 的一个基础解系即为其解空间的一个基,易见方程组 $\boldsymbol{Ax}=\boldsymbol{0}$ 的基础解系不是唯一的,即解空间的基不是唯一的。

按上述定义,若 $\eta_1,\eta_2,\cdots,\eta_t$ 是齐次线性方程组 $\boldsymbol{Ax}=\boldsymbol{0}$ 的一个基础解系,则 $\boldsymbol{Ax}=\boldsymbol{0}$ 的全部解可表示为

$$c_1\eta_1+c_2\eta_2+\cdots+c_t\eta_t \tag{3-7}$$

其中,$c_1,c_2,\cdots,c_t$ 为任意实数,而表达式(3-7)称为线性方程组 $\boldsymbol{Ax}=\boldsymbol{0}$ 的通解。

当一个齐次线性方程组只有零解时,该方程组没有基础解系,而当一个齐次线性方程组有非零解时,是否一定有基础解系呢?如果有的话,怎样去求它的基础解系?下面的定理回答了这两个问题。

定理 3-13 对于齐次线性方程组 $\boldsymbol{Ax}=\boldsymbol{0}$,若 $R(A)=r<n$,则该方程组的基础解系一定存在,且每个基础解系中所含解向量的个数均等于 $n-r$,其中 n 是方程组所含未知量的个数。

证明 因为 $R(A)=r<n$,故对矩阵 A 施以初等行变换,可化为如下形式。

$$B=\begin{pmatrix} 1 & 0\cdots0 & b_{11} & b_{12}\cdots b_{1n-r} \\ 0 & 1\cdots0 & b_{21} & b_{22}\cdots b_{2n-r} \\ \cdots & & & \\ 0 & 0\cdots1 & b_{r1} & b_{r2}\cdots b_{rn-r} \\ 0 & 0\cdots0 & 0 & 0\cdots0 \\ \cdots & & & \\ 0 & 0\cdots0 & 0 & 0\cdots0 \end{pmatrix}$$

即齐次线性方程组 $\boldsymbol{Ax}=\boldsymbol{0}$ 与下面的方程组同解。

$$\begin{cases} x_1=-b_{11}x_{r+1}-b_{12}x_{r+2}-\cdots-b_{1n-r}x_n \\ x_2=-b_{21}x_{r+1}-b_{22}x_{r+2}-\cdots-b_{2n-r}x_n \\ \cdots\cdots \\ x_r=-b_{r1}x_{r+1}-b_{r2}x_{r+2}-\cdots-b_{rn-r}x_n \end{cases} \tag{3-8}$$

其中,$x_{r+1},x_{r+2},\cdots,x_n$ 是自由未知量。分别取

$$\begin{pmatrix} x_{r+1} \\ x_{r+2} \\ \cdots \\ x_n \end{pmatrix}=\begin{pmatrix} 1 \\ 0 \\ \cdots \\ 0 \end{pmatrix},\begin{pmatrix} 0 \\ 1 \\ \cdots \\ 0 \end{pmatrix},\cdots,\begin{pmatrix} 0 \\ 0 \\ \cdots \\ 1 \end{pmatrix}$$

代入式(3-8),即可得到方程组 $\boldsymbol{Ax}=\mathbf{0}$ 的 $n-r$ 个解。

$$\boldsymbol{\eta}_1=\begin{pmatrix}-b_{11}\\ \cdots\\ -b_{r1}\\ 1\\ 0\\ \cdots\\ 0\end{pmatrix},\boldsymbol{\eta}_2=\begin{pmatrix}-b_{12}\\ \cdots\\ -b_{r2}\\ 0\\ 1\\ \cdots\\ 0\end{pmatrix},\cdots,\boldsymbol{\eta}_{n-r}=\begin{pmatrix}-b_{1n-r}\\ \cdots\\ -b_{rn-r}\\ 0\\ 0\\ \cdots\\ 1\end{pmatrix}$$

现证 $\boldsymbol{\eta}_1,\boldsymbol{\eta}_2,\cdots,\boldsymbol{\eta}_{n-r}$,就是线性方程组 $\boldsymbol{Ax}=\mathbf{0}$ 的一个基础解系。

1.证明 $\boldsymbol{\eta}_1,\boldsymbol{\eta}_2,\cdots,\boldsymbol{\eta}_{n-r}$ 线性无关。

事实上,因为 $n-r$ 个 $n-r$ 维向量 $\begin{pmatrix}1\\ 0\\ \cdots\\ 0\end{pmatrix},\begin{pmatrix}0\\ 1\\ \cdots\\ 0\end{pmatrix},\cdots,\begin{pmatrix}0\\ 0\\ \cdots\\ 1\end{pmatrix}$ 线性无关,所以 $n-r$ 个 n 维向量 $\boldsymbol{\eta}_1,\boldsymbol{\eta}_2,\cdots,\boldsymbol{\eta}_{n-r}$ 亦线性无关。

2.证明方程组 $\boldsymbol{Ax}=\mathbf{0}$ 的任一解都可表示为 $\boldsymbol{\eta}_1,\boldsymbol{\eta}_2,\cdots,\boldsymbol{\eta}_{n-r}$ 的线性组合。事实上,由式(3-8),有

$$x=\begin{pmatrix}x_1\\ \cdots\\ x_r\\ x_{r+1}\\ \cdots\\ x_n\end{pmatrix}=\begin{pmatrix}-b_{11}x_{r+1}-b_{12}x_{r+2}-\cdots-b_{1n-r}x_n\\ \cdots\\ -b_{r1}x_{r+1}-b_{r2}x_{r+2}-\cdots-b_{rn-r}x_n\\ x_{r+1}\\ \cdots\\ x_n\end{pmatrix}$$

$$=x_{r+1}\begin{pmatrix}-b_{11}\\ \cdots\\ -b_{r1}\\ 1\\ 0\\ \cdots\\ 0\end{pmatrix}+x_{r+2}\begin{pmatrix}-b_{12}\\ \cdots\\ -b_{r2}\\ 0\\ 1\\ \cdots\\ 0\end{pmatrix}+\cdots+x_n\begin{pmatrix}-b_{1n-r}\\ \cdots\\ -b_{rn-r}\\ 0\\ 0\\ \cdots\\ 1\end{pmatrix}$$

$$=x_{r+1}\boldsymbol{\eta}_1+x_{r+2}\boldsymbol{\eta}_2+\cdots+x_n\boldsymbol{\eta}_{n-r}$$

即解 x 可表示为 $\boldsymbol{\eta}_1,\boldsymbol{\eta}_2,\cdots,\boldsymbol{\eta}_{n-r}$ 的线性组合。

综合1、2知,$\boldsymbol{\eta}_1,\boldsymbol{\eta}_2,\cdots,\boldsymbol{\eta}_{n-r}$ 是 $\boldsymbol{Ax}=\mathbf{0}$ 的一个基础解系。

注:定理3-14的证明过程实际上已给出了求齐次线性方程组的基础解系的方法。

二、解空间及其维数

设 A 为 $m\times n$ 阶矩阵，则 n 元齐次线性方程组 $\boldsymbol{Ax}=\boldsymbol{0}$ 的全体解构成的集合 V 是一个向量空间，称其为该方程组的解空间，当系数矩阵的秩 $R(A)=r$ 时，解空间的维数为 $n-r$。当 $R(A)=n$时，方程组 $\boldsymbol{Ax}=\boldsymbol{0}$ 只有零解，此时解空间 V 只含有一个零向量，解空间 V 的维数为 0。当 $R(A)=r<n$ 时，方程组 $\boldsymbol{Ax}=\boldsymbol{0}$ 必有含 $n-r$ 个向量的基础解系 $\eta_1,\eta_2,\cdots,\eta_{n-r}$，此时方程组的任一解 x 可表示为

$$x=c_1\eta_1+c_2\eta_2+\cdots+c_{n-r}\eta_{n-r}$$

其中，$c_1,c_2,\cdots,c_{n-r}$为任意实数，而解空间可表示为

$$V=\{x\,|\,x=c_1\eta_1+c_2\eta_2+\cdots+c_{n-r}\eta_{n-r},c_1,c_2,\cdots,c_{n-r}\in R\}$$

例 3-28 求解齐次线性方程组，并求出它的一个基础解系。

$$\begin{cases}2x_1+x_2-2x_3+3x_4=0\\3x_1+2x_2-x_3+2x_4=0\\x_1+x_2+x_3-x_4=0\end{cases}$$

解 对系数矩阵作初等行变换，得到

$$A=\begin{pmatrix}2&1&-2&3\\3&2&-1&2\\1&1&1&-1\end{pmatrix}\to\begin{pmatrix}1&1&1&-1\\0&-1&-4&-5\\0&0&0&0\end{pmatrix}\to\begin{pmatrix}1&0&-3&4\\0&1&4&5\\0&0&0&0\end{pmatrix}$$

于是，原方程组可同解地变为

$$\begin{cases}x_1+0-3x_3+4x_4=0\\0+x_2+4x_3+5x_4=0\end{cases}$$

由此得到

$$\begin{cases}x_1=3x_3-4x_4\\x_2=-4x_3-5x_4\end{cases}$$

令 $x_3=k_1,x_4=k_2$，那么可得方程组的解为

$$\begin{cases}x_1=3k_1-4k_2\\x_2=-4k_1-5k_2\\x_3=k_1\\x_4=k_2\end{cases}(k_1,k_2\text{ 为任意常数})$$

称为参数形式的解。写成向量形式，得到

$$\begin{pmatrix}x_1\\x_2\\x_3\\x_4\end{pmatrix}=k_1\begin{pmatrix}3\\-4\\1\\0\end{pmatrix}+k_2\begin{pmatrix}-4\\-5\\0\\1\end{pmatrix}(k_1,k_2\text{ 为任意常数})$$

因此，齐次线性方程组的一个基础解系为

$$\xi_1=\begin{pmatrix}3\\-4\\1\\0\end{pmatrix},\xi_2=\begin{pmatrix}-4\\5\\0\\1\end{pmatrix}$$

例 3-29 用基础解系表示如下线性方程组的通解

$$\begin{cases}x_1+x_2+x_3+4x_4-3x_5=0\\x_1-x_2+3x_3-2x_4-x_5=0\\2x_1+x_2+3x_3+5x_4-5x_5=0\\3x_1+x_2+5x_3+6x_4-7x_5=0\end{cases}$$

解 $m=4,n=5,m<n$,因此所给方程组有无穷多解。

$$A=\begin{pmatrix}1&1&1&4&-3\\1&-1&3&-2&-1\\2&1&3&5&-5\\3&1&5&6&-7\end{pmatrix}\to\begin{pmatrix}1&1&1&4&-3\\0&-2&2&-6&2\\0&-1&1&-3&1\\0&-2&2&-6&2\end{pmatrix}\to\begin{pmatrix}1&0&2&1&-2\\1&1&-1&3&-1\\0&0&0&0&0\\0&0&0&0&0\end{pmatrix}$$

即原方程组与下面的方程组同解。

$$\begin{cases}x_1=x_3-x_4+2x_5\\x_2=x_3-3x_4+x_5\end{cases}$$

其中 x_3,x_4,x_5 为自由未知量。

令自由未知量$\begin{pmatrix}x_3\\x_4\\x_5\end{pmatrix}$取值$\begin{pmatrix}1\\0\\0\end{pmatrix},\begin{pmatrix}0\\1\\0\end{pmatrix},\begin{pmatrix}0\\0\\1\end{pmatrix}$分别得方程组的解为

$$\eta_1=(-2,1,1,0,0)^T,\eta_2=(-1,-3,0,1,0)^T,\eta_3=(2,1,0,0,1)^T,$$

η_1,η_2,η_3 就是所给方程组的一个基础解系,因此方程组的通解为

$$\eta=c_1\eta_1+c_2\eta_2+c_3\eta_3(c_1,c_2,c_3\text{ 为任意常数})$$

三、非齐次线性方程组解的结构

设有非齐次线性方程组

$$\begin{cases}a_{11}x_1+a_{12}x_2+\cdots+a_{1n}x_n=b_1\\a_{21}x_1+a_{22}x_2+\cdots+a_{2n}x_n=b_2\\\cdots\cdots\cdots\cdots\cdots\cdots\cdots\cdots\\a_{m1}x_1+a_{m2}x_2+\cdots+a_{mn}x_n=b_m\end{cases}$$

它也可写作矩阵方程 $Ax=b$,称 $Ax=0$ 为 $Ax=b$ 对应的齐次线性方程组(也称为导出组)。

性质 3 设 η_1,η_2 是非齐次线性方程组 $Ax=b$ 的解,则 $\eta_1-\eta_2$ 是对应的齐次线性方程组 $Ax=0$ 的解。

证明 $A(\eta_1-\eta_2)=A\eta_1-A\eta_2=b-b=0$

即 $\eta_1-\eta_2$ 为对应的齐次线性方程组 $Ax=0$ 的解。

性质 4　设 ξ 是非齐次线性方程组 $Ax=b$ 的解，η 为对应的齐次线性方程组 $Ax=0$ 的解，则 $\xi+\eta$ 为非齐次线性方程组 $Ax=b$ 的解。

证明 $A(\xi+\eta)=A\xi+A\eta=b+0=b$

即 $\xi+\eta$ 是非齐次线性方程组 $Ax=b$ 的解。

定理 3-14　设 η^* 是非齐次线性方程组 $Ax=b$ 的一个解，ξ 是对应的齐次线性方程组 $Ax=0$的通解，则 $x=\xi+\eta^*$ 是非齐次线性方程组 $Ax=b$ 的通解。

证明　根据非齐次线性方程组解的性质，只需证明非齐次线性方程组的任一解 η 一定能表示为 η^* 与 $Ax=0$ 的某一解 ξ_1 的和。为此取 $\xi_1=\eta-\eta^*$，由性质 3 知，ξ_1 是 $Ax=0$ 的一个解，故

$$\eta=\xi_1+\eta^*$$

即非齐次线性方程组的任一解都能表示为该方程组的一个解 η^* 与其对应的齐次线方程组某一个解的和。

注：设 $\xi_1,\xi_2,\cdots,\xi_{n-r}$ 是 $Ax=0$ 的基础解系，η^* 是 $Ax=b$ 的一个解，则非齐次性方程组 $Ax=b$ 的通解可表示为

$$x=c_1\xi_1+c_2\xi_2+\cdots+c_{n-r}\xi_{n-r}+\eta^*$$

其中，$c_1,c_2,\cdots,c_{n-r}\in R$。

综合前述讨论，设有非齐次线性方程组 $Ax=b$，而 $\alpha_1,\alpha_2,\cdots,\alpha_n$ 是系数矩阵 A 的列向量组，则下列四个命题等价。

1.非齐次线性方程组 $Ax=b$ 有解。

2.向量 b 能由向量组 $\alpha_1,\alpha_2,\cdots,\alpha_n$ 线性表示。

3.向量组 $\alpha_1,\alpha_2,\cdots,\alpha_n$ 与向量组 $\alpha_1,\alpha_2,\cdots,\alpha_n,b$ 等价。

4.$R(A)=R(A\quad b)$。

例 3-30　求解下列线性方程组。

$$\begin{cases}x_1+3x_2-2x_3+4x_4+x_5=7\\2x_1+6x_2+5x_4+2x_5=5\\4x_1+11x_2+8x_3+5x_5=3\\x_1+3x_2+2x_3+x_4+x_5=-2\end{cases}$$

解　对方程组的增广矩阵 $\overline{A}$ 进行行变换，得到

$$\overline{A}=\begin{pmatrix}1&3&-2&4&1&7\\2&6&0&5&2&5\\4&11&8&0&5&3\\1&3&2&1&1&-2\end{pmatrix}\to\begin{pmatrix}1&3&-2&4&1&7\\0&1&-16&16&-1&25\\0&0&4&-3&0&-9\\0&0&0&0&0&0\end{pmatrix}$$

$$\rightarrow\begin{pmatrix}1 & 0 & 0 & -\frac{19}{2} & 4 & \frac{71}{2} \\ 0 & 1 & 0 & 4 & -1 & -11 \\ 0 & 0 & 1 & -\frac{3}{4} & 0 & -\frac{9}{4} \\ 0 & 0 & 0 & 0 & 0 & 0\end{pmatrix}$$

可见 $R(A)=R(\overline{A})=3$,故方程组有解,并有

$$\begin{cases}x_1=\frac{19}{2}x_4-x_5+\frac{71}{2} \\ x_2=-4x_4+x_5-11 \\ x_3=\frac{3}{4}x_4-\frac{9}{4}\end{cases}$$

取 $x_4=x_5=0$,则 $x_1=\frac{71}{2}$、$x_2=-11$、$x_3=-\frac{9}{4}$,得方程组的一个特解 η^*;取 $x_4=4$、$x_5=0$,则 $x_1=38$、$x_2=-16$、$x_3=3$,取 $x_4=0$、$x_5=1$,则 $x_1=-1$、$x_2=1$、$x_3=0$,得相应的齐次方程组的基础解系 ξ_1,ξ_2,即

$$\eta^*=\begin{pmatrix}\frac{71}{2} \\ -11 \\ -\frac{9}{4} \\ 0 \\ 0\end{pmatrix},\xi_1=\begin{pmatrix}38 \\ -6 \\ 3 \\ 4 \\ 0\end{pmatrix},\xi_2=\begin{pmatrix}-1 \\ 1 \\ 0 \\ 0 \\ 1\end{pmatrix}$$

所以这个方程组的通解为 $x=k_1\xi_1+k_2\xi_2+\eta^*$,其中 k_1,k_2 为任意实数。

例 3-31 设四元非齐次线性方程组 $Ax=b$ 的系数矩阵 A 的秩为 3,已知它的三个解向量为 η_1,η_2,η_3,其中

$$\eta_1=\begin{pmatrix}3 \\ -4 \\ 1 \\ 2\end{pmatrix},\quad \eta_2+\eta_3=\begin{pmatrix}4 \\ 6 \\ 8 \\ 0\end{pmatrix}$$

求该方程组的通解。

解 根据题意,方程组 $Ax=b$ 的导出组的基础解系含 $4-3=1$ 个向量,于是,导出组的任何一个非零解都可作为其基础解系。显然

$$\eta_1-\frac{1}{2}(\eta_2+\eta_3)=\begin{pmatrix}1 \\ -7 \\ -3 \\ 2\end{pmatrix}\neq 0$$

是导出组的非零解，可作为其基础解系，故方程组 $Ax=b$ 的通解为

$$x=\eta_1+c\left[\eta_1-\frac{1}{2}(\eta_2+\eta_3)\right]=\begin{pmatrix}3\\-4\\1\\2\end{pmatrix}+c\begin{pmatrix}1\\-7\\-3\\2\end{pmatrix}(c\text{ 为任意常数})。$$

练习

1.求下列齐次线性方程组的基础解系。

(1) $\begin{cases}x_1-8x_2+10x_3+2x_4=0\\2x_1+4x_2+5x_3-x_4=0\\3x_1+8x_2+6x_3-2x_4=0\end{cases}$　　(2) $\begin{cases}2x_1-3x_2-2x_3+x_4=0\\3x_1+5x_2+4x_3-2x_4=0\\8x_1+7x_2+6x_3-3x_4=0\end{cases}$

(3) $nx_1+(n-1)x_2+\cdots+2x_{n-1}+x_n=0$

2.设 α_1,α_2 是某个齐次线性方程组的基础解系，证明 $\alpha_1+\alpha_2,2\alpha_1-\alpha_2$ 是该线性方程组的基础解系。

3.设 $A=\begin{pmatrix}2&-2&1&3\\9&-5&2&8\end{pmatrix}$，求一个 4×2 矩阵 B，使 $AB=O$，且 $R(B)=2$。

4.求下列非齐次线性方程组的一个解及对应的齐次线性方程组的基础解系。

(1) $\begin{cases}x_1+x_2=5\\2x_1+x_2+x_3+2x_4=1\\5x_1+3x_2+2x_3+2x_4=3\end{cases}$　　(2) $\begin{cases}x_1-5x_2+2x_3-3x_4=11\\5x_1+3x_2+6x_3-x_4=-1\\2x_1+4x_2+2x_3+x_4=-6\end{cases}$

5.设四元非齐次线性方程组 $Ax=b$ 的系数矩阵 A 的秩为 2，已知它的 3 个解向量为 η_1,η_2,η_3，其中

$$\eta_1=\begin{pmatrix}4\\3\\2\\1\end{pmatrix},\eta_2=\begin{pmatrix}1\\3\\5\\1\end{pmatrix},\eta_3=\begin{pmatrix}-2\\6\\3\\2\end{pmatrix}$$

求该方程组的通解。

6.设矩阵 $A=\begin{pmatrix}1&2&1&2\\0&1&t&t\\1&t&0&1\end{pmatrix}$，齐次线性方程组 $Ax=0$ 的基础解系含有 2 个线性无关的解向量，试求方程组 $Ax=0$ 的全部解。

7.设 $\eta_1,\cdots,\eta_s$ 是非齐次线性方程组 $Ax=b$ 的 s 个解，$k_1,\cdots,k_s$ 为实数，满足 $k_1+k_2+\cdots+k_s=1$，证明 $x=\eta_1k_1+\eta_2k_2+\cdots+\eta_sk_s$ 也是它的解。

习题三

1.选择题

(1)设 A 为 n 阶方阵,$R(A)=r<n$,那么(　　)

A.A 的解不可逆　　B.$|A|=0$

C.A 中所有 r 阶子式全不为零　　D.A 中没有不等于零的 r 阶子式

(2)设矩阵 $A=(a_{ij})_{m\times n}$,$m<n$,且 $R(A)=r$,那么(　　)

A.$r<m$　　B.$r<n$

C.A 中 r 阶子式不为零　　D.A 的标准形为$\begin{pmatrix}E\\0\end{pmatrix}$,其中 E 为 r 阶单位阵

(3)如果$\begin{cases}3x+ky+z=0\\4y+z=0\\kx-5y-z=0\end{cases}$有非零解,则 k 应为(　　)

A.$k=0$　　B.$k=1$　　C.$k=2$　　D.$k=-2$

(4)设 A 为 $m\times n$ 矩阵,齐次线性方程组 $AX=0$ 仅有零解的充要条件是(　　)

A.A 的列向量线性无关　　B.A 的列向量线性相关

C.A 的行向量线性相关　　D.A 的行向量线性无关

(5)如果$\begin{cases}kx+z=0\\2x+ky+z=0\\kx-2y+z=0\end{cases}$有非零解,则 k 应为(　　)

A.$k=0$　　B.$k=-1$　　C.$k=2$　　D.$k=-2$

(6)下列命题正确的是(　　)

A.$(AB)^T=A^TB^T$

B.若 $A\neq B$ 则 $|A|\neq|B|$

C.设 A、B 为三角形矩阵,则 $A+B$ 为三角形矩阵

D.$A^2-E^2=(A+E)(A-E)$

2.填空题

(1)若矩阵 $A=\begin{pmatrix}1&2&3\\2&-1&k\\0&1&1\end{pmatrix}$的 $R(A)=2$,则 $k=$________。

(2)若方程组$\begin{cases}\lambda x_1+x_2+x_3=0\\x_1+\lambda x_2+x_3=0\\x_1+x_2+\lambda x_3=0\end{cases}$仅有零解,则 λ 应满足的条件是________。

(3)设多项式 $f(x)=\begin{vmatrix}x&1&1\\1&2x&x\\1&2&x\end{vmatrix}$,则 $f(x)$ 中 x^3 的系数等于______,x^2 的系数等于______。

(4)若线性方程组$\begin{cases} x_1+x_2=-a_1 \\ x_2+x_3=a_2 \\ x_3+x_4=-a_3 \\ x_4+x_1=a_4 \end{cases}$有解,则常量 a_1,a_2,a_3,a_4 应满足条件________。

(5)设四阶方阵 $A=(A_1,A_2,A_3,A_4)$,$B=(A_1,A_2,A_3,B_4)$,其中 A_1,A_2,A_3,A_4,B_4 都是四元列向量,已知 $|A|=-1$,$|B|=2$,则行列式 $|A+2B|=$________。

3.求齐次线性方程组$\begin{cases} x_1+x_2-3x_4-x_5=0 \\ x_1-x_2+2x_3-x_4=0 \\ 4x_1-2x_2+6x_3+3x_4-4x_5=0 \\ 2x_1+4x_2-2x_3+4x_4-7x_5=0 \end{cases}$的基础解系及通解。

扫一扫,知答案

第四章 矩阵的特征值

【学习内容】

1.向量的内积。

2.矩阵的特征值和特征向量。

3.相似矩阵。

4.实对称矩阵的对角化。

【学习要求】

1.掌握:规范正交基及其求法;矩阵的特征值与特征向量的求解;实对称矩阵的对角化。

2.熟悉:相似矩阵的性质;矩阵与对角矩阵相似的条件。

3.了解:矩阵特征值的应用。

第三章提到的高光谱图像由搭载在不同空间平台上的成像光谱仪以数十至数百个连续且细分的光谱波段对目标区域同时成像得到。其中,每个波段对应一幅灰度图像,也称为高光谱图像的一个通道,在处理高光谱图像时,同时挖掘多个通道中的信息比单独处理每个通道更有效。通常来说,成像区域的一些特征可同时出现在多个通道中,这意味着高光谱图像中包含了大量的冗余信息。

主成分分析法可将大部分信息用少数几幅彼此不相关的合成图像来表示,如此信息得以浓缩和简化,那么如何得到这些主成分图像呢?这个问题的答案与本章的内容密切相关。

本章将先介绍 n 维向量空间的正交性,再介绍矩阵的特征值和特征向量,再引入相似矩阵的概念,并讨论矩阵的相似对角化,最后介绍实对称矩阵的相似对角化。

第一节 正交矩阵

一、向量的内积

定义 4-1 设有两个 n 维向量

$$\boldsymbol{\alpha}=\begin{pmatrix}a_1\\a_2\\\vdots\\a_n\end{pmatrix},\boldsymbol{\beta}=\begin{pmatrix}b_1\\b_2\\\vdots\\b_n\end{pmatrix}$$

则规定向量$\boldsymbol{\alpha},\boldsymbol{\beta}$的内积$(\boldsymbol{\alpha},\boldsymbol{\beta})$为

$$(\boldsymbol{\alpha},\boldsymbol{\beta})=\boldsymbol{\alpha}^T\boldsymbol{\beta}=(a_1\quad a_2\quad\cdots\quad a_n)\begin{pmatrix}b_1\\b_2\\\vdots\\b_n\end{pmatrix}=a_1b_1+a_2b_2+\cdots a_nb_n$$

设$\boldsymbol{\alpha},\boldsymbol{\beta},\boldsymbol{\gamma}$为$n$维向量，$\lambda$为实数，则向量的内积满足交换律、结合律、分配律，即

$$(\boldsymbol{\alpha},\boldsymbol{\beta})=(\boldsymbol{\beta},\boldsymbol{\alpha})\text{（交换律）}$$

$$\lambda(\boldsymbol{\alpha},\boldsymbol{\beta})=(\lambda\boldsymbol{\alpha},\boldsymbol{\beta})\text{（结合律）}$$

$$(\boldsymbol{\alpha}+\boldsymbol{\beta},\boldsymbol{\gamma})=(\boldsymbol{\alpha},\boldsymbol{\gamma})+(\boldsymbol{\beta},\boldsymbol{\gamma})\text{（分配律）}$$

定义 4-2　对n维向量$\boldsymbol{\alpha}$，规定其长度或范数为

$$\|\boldsymbol{\alpha}\|=\sqrt{(\boldsymbol{\alpha},\boldsymbol{\alpha})}=\sqrt{a_1^2+a_2^2+\cdots a_n^2}$$

当$\|\boldsymbol{\alpha}\|=1$时，称$\boldsymbol{\alpha}$是单位向量。对于非零向量$\boldsymbol{\alpha}$，可以通过长度进行单位化，即

$$\frac{\boldsymbol{\alpha}}{\|\boldsymbol{\alpha}\|}$$

向量的长度具有非负性、齐次性、三角不等式等性质，即

$$\text{当}\boldsymbol{\alpha}\neq\mathbf{0}\text{时，}\|\boldsymbol{\alpha}\|>0$$

$$\text{当}\boldsymbol{\alpha}=\mathbf{0}\text{时，}\|\boldsymbol{\alpha}\|=0$$

$$\|\lambda\boldsymbol{\alpha}\|=|\lambda|\cdot\|\boldsymbol{\alpha}\|$$

$$\|\boldsymbol{\alpha}+\boldsymbol{\beta}\|\leqslant\|\boldsymbol{\alpha}\|+\|\boldsymbol{\beta}\|$$

例 4-1　已知$\boldsymbol{\alpha}=(1,2,-1,0)$，$\boldsymbol{\beta}=(2,-3,1,0)$，计算两个向量单位化后的内积。

解　由$\|\boldsymbol{\alpha}\|=\sqrt{1^2+2^2+(-1)^2+0^2}=\sqrt{6}$，$\|\boldsymbol{\beta}\|=\sqrt{14}$，计算单位化后的内积，得到

$$\frac{1}{\|\boldsymbol{\alpha}\|\cdot\|\boldsymbol{\beta}\|}(\boldsymbol{\alpha},\boldsymbol{\beta})=\frac{1}{\sqrt{6}\times\sqrt{14}}\times(1\times2-2\times3-1\times1+0\times0)=\frac{-5}{2\sqrt{21}}$$

定义 4-3　当向量$\boldsymbol{\alpha}\neq0$，$\boldsymbol{\beta}\neq0$时，

$$\theta=\arccos\frac{(\boldsymbol{\alpha},\boldsymbol{\beta})}{\|\boldsymbol{\alpha}\|\ \|\boldsymbol{\beta}\|}$$

称为n维向量$\boldsymbol{\alpha}$和$\boldsymbol{\beta}$的夹角。

二、正交向量组

定义 4-4　当$(\boldsymbol{\alpha},\boldsymbol{\beta})=0$时，称向量$\boldsymbol{\alpha},\boldsymbol{\beta}$正交。

例如，向量$\boldsymbol{\alpha},\boldsymbol{\beta}$分别为

$$\boldsymbol{\alpha}=\begin{pmatrix}1\\2\\3\\1\end{pmatrix},\boldsymbol{\beta}=\begin{pmatrix}2\\-4\\3\\-3\end{pmatrix}$$

因为$(\boldsymbol{\alpha},\boldsymbol{\beta})=0$，向量$\boldsymbol{\alpha},\boldsymbol{\beta}$是正交的。

显然,零向量与任何向量都正交。

定义 4-5 若非零向量组 $\boldsymbol{\alpha}_1,\boldsymbol{\alpha}_2,\cdots,\boldsymbol{\alpha}_s$ 中任意两项都正交,则称该向量组为正交向量组。

例如,n 维单位向量组 $e_1,e_2,\cdots,e_n$ 是正交向量组,因为

$$(e_i,e_j)=\begin{cases}0 & i\neq j\\1 & i=j\end{cases}\quad(i,j=1,2,\cdots,n)$$

定理 4-1 若 n 维向量组 $\boldsymbol{\alpha}_1,\boldsymbol{\alpha}_2,\cdots,\boldsymbol{\alpha}_s$ 是正交向量组,则 $\boldsymbol{\alpha}_1,\boldsymbol{\alpha}_2,\cdots,\boldsymbol{\alpha}_s$ 线性无关。

证明 用反证法,假设有不全为零的 $\lambda_1,\lambda_2,\cdots,\lambda_n$,使得

$$\lambda_1\boldsymbol{\alpha}_1+\lambda_2\boldsymbol{\alpha}_2+\cdots+\lambda_s\boldsymbol{\alpha}_s=0$$

用 $\boldsymbol{\alpha}_i^T$ 左乘上式两端得到

$$\lambda_i\boldsymbol{\alpha}_i^T\boldsymbol{\alpha}_i=0$$

因为 $\boldsymbol{\alpha}_i\neq 0$,所以 $\boldsymbol{\alpha}_i^T\boldsymbol{\alpha}_i=\|\boldsymbol{\alpha}_i\|^2\neq 0$,从而 $\lambda_i=0(i=1,2,\cdots,s)$,与假设矛盾。

故,$\boldsymbol{\alpha}_1,\boldsymbol{\alpha}_2,\cdots,\boldsymbol{\alpha}_s$ 线性无关,得证。

三、向量组的正交规范化

线性无关的向量组 $\boldsymbol{\alpha}_1,\boldsymbol{\alpha}_2,\cdots,\boldsymbol{\alpha}_s$ 不一定是正交向量组,但总可寻求一组两两正交的单位向量 $\boldsymbol{\gamma}_1,\boldsymbol{\gamma}_2,\cdots,\boldsymbol{\gamma}_s$ 与之等价,称为将 $\boldsymbol{\alpha}_1,\boldsymbol{\alpha}_2,\cdots,\boldsymbol{\alpha}_s$ 正交规范化。下面介绍使用 *Schmidt* 法对线性无关的向量组 $\boldsymbol{\alpha}_1,\boldsymbol{\alpha}_2,\cdots,\boldsymbol{\alpha}_s$ 进行正交规范化。

首先取
$$\boldsymbol{\beta}_1=\boldsymbol{\alpha}_1$$

若取
$$\boldsymbol{\beta}_2=\boldsymbol{\alpha}_2+\lambda\boldsymbol{\beta}_1(\text{其中 }\lambda\text{ 待定})$$

由
$$(\boldsymbol{\beta}_2,\boldsymbol{\beta}_1)=(\boldsymbol{\alpha}_2+\lambda\boldsymbol{\beta}_1,\boldsymbol{\beta}_1)=(\boldsymbol{\alpha}_2,\boldsymbol{\beta}_1)+\lambda(\boldsymbol{\beta}_2,\boldsymbol{\beta}_1)=0$$

解得
$$\lambda=-\frac{(\boldsymbol{\alpha}_2,\boldsymbol{\beta}_1)}{(\boldsymbol{\beta}_1,\boldsymbol{\beta}_1)}$$

则应取
$$\boldsymbol{\beta}_2=\boldsymbol{\alpha}_2-\frac{(\boldsymbol{\alpha}_2,\boldsymbol{\beta}_1)}{(\boldsymbol{\beta}_1,\boldsymbol{\beta}_1)}\boldsymbol{\beta}_1$$

若再取
$$\boldsymbol{\beta}_3=\boldsymbol{\alpha}_3+\lambda_1\boldsymbol{\beta}_1+\lambda_2\boldsymbol{\beta}_2(\text{其中 }\lambda_1,\lambda_2)$$

由
$$(\boldsymbol{\beta}_3,\boldsymbol{\beta}_1)=(\boldsymbol{\alpha}_3,\boldsymbol{\beta}_1)+\lambda_1(\boldsymbol{\beta}_1,\boldsymbol{\beta}_1)+\lambda_2(\boldsymbol{\beta}_2,\boldsymbol{\beta}_1)=0$$
$$(\boldsymbol{\beta}_3,\boldsymbol{\beta}_2)=(\boldsymbol{\alpha}_3,\boldsymbol{\beta}_2)+\lambda_1(\boldsymbol{\beta}_1,\boldsymbol{\beta}_2)+\lambda_2(\boldsymbol{\beta}_2,\boldsymbol{\beta}_2)=0$$

解得
$$\lambda_1=-\frac{(\boldsymbol{\alpha}_3,\boldsymbol{\beta}_1)}{(\boldsymbol{\beta}_1,\boldsymbol{\beta}_1)},\lambda_2=-\frac{(\boldsymbol{\alpha}_3,\boldsymbol{\beta}_2)}{(\boldsymbol{\beta}_2,\boldsymbol{\beta}_2)}$$

则应取
$$\boldsymbol{\beta}_3=\boldsymbol{\alpha}_3-\frac{(\boldsymbol{\alpha}_3,\boldsymbol{\beta}_1)}{(\boldsymbol{\beta}_1,\boldsymbol{\beta}_1)}\boldsymbol{\beta}_1-\frac{(\boldsymbol{\alpha}_3,\boldsymbol{\beta}_2)}{(\boldsymbol{\beta}_2,\boldsymbol{\beta}_2)}\boldsymbol{\beta}_2$$

如此继续下去,得到

$$\boldsymbol{\beta}_s=\boldsymbol{\alpha}_s-\frac{(\boldsymbol{\alpha}_s,\boldsymbol{\beta}_1)}{(\boldsymbol{\beta}_1,\boldsymbol{\beta}_1)}\boldsymbol{\beta}_1-\cdots-\frac{(\boldsymbol{\alpha}_s,\boldsymbol{\beta}_{s-1})}{(\boldsymbol{\beta}_{s-1},\boldsymbol{\beta}_{s-1})}\boldsymbol{\beta}_{s-1}$$

再把正交向量组单位化,得到

$$\gamma_1=\frac{\beta_1}{\|\beta_1\|},\gamma_2=\frac{\beta_2}{\|\beta_2\|},\cdots,\gamma_s=\frac{\beta_s}{\|\beta_s\|}$$

于是，$\gamma_1,\gamma_2,\cdots,\gamma_s$ 就是与 $\alpha_1,\alpha_2,\cdots,\alpha_s$ 等价的正交规范向量组。

例 4-2 把向量组 $\alpha_1,\alpha_2,\alpha_3$ 正交规范化。

$$\alpha_1=\begin{pmatrix}2\\1\\-1\end{pmatrix},\alpha_2=\begin{pmatrix}3\\-1\\1\end{pmatrix},\alpha_3=\begin{pmatrix}-1\\4\\0\end{pmatrix}$$

解 取

$$\beta_1=\alpha_1=\begin{pmatrix}2\\1\\-1\end{pmatrix}$$

$$\beta_2=\alpha_2-\frac{(\alpha_2,\beta_1)}{(\beta_1,\beta_1)}\beta_1=\begin{pmatrix}3\\-1\\1\end{pmatrix}-\frac{4}{6}\begin{pmatrix}2\\1\\-1\end{pmatrix}=\begin{pmatrix}\frac{5}{3}\\-\frac{5}{3}\\\frac{5}{3}\end{pmatrix}$$

$$\beta_3=\alpha_3-\frac{(\alpha_3,\beta_1)}{(\beta_1,\beta_1)}\beta_1-\frac{(\alpha_3,\beta_2)}{(\beta_2,\beta_2)}\beta_2$$

$$=\begin{pmatrix}-1\\4\\0\end{pmatrix}-\frac{2}{6}\times\begin{pmatrix}2\\1\\-1\end{pmatrix}-\frac{-\frac{25}{3}}{\frac{25}{3}}\times\begin{pmatrix}\frac{5}{3}\\-\frac{5}{3}\\\frac{5}{3}\end{pmatrix}=\begin{pmatrix}0\\2\\2\end{pmatrix}$$

将其单位化，取

$$\gamma_1=\frac{\beta_1}{\|\beta_1\|}=\begin{pmatrix}\frac{2}{\sqrt{6}}\\\frac{1}{\sqrt{6}}\\-\frac{1}{\sqrt{6}}\end{pmatrix},\gamma_2=\frac{\beta_2}{\|\beta_2\|}=\begin{pmatrix}\frac{1}{\sqrt{3}}\\-\frac{1}{\sqrt{3}}\\\frac{1}{\sqrt{3}}\end{pmatrix},\gamma_3=\frac{\beta_3}{\|\beta_3\|}=\begin{pmatrix}0\\\frac{1}{\sqrt{2}}\\\frac{1}{\sqrt{2}}\end{pmatrix}$$

则 $\gamma_1,\gamma_2,\gamma_3$ 即为所求。

例 4-3 已知 $\beta_1=\begin{pmatrix}1\\1\\1\end{pmatrix}$，求非零向量 β_2,β_3，使得 β_1,β_2,β_3 成为正交向量组。

解 所求的 β_2,β_3 应该满足 $\beta_1^T x=0$，即 $x_1+x_2+x_3=0$，基础解系为

$$\boldsymbol{\alpha}_1=\begin{pmatrix}1\\0\\-1\end{pmatrix},\boldsymbol{\alpha}_2=\begin{pmatrix}0\\1\\-1\end{pmatrix}$$

将$\boldsymbol{\alpha}_1,\boldsymbol{\alpha}_2$正交化,得到

$$\boldsymbol{\beta}_2=\boldsymbol{\alpha}_1=\begin{pmatrix}1\\0\\-1\end{pmatrix},\boldsymbol{\beta}_3=\boldsymbol{\alpha}_2-\frac{(\boldsymbol{\alpha}_2,\boldsymbol{\beta}_2)}{(\boldsymbol{\beta}_2,\boldsymbol{\beta}_2)}\boldsymbol{\beta}_2=\begin{pmatrix}0\\1\\-1\end{pmatrix}-\frac{1}{2}\begin{pmatrix}1\\0\\-1\end{pmatrix}=\begin{pmatrix}-\frac{1}{2}\\1\\-\frac{1}{2}\end{pmatrix}$$

则$\boldsymbol{\beta}_2,\boldsymbol{\beta}_3$即为所求。

四、正交矩阵

定义 4-6 如果n阶方阵$\boldsymbol{A}$满足$\boldsymbol{A}\boldsymbol{A}^T=\boldsymbol{A}^T\boldsymbol{A}=\boldsymbol{E}$,则称$\boldsymbol{A}$为正交矩阵。

例 4-4 证明$\boldsymbol{A}$为正交矩阵的充分必要条件是

$$\boldsymbol{A}^T=\boldsymbol{A}^{-1}$$

证明 充分性。由$\boldsymbol{A}^T=\boldsymbol{A}^{-1}$,有$\boldsymbol{A}\boldsymbol{A}^T=\boldsymbol{A}\boldsymbol{A}^{-1}=\boldsymbol{E}$。

同理,$\boldsymbol{A}\boldsymbol{A}^T=\boldsymbol{E}$,故$\boldsymbol{A}$为正交矩阵。

必要性。由$\boldsymbol{A}$为正交矩阵,有$\boldsymbol{A}\boldsymbol{A}^T=\boldsymbol{A}^T\boldsymbol{A}=\boldsymbol{E}$。

故$\boldsymbol{A}^T$是$\boldsymbol{A}$的逆矩阵,$\boldsymbol{A}^T=\boldsymbol{A}^{-1}$,得证。

例 4-5 判断下列矩阵是否是正交矩阵,其中θ为实数。

$$\boldsymbol{A}=\begin{pmatrix}\cos\theta & -\sin\theta\\ \sin\theta & \cos\theta\end{pmatrix}$$

解 因为

$$\boldsymbol{A}^T=\boldsymbol{A}^{-1}=\begin{pmatrix}\cos\theta & \sin\theta\\ -\sin\theta & \cos\theta\end{pmatrix}$$

故$\boldsymbol{A}$为正交矩阵。

正交矩阵具有下列性质。

性质 1 $\boldsymbol{E}$是正交矩阵。

性质 2 若$\boldsymbol{A}$与$\boldsymbol{B}$都是n阶正交矩阵,则$\boldsymbol{AB}$也是。

性质 3 若$\boldsymbol{A}$是正交矩阵,则$\boldsymbol{A}^{-1}$也是。

性质 4 若$\boldsymbol{A}$是正交矩阵,则$\det\boldsymbol{A}=1$或-1。

证明 由$\boldsymbol{A}\boldsymbol{A}^T=\boldsymbol{E}$,有$|\boldsymbol{A}||\boldsymbol{A}^T|=|\boldsymbol{E}|=1,|\boldsymbol{A}|^2=1,|\boldsymbol{A}|=\pm1$。

其他性质,读者可以根据正交矩阵定义和行列式性质证明。

正交矩阵$\boldsymbol{A}$的任意一列(行)元的平方和为1,而任意不同列(行)的对应元的乘积之和为0,即

$$a_{i1}a_{j1}+a_{i2}a_{j2}+\cdots a_{in}a_{jn}=\begin{cases}1 & i=j\\0 & i\neq j\end{cases}\quad(i,j=1,2,\cdots,n)$$

这说明方阵 $\boldsymbol{A}$ 为正交矩阵的充分必要条件是 $\boldsymbol{A}$ 的行(列)向量是单位向量且两两正交,据此可以判断矩阵 $\boldsymbol{A}$ 是否为正交矩阵。

练习

1. 计算内积$(\boldsymbol{\alpha},\boldsymbol{\beta})$。

(1)$\boldsymbol{\alpha}=(-1,0,3,-5)^T,\boldsymbol{\beta}=(4,-2,0,1)^T$

(2)$\boldsymbol{\alpha}=(\frac{\sqrt{3}}{2},-\frac{1}{3},\sqrt{3}/4,-1)^T,\boldsymbol{\beta}=(-\frac{\sqrt{3}}{2},-2,\sqrt{3},\frac{2}{3})^T$

2. 已知 $\boldsymbol{\alpha}=(2,1,3,2)^T,\boldsymbol{\beta}=(1,2,-2,1)^T$,计算向量 α 和 β 的夹角。

3. 把向量单位化。

(1)$\boldsymbol{\alpha}=(3,0,-1,4)^T$　　(2)$\boldsymbol{\beta}=(5,1,-2,0)^T$

4. 证明:若 $\boldsymbol{\alpha}$ 和 $\boldsymbol{\beta}$ 正交,则对于任意的实数 k 和 l,$k\boldsymbol{\alpha}$ 和 $l\boldsymbol{\beta}$ 也正交。

5. 把向量组正交规范化。

$$\boldsymbol{\alpha}_1=\begin{pmatrix}1\\1\\1\end{pmatrix},\boldsymbol{\alpha}_2=\begin{pmatrix}1\\1\\-1\end{pmatrix},\boldsymbol{\alpha}_3=\begin{pmatrix}1\\-1\\-1\end{pmatrix}$$

6. 验证下列矩阵是否正交阵。

(1)$\boldsymbol{A}=\begin{pmatrix}\frac{3}{5} & -\frac{4}{5}\\ \frac{4}{5} & \frac{3}{5}\end{pmatrix}$　　(2)$\boldsymbol{B}=\begin{pmatrix}\frac{1}{9} & -\frac{8}{9} & -\frac{4}{9}\\ -\frac{8}{9} & \frac{1}{9} & -\frac{4}{9}\\ -\frac{4}{9} & -\frac{4}{9} & \frac{7}{9}\end{pmatrix}$

(3)$\boldsymbol{C}=\begin{pmatrix}\frac{1}{2} & -\frac{1}{2} & \frac{1}{2} & -\frac{1}{2}\\ \frac{1}{2} & -\frac{1}{2} & -\frac{1}{2} & \frac{1}{2}\\ \frac{1}{\sqrt{2}} & \frac{1}{\sqrt{2}} & 0 & 0\\ 0 & 0 & \frac{1}{\sqrt{2}} & \frac{1}{\sqrt{2}}\end{pmatrix}$

第二节　矩阵的特征值与特征向量

本节讨论方阵的特征值和特征向量的有关问题，它们在概念、理论和实用上都很重要。

一、特征值与特征向量

定义 4-7　设 $\boldsymbol{A}$ 为 n 阶方阵，若存在数 λ 和 n 维非零列向量 X，使得

$$\boldsymbol{Ax} = \lambda \boldsymbol{X}$$

则称数 λ 为矩阵 $\boldsymbol{A}$ 的特征值，称非零列向量 $\boldsymbol{X}$ 为矩阵 $\boldsymbol{A}$ 对应于特征值 λ 的特征向量。

上式可以改写为齐次线性方程组的形式，即

$$(\lambda \boldsymbol{E} - \boldsymbol{A})X = \boldsymbol{0}$$

由定义 4-7，$\boldsymbol{A}$ 的特征值就是使得 $(\lambda\boldsymbol{E}-\boldsymbol{A})X=\boldsymbol{0}$ 有非零解的 λ，而有非零解的充分必要条件为

$$\det(\lambda \boldsymbol{E} - \boldsymbol{A}) = 0$$

左端 $\det(\lambda\boldsymbol{E}-\boldsymbol{A})$ 是 λ 的 n 次多项式，因此 $\boldsymbol{A}$ 的特征值就是该多项式的根。

定义 4-8　设矩阵

$$\boldsymbol{A} = \begin{pmatrix} a_{11} & a_{12} & \cdots & a_{1n} \\ a_{21} & a_{22} & \cdots & a_{2n} \\ \cdots & \cdots & \cdots & \cdots \\ a_{n1} & a_{n2} & \cdots & a_{nn} \end{pmatrix}$$

称矩阵

$$\lambda\boldsymbol{E}-\boldsymbol{A} = \begin{pmatrix} \lambda-a_{11} & -a_{12} & \cdots & -a_{1n} \\ -a_{21} & \lambda-a_{22} & \cdots & -a_{2n} \\ \cdots & \cdots & \cdots & \cdots \\ -a_{n1} & -a_{n2} & \cdots & \lambda-a_{nn} \end{pmatrix}$$

为 $\boldsymbol{A}$ 的特征矩阵，称行列式 $\det(\lambda\boldsymbol{E}-\boldsymbol{A})$ 是 $\boldsymbol{A}$ 的特征多项式。

$\boldsymbol{A}$ 为 n 阶方阵，数 λ_0 是 $\boldsymbol{A}$ 的特征值的充要条件是 λ_0 是 $\boldsymbol{A}$ 的特征多项式 $\det(\lambda\boldsymbol{E}-\boldsymbol{A})$ 的根。n 维向量 $\boldsymbol{\alpha}$ 是 $\boldsymbol{A}$ 的对应于 λ_0 的特征向量的充要条件是 $\boldsymbol{\alpha}$ 是齐次线性方程组 $(\lambda_0\boldsymbol{E}-\boldsymbol{A})\boldsymbol{X}=\boldsymbol{0}$ 的非零解。

例 4-6　设有矩阵 $\boldsymbol{A}$，求 $\boldsymbol{A}$ 的特征值与特征向量。

$$\boldsymbol{A} = \begin{pmatrix} 4 & 6 & 0 \\ -3 & -5 & 0 \\ -3 & -6 & 1 \end{pmatrix}$$

解　$\boldsymbol{A}$ 的特征多项式为

$$\det(\lambda \boldsymbol{E}-\boldsymbol{A})=\begin{vmatrix}\lambda-4 & -6 & 0\\ 3 & \lambda+5 & 0\\ 3 & 6 & \lambda-1\end{vmatrix}=(\lambda-1)^2(\lambda+2)$$

令$(\lambda-1)^2(\lambda+2)=0$，解得 $\boldsymbol{A}$ 的 3 个特征值为 $\lambda_1=\lambda_2=1,\lambda_3=-2$。

求矩阵 $\boldsymbol{A}$ 对应于 $\lambda_1=\lambda_2=1$ 的特征向量，就是求齐次线性方程组$(1\boldsymbol{E}-\boldsymbol{A})X=\boldsymbol{0}$ 的全部非零解。对其系数矩阵做初等行变换，化为阶梯形矩阵，即

$$1\boldsymbol{E}-\boldsymbol{A}=\begin{pmatrix}1-4 & -6 & 0\\ 3 & 1+5 & 0\\ 3 & 6 & 1-1\end{pmatrix}=\begin{pmatrix}-3 & -6 & 0\\ 3 & 6 & 0\\ 3 & 6 & 0\end{pmatrix}\to\begin{pmatrix}1 & 2 & 0\\ 0 & 0 & 0\\ 0 & 0 & 0\end{pmatrix}$$

取 x_2 和 x_3 为自由变量，得到一个基础解系为

$$\boldsymbol{\alpha}_1=\begin{pmatrix}-2\\ 1\\ 0\end{pmatrix},\boldsymbol{\alpha}_2=\begin{pmatrix}0\\ 0\\ 1\end{pmatrix}$$

于是，$\boldsymbol{\alpha}_1$ 和 $\boldsymbol{\alpha}_2$ 所有非零线性组合 $k_1\boldsymbol{\alpha}_1+k_2\boldsymbol{\alpha}_2$($k_1,k_2$ 不全为零)为矩阵 $\boldsymbol{A}$ 关于特征值 1 的特征向量。

同样，对齐次线性方程组$(-2\boldsymbol{E}-\boldsymbol{A})X=\boldsymbol{0}$ 系数矩阵做初等行变换，化为阶梯形矩阵，即

$$-2\boldsymbol{E}-\boldsymbol{A}=\begin{pmatrix}-2-4 & -6 & 0\\ 3 & -2+5 & 0\\ 3 & 6 & -2-1\end{pmatrix}=\begin{pmatrix}-3 & -6 & 0\\ 3 & 3 & 0\\ 3 & 6 & -3\end{pmatrix}\to\begin{pmatrix}1 & 0 & 1\\ 0 & 1 & -1\\ 0 & 0 & 0\end{pmatrix}$$

取 x_3 为自由变量，得到基础解系

$$\boldsymbol{\alpha}_3=\begin{pmatrix}-1\\ 1\\ 1\end{pmatrix}$$

于是得到矩阵 $\boldsymbol{A}$ 对应于 $\lambda_3=-2$ 的特征向量 $k_3\boldsymbol{\alpha}_3(k_3\neq0)$。

例 4-7 求矩阵 $\boldsymbol{B}$ 的特征多项式与特征向量。

$$\boldsymbol{B}=\begin{pmatrix}3 & -2 & 0\\ -1 & 3 & -1\\ -5 & 7 & -1\end{pmatrix}$$

解 特征多项式为

$$\det(\lambda \boldsymbol{E}-\boldsymbol{B})=\begin{vmatrix}\lambda-3 & 2 & 0\\ 1 & \lambda-3 & 1\\ 5 & -7 & \lambda+1\end{vmatrix}=(\lambda-1)(\lambda-2)^2$$

解$(\lambda-1)(\lambda-2)^2=0$，得到特征值 $\lambda_1=1,\lambda_2=\lambda_3=2$。

$\lambda_1=1$ 时，对系数矩阵进行初等行变换，得到

$$1\boldsymbol{E}-\boldsymbol{B}=\begin{pmatrix}-2 & 2 & 0\\ 1 & -2 & 1\\ 5 & -7 & 2\end{pmatrix}\to\begin{pmatrix}1 & 0 & -1\\ 0 & 1 & -1\\ 0 & 0 & 0\end{pmatrix}$$

取 x_3 为自由未知量，得到 $\boldsymbol{B}$ 的对应于特征值 1 的全部特征向量为 $k_1\begin{pmatrix}1\\1\\1\end{pmatrix}$，其中 k_1 为任意非零常数。

类似地，可以求得 $\boldsymbol{B}$ 的对应于特征值 2 的全部特征向量为 $k_2\begin{pmatrix}-2\\-1\\1\end{pmatrix}$，其中 k_2 为任意非零常数。

二、特征值与特征向量的性质

由例 4-6 与例 4-7 可以看出两个重要结论。

(1) 矩阵 $\boldsymbol{A}$ 对应于特征值 λ_0 的特征向量乘以非零常数 k 仍然是关于 λ_0 的特征向量。

(2) 矩阵 $\boldsymbol{A}$ 对应于特征值 λ_0 的两个特征向量之和仍然是关于 λ_0 的特征向量。

定理 4-2 $\boldsymbol{A}$ 为 n 阶方阵，数 λ_0 是 $\boldsymbol{A}$ 的特征值的充要条件是 λ_0 是 $\boldsymbol{A}$ 的特征多项式 $\det(\lambda\boldsymbol{E}-\boldsymbol{A})$ 的根。n 维向量 $\boldsymbol{\alpha}$ 是 $\boldsymbol{A}$ 的对应于 λ_0 的特征向量的充要条件是 $\boldsymbol{\alpha}$ 是齐次线性方程组 $(\lambda_0\boldsymbol{E}-\boldsymbol{A})\boldsymbol{X}=\boldsymbol{0}$ 的非零解。

下面研究特征多项式某些系数的特征。由 n 阶方阵 $\boldsymbol{A}$ 的特征多项式

$$\det(\lambda\boldsymbol{E}-\boldsymbol{A})=\begin{vmatrix}\lambda-a_{11} & -a_{12} & \cdots & -a_{1n}\\ -a_{21} & \lambda-a_{22} & \cdots & -a_{2n}\\ \cdots & \cdots & \cdots & \cdots\\ -a_{n1} & -a_{n2} & \cdots & \lambda-a_{nn}\end{vmatrix}$$

可以看出，行列式展开式有一项是主对角线元素的连乘积

$$(\lambda-a_{11})(\lambda-a_{22})\cdots(\lambda-a_{nn})$$

展开式中其余各项至多包含 $n-2$ 个主对角线上的元素，λ 的次数最多是 $n-2$。因此，特征多项式中含有 λ 的 n 次与 $n-1$ 次项只能在主对角线连乘中出现，它们是

$$\lambda^n-(a_{11}+a_{22}+\cdots a_{nn})\lambda^{n-1}$$

如果在特征多项式中令 $\lambda=0$，得到常数项

$$\det(-\boldsymbol{A})=(-1)^n\det\boldsymbol{A}$$

因此，如果只写出特征多项式的前两项与常数项，就得到

$$\det(\lambda\boldsymbol{E}-\boldsymbol{A})=\lambda^n-(a_{11}+a_{22}+\cdots a_{nn})\lambda^{n-1}+\cdots+(-1)^n\det\boldsymbol{A}$$

由根与系数的关系可以知道，$\boldsymbol{A}$ 的全体特征值的和就是 $a_{11}+a_{22}+\cdots+a_{nn}$，称为 $\boldsymbol{A}$ 的迹，记作 $\mathrm{tr}\boldsymbol{A}$。$\boldsymbol{A}$ 的全体特征值的积是 $\det\boldsymbol{A}$。从这里可以看出 $\boldsymbol{A}$ 的某些重要特征。

关于 $\boldsymbol{A}$ 的特征值对应的特征向量的重要特征有以下结论。

命题 1 n 阶方阵 $\boldsymbol{A}$ 与其转置阵 $\boldsymbol{A}^T$ 有相同的特征值。

证明　矩阵的特征值由其特征多项式唯一决定，即

$$|\lambda\boldsymbol{E}-A^T|=|(\lambda\boldsymbol{E}-\boldsymbol{A})^T|=|\lambda\boldsymbol{E}-\boldsymbol{A}|$$

故方阵 $\boldsymbol{A}$ 与其转置阵 $\boldsymbol{A}^T$ 有相同的特征多项式，从而有相同的特征值，得证。

命题 2 若 n 阶方阵 $\boldsymbol{A}$ 每一行元素的模之和小于 1，则 $\boldsymbol{A}$ 的所有特征值的模都小于 1。

证明 设数 λ 为矩阵 $\boldsymbol{A}$ 的特征值，非零列向量 $\boldsymbol{X}$ 为矩阵 $\boldsymbol{A}$ 对应特征值 λ 的特征向量，即

$$\boldsymbol{AX}=\lambda\boldsymbol{X}$$

比较矩阵方程两边的第 i 行，得到

$$a_{i1}x_1+a_{i2}x_2+\cdots+a_{in}x_n=\lambda x_i$$

设非零列向量 $\boldsymbol{X}$ 的绝对值最大元素为 x_j，则 $x_j\neq 0$，从而

$$|\lambda|=\left|\frac{a_{i1}x_1+a_{12}x_2+\cdots+a_{1n}x_n}{x_j}\right|$$
$$\leqslant |a_{i1}|+|a_{i2}|+\cdots+|a_{in}|<1$$

即 $\boldsymbol{A}$ 的所有特征值的模都小于 1，得证。

定理 4-3 若 n 阶方阵 $\boldsymbol{A}$ 的所有元素非负，且每一列元素的模之和小于 1，则方阵 $\boldsymbol{E}-\boldsymbol{A}$ 是非奇异阵，即

$$|\boldsymbol{E}-\boldsymbol{A}|\neq 0$$

证明 由命题 1，方阵 $\boldsymbol{A}$ 与 $\boldsymbol{A}^T$ 有相同的特征值。

由命题 2，由 $\boldsymbol{A}^T$ 每一行元素的模之和小于 1，可知所有特征值的模都小于 1。

若 $\boldsymbol{E}-\boldsymbol{A}$ 是奇异阵，则 $|\boldsymbol{E}-\boldsymbol{A}|=0$，1 为矩阵 $\boldsymbol{A}$ 的特征值，与特征值的模小于 1 矛盾。

故，方阵 $\boldsymbol{E}-\boldsymbol{A}$ 是非奇异阵，得证。

例 4-8 证明下面矩阵可逆。

$$\begin{pmatrix} 0.9 & -0.1 & 0 \\ -0.4 & 0.3 & -0.2 \\ -0.5 & -0.4 & 0.4 \end{pmatrix}$$

证明 设矩阵 $\boldsymbol{A}$ 为

$$\boldsymbol{A}=\begin{pmatrix} 0.1 & 0.1 & 0 \\ 0.4 & 0.7 & 0.2 \\ 0.5 & 0.4 & 0.6 \end{pmatrix}$$

则 $\boldsymbol{A}$ 的所有元素非负，且每一列元素的模之和小于 1。

由定理 4-3，方阵 $\boldsymbol{E}-\boldsymbol{A}$ 是非奇异阵，即 $|\boldsymbol{E}-\boldsymbol{A}|\neq 0$。

案例：丹参生物量和生理生化指标表征选择

碳（C）和氮（N）是植物生长发育的主要元素。植物一方面通过光合作用合成丙糖，进而形成淀粉、蔗糖和可溶性糖；另一方面通过氨化作用从土壤获得无机氮合成氨基酸，进而形成可溶性蛋白，并以一定 C 和 N 约束比例用于植物的生长发育。同时，植物在生物和非生物胁迫下又会通过防御代谢消耗碳（C）和氮（N）代谢的同化产物。因此，植物通过 C 和 N 代谢、防御代谢优化资源分配，维持生长和防御之间动态平衡，使植物能在生物和非生物胁迫下生存。

通过测定丹参生理生化指标和生物量数据，并进行指标间的相关分析、Lasso 回归筛选重要指标及道格拉斯生产函数回归分析，找到丹参生物量和生理生化指标的函数关系，以期通过丹参相关指标的监测，了解丹参的生长状况。

在无菌条件下，采用 9 种丹参的内生真菌干预植株培养了 24 株植物，得到叶绿素、SS、SPS、可溶性糖等 18 个生理生化指标的数据。

为了选择一个简洁的生理生化指标集合来有效地预测生物量，提高模型预测精度，引入 Lasso 回归来进行变量筛选，其模型如下。

$$y_i = \sum_{j=1}^{p} \beta_j x_{ij} + \varepsilon_i, (i = 1, 2, \cdots, n)$$

其中，x_{ij}表示第 i 个样本的第 j 种生理生化指标，y_i 表示第 i 个样本的生物量。

Lasso 方法通过构造一个惩罚函数来获得更精确的模型，这使得它压缩了一些回归系数。这里，l_1-惩罚用于公式{Bradley}中的正则化估计参数，定义为

$$\hat{\beta}(\lambda) = \arg\min \frac{1}{N} \| Y - X\beta \|^2 + \lambda \sum_j |\beta_j|$$

其中，N 表示样本数量，$Y=(Y_1, Y_2, \cdots, Y_N)^T$ 表示生物量，$X=(X_1, X_2, \cdots, X_N)^T$ 表示生理生化指标，β 表示回归系数，$\lambda>0$ 表示惩罚参数。

为了分析丹参生物量与生理生化指标的关系，收集了 24 个丹参样品，并得到叶绿素、SS、SPS、可溶性糖等 18 个生理生化指标的数据。使用 R 软件的 glmnet 函数来计算 Lasso 模型（参数设置为默认值），并通过函数 cv.glmnet( ) 优化模型和函数，得到结果见图 4-1。Lasso 从影响生物量合成关键因素的筛选提供了一个严谨的逻辑推理过程。

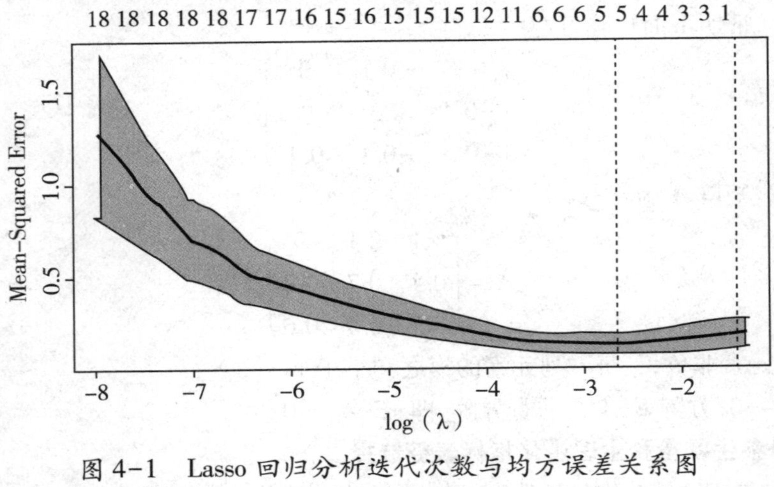

图 4-1 Lasso 回归分析迭代次数与均方误差关系图

该方法不仅适用于植物代谢工程，也适用于具有相似机理特征的现象，如植物活性与土壤环境的关系、微生物群落的自组织等。

练习

1.求矩阵的特征值与特征向量。

(1)$\begin{pmatrix}2 & -4\\1 & -3\end{pmatrix}$　(2)$\begin{pmatrix}6 & 2 & 4\\2 & 3 & 2\\4 & 2 & 6\end{pmatrix}$　(3)$\begin{pmatrix}a_1 & 0 & 0\\0 & a_2 & 0\\0 & 0 & a_3\end{pmatrix}$

2.设 $\boldsymbol{\alpha}_1$ 和 $\boldsymbol{\alpha}_2$ 是 $\boldsymbol{A}$ 的对应于特征值 λ_0 的特征向量,说明 $k\boldsymbol{\alpha}_1(k\neq0)$ 和 $\boldsymbol{\alpha}_1+\boldsymbol{\alpha}_2$ 仍然是 $\boldsymbol{A}$ 的对应于特征值 λ_0 的特征向量。

3.设 $\boldsymbol{\alpha}_1$ 是 $\boldsymbol{A}$ 的对应于特征值 λ_1 的特征向量,$\boldsymbol{\alpha}_2$ 是 $\boldsymbol{A}$ 的对应于特征值 λ_2 的特征向量,并且 $\lambda_1\neq\lambda_2$。证明:

(1)$\boldsymbol{\alpha}_1$ 和 $\boldsymbol{\alpha}_2$ 线性无关

(2)$\boldsymbol{\alpha}_1+\boldsymbol{\alpha}_2$ 不是 $\boldsymbol{A}$ 的特征向量

4.设 λ 是矩阵 $\boldsymbol{A}$ 的特征值,证明:

(1)λ^2 是矩阵 $\boldsymbol{A}^2+3\boldsymbol{E}$ 的特征值

(2)当 $\boldsymbol{A}$ 可逆时,$\dfrac{1}{\lambda}$是 $\boldsymbol{A}^{-1}$的特征值

5.若 n 阶方阵 $\boldsymbol{A}$ 满足 $\boldsymbol{A}^2=\boldsymbol{A}$,则称 $\boldsymbol{A}$ 为幂等阵。试证:幂等阵的特征值只能是 1 或 0。

6.若 n 阶方阵 $\boldsymbol{A}$ 满足 $\boldsymbol{A}^2=\boldsymbol{E}$,试证:$\boldsymbol{A}$ 的特征值只能是 1 或者-1。

第三节　相似矩阵

一、相似矩阵概念

定义 4-9　设 $\boldsymbol{A}$ 与 $\boldsymbol{B}$ 是方阵,如果存在可逆矩阵 P,使得

$$P^{-1}\boldsymbol{A}P=\boldsymbol{B}$$

则称 $\boldsymbol{B}$ 是 $\boldsymbol{A}$ 的相似矩阵,并称 $\boldsymbol{A}$ 与 $\boldsymbol{B}$ 相似,记作 $\boldsymbol{A}\sim\boldsymbol{B}$。

对 $\boldsymbol{A}$ 进行 $\boldsymbol{P}^{-1}\boldsymbol{AP}$ 运算称为对 $\boldsymbol{A}$ 进行相似变换,称可逆矩阵 $\boldsymbol{P}$ 为相似变换矩阵。

矩阵的相似关系是一种等价关系,相似矩阵有下列性质。

性质 1　相似矩阵的行列式相同。

性质 2　相似矩阵具有相同的可逆性;若可逆,则逆矩阵也相似。

性质 3　相似矩阵具有相同的特征多项式。

性质 1、2 留给读者完成,只证明性质 3。

证明　设 $\boldsymbol{A}\sim\boldsymbol{B}$,即 $\boldsymbol{B}=\boldsymbol{P}^{-1}\boldsymbol{AP}$,所以

$$\begin{aligned}\det(\lambda\boldsymbol{E}-\boldsymbol{B})&=\det(\lambda\boldsymbol{E}-\boldsymbol{P}^{-1}\boldsymbol{AP})=\det[\boldsymbol{P}^{-1}(\lambda\boldsymbol{E}-\boldsymbol{A})\boldsymbol{P}]\\&=\det\boldsymbol{P}^{-1}\det\boldsymbol{P}\det(\lambda\boldsymbol{E}-\boldsymbol{A})=\det(\lambda\boldsymbol{E}-\boldsymbol{A})\end{aligned}$$

性质 4　相似矩阵具有相同的特征值。

由性质 3 立即可以得到性质 4。

定理 4-4 设 $\boldsymbol{A}$ 与 $\boldsymbol{B}$ 都是 n 阶矩阵,$\mathrm{tr}(\boldsymbol{AB})$ 表示 $\boldsymbol{AB}$ 的迹,则

$$\mathrm{tr}(\boldsymbol{AB})=\mathrm{tr}(\boldsymbol{BA})$$

证明 设 $\boldsymbol{A}=(a_{ij})$,$\boldsymbol{B}=(b_{ij})$,则 $\boldsymbol{AB}$ 第 i 行、i 列的元素是

$$a_{i1}b_{1i}+a_{i2}b_{2i}+\cdots+a_{in}b_{ni}=\sum_{k=1}^{n}a_{ik}b_{ki}$$

$$\mathrm{tr}(\boldsymbol{AB})=\sum_{i=1}^{n}(a_{i1}b_{1i}+a_{i2}b_{2i}+\cdots+a_{in}b_{ni})=\sum_{i=1}^{n}\sum_{k=1}^{n}a_{ik}b_{ki}$$

又 $\boldsymbol{BA}$ 的第 k 行、k 列的元素是

$$b_{k1}a_{1k}+b_{k2}a_{2k}+\cdots+b_{kn}a_{nk}=\sum_{i=1}^{n}b_{ki}a_{ik}$$

$$tr(\boldsymbol{BA})=\sum_{k=1}^{n}\sum_{i=1}^{n}b_{ki}a_{ik}=\sum_{i=1}^{n}\sum_{k=1}^{n}a_{ik}b_{kj}$$

于是有 $\mathrm{tr}(\boldsymbol{AB})=\mathrm{tr}(\boldsymbol{BA})$,得证。

性质 5 相似矩阵有相同的迹。

证明 设 $\boldsymbol{A}\sim\boldsymbol{B}$,即 $\boldsymbol{B}=\boldsymbol{P}^{-1}\boldsymbol{AP}$,所以

$$\mathrm{tr}\boldsymbol{B}=\mathrm{tr}(\boldsymbol{P}^{-1}\boldsymbol{AP})=\mathrm{tr}[\boldsymbol{P}^{-1}(\boldsymbol{AP})]=\mathrm{tr}[(\boldsymbol{AP})\boldsymbol{P}^{-1}]=\mathrm{tr}(\boldsymbol{AE})=\mathrm{tr}\boldsymbol{A}$$

以下要讨论的主要问题:对 n 阶方阵 $\boldsymbol{A}$,寻求相似变换矩阵 $\boldsymbol{P}$,使得 $\boldsymbol{P}^{-1}\boldsymbol{AP}$ 为对角矩阵。

二、矩阵对角化的条件

设 $\boldsymbol{A}$ 为 n 阶方阵,如果存在可逆矩阵 $\boldsymbol{P}$,使得 $\boldsymbol{P}^{-1}\boldsymbol{AP}=D$,则称 $\boldsymbol{A}$ 可对角化,其中 D 为对角矩阵,即

$$D=\begin{pmatrix}\lambda_1 & 0 & \cdots & 0\\ 0 & \lambda_2 & \cdots & 0\\ \vdots & \vdots & & \vdots\\ 0 & 0 & \cdots & \lambda_n\end{pmatrix}$$

即

$$\boldsymbol{AP}=\boldsymbol{PD}$$

将 $\boldsymbol{P}$ 进行分块,得到

$$\boldsymbol{P}=(\boldsymbol{\alpha}_1,\boldsymbol{\alpha}_2,\cdots,\boldsymbol{\alpha}_n)$$

$$\boldsymbol{A}(\boldsymbol{\alpha}_1,\boldsymbol{\alpha}_2,\cdots,\boldsymbol{\alpha}_n)=(\boldsymbol{\alpha}_1,\boldsymbol{\alpha}_2,\cdots,\boldsymbol{\alpha}_n)\boldsymbol{D}$$

$$(\boldsymbol{A\alpha}_1,\boldsymbol{A\alpha}_2,\cdots,\boldsymbol{A\alpha}_n)=(\lambda_1\boldsymbol{\alpha}_1,\lambda_2\boldsymbol{\alpha}_2,\cdots,\lambda_n\boldsymbol{\alpha}_n)$$

对比等式两端得到

$$\boldsymbol{A\alpha}_1=\lambda_1\boldsymbol{\alpha}_1,\boldsymbol{A\alpha}_2=\lambda_2\boldsymbol{\alpha}_2,\cdots,\boldsymbol{A\alpha}_n=\lambda_n\boldsymbol{\alpha}_n$$

因为 $\boldsymbol{P}$ 是可逆矩阵,所以 $\boldsymbol{\alpha}_1,\boldsymbol{\alpha}_2,\cdots,\boldsymbol{\alpha}_n$ 线性无关。由于上述过程可反推,满足上述等式是 $\boldsymbol{A}$ 的 n 个特征值 $\lambda_1,\lambda_2,\cdots,\lambda_n$ 分别对应的线性无关的特征向量 $\boldsymbol{\alpha}_1,\boldsymbol{\alpha}_2,\cdots,\boldsymbol{\alpha}_n$,所以关于矩阵 $\boldsymbol{A}$ 的对角化得到下面的结论。

定理 4-5 n 阶方阵 $\boldsymbol{A}$ 可对角化的充要条件是 $\boldsymbol{A}$ 有 n 个线性无关的特征向量 $\boldsymbol{\alpha}_1,\boldsymbol{\alpha}_2,$

$\cdots,\boldsymbol{\alpha}_n$。以这 n 个特征向量为列向量构成矩阵 $\boldsymbol{P}$，则 $\boldsymbol{P}^{-1}\boldsymbol{AP}$ 为对角矩阵，且主对角元依次是 $\boldsymbol{\alpha}_1,\boldsymbol{\alpha}_2,\cdots,\boldsymbol{\alpha}_n$对应的特征值 $\lambda_1,\lambda_2,\cdots,\lambda_n$。

设 n 阶方阵 $\boldsymbol{A}$ 的全部不同的特征值是 $\lambda_1,\lambda_2,\cdots,\lambda_s$，因为 $\boldsymbol{A}$ 的特征值 λ_i 对应的全部特征向量是齐次线性方程组$(\lambda_i\boldsymbol{E}-\boldsymbol{A})\boldsymbol{X}=\boldsymbol{0}$ 的全部非零解，所以$(\lambda_i\boldsymbol{E}-\boldsymbol{A})\boldsymbol{X}=\boldsymbol{0}$ 的一个基础解系是 $\boldsymbol{A}$ 对应于 λ_i 的极大线性无关的特征向量组。由于 $\boldsymbol{A}$ 有 s 个不同的特征值，于是可以得到 s 组特征向量，其中每组向量都是线性无关。如果把这 s 组向量合成一个向量组，它是否线性相关？有以下结论。

定理 4-6 对应于不同特征值的特征向量是线性无关的。

由前面讨论可知，只要把 $\boldsymbol{A}$ 的全部不同的特征值求出，设为 $\lambda_1,\lambda_2,\cdots,\lambda_s$，对每个 λ_i，求出对应齐次线性方程组$(\lambda_i E-\boldsymbol{A})\boldsymbol{X}=\boldsymbol{0}$ 的一个基础解系，就是 $\boldsymbol{A}$ 的最大线性无关特征向量组。若 s 组特征向量共有 n 个向量，则 $\boldsymbol{A}$ 可对角化；若 s 组特征向量个数少于 n，则 $\boldsymbol{A}$ 不能对角化。

例 4-9 判断第二节的例 4-6 和 4-7 的矩阵能否对角化。

解 例 4-6，$\boldsymbol{A}$ 特征值是 $\lambda_1=\lambda_2=1,\lambda_3=-2$，有 3 个线性无关的特征向量，即

$$\begin{pmatrix}-2\\1\\0\end{pmatrix},\begin{pmatrix}0\\0\\1\end{pmatrix},\begin{pmatrix}-1\\1\\1\end{pmatrix}$$

所以，矩阵 $\boldsymbol{A}$ 可对角化。

例 4-7，$\boldsymbol{B}$ 特征值是 $\lambda_1=1,\lambda_2=\lambda_3=2$，只有两个线性无关的特征向量，即

$$\begin{pmatrix}1\\1\\1\end{pmatrix},\begin{pmatrix}-2\\-1\\1\end{pmatrix}$$

所以，矩阵 $\boldsymbol{B}$ 不能对角化。

三、实对称矩阵的相似矩阵

对于实对称矩阵 $\boldsymbol{A}$，可以找到可逆矩阵 $\boldsymbol{P}$，使得 $P^{-1}\boldsymbol{AP}$ 成为对角矩阵，还能够找到一个正交矩阵 T，使得 $T^{-1}\boldsymbol{A}T$ 成为对角矩阵。实对称矩阵具有许多一般矩阵没有的特殊性质。

定理 4-7 实对称矩阵的特征值都是实数。

定理 4-8 对称矩阵 $\boldsymbol{A}$ 的不同特征值的特征向量一定是正交的。

证明 设 λ_1,λ_2 是对称矩阵 $\boldsymbol{A}$ 的两个不同特征值，$\boldsymbol{\alpha}_1$ 和 $\boldsymbol{\alpha}_2$ 是 $\boldsymbol{A}$ 的对应于 λ_1,λ_2 的特征向量，于是

$$\boldsymbol{A\alpha}_1=\lambda_1\boldsymbol{\alpha}_1,\boldsymbol{A\alpha}_2=\lambda_2\boldsymbol{\alpha}_2(\boldsymbol{\alpha}_1\neq\boldsymbol{0},\boldsymbol{\alpha}_2\neq\boldsymbol{0})$$

因为

$$\begin{aligned}\lambda_1(\boldsymbol{\alpha}_1,\boldsymbol{\alpha}_2)&=(\lambda_1\boldsymbol{\alpha}_1,\boldsymbol{\alpha}_2)=(\boldsymbol{A\alpha}_1,\boldsymbol{\alpha}_2)\\&=(\boldsymbol{A\alpha}_1)^T\boldsymbol{\alpha}_2=\boldsymbol{\alpha}_1{}^T\boldsymbol{A}^T\boldsymbol{\alpha}_2=\boldsymbol{\alpha}_1{}^T\boldsymbol{A\alpha}_2\end{aligned}$$

$$\lambda_2(\boldsymbol{\alpha}_1,\boldsymbol{\alpha}_2)=(\boldsymbol{\alpha}_1,\lambda_2\boldsymbol{\alpha}_2)=(\boldsymbol{\alpha}_1,\boldsymbol{A\alpha}_2)=\boldsymbol{\alpha}_1{}^T\boldsymbol{A\alpha}_2$$

所以 $$\lambda_1(\boldsymbol{\alpha}_1,\boldsymbol{\alpha}_2)=\lambda_2(\boldsymbol{\alpha}_1,\boldsymbol{\alpha}_2)$$

即 $$(\lambda_1-\lambda_2)(\boldsymbol{\alpha}_1,\boldsymbol{\alpha}_2)=0$$

又因为 $\lambda_1\neq\lambda_2$，所以 $(\boldsymbol{\alpha}_1,\boldsymbol{\alpha}_2)=0$，即 $\boldsymbol{\alpha}_1,\boldsymbol{\alpha}_2$ 是正交的，得证。

利用第一节定理 4-1 和本节定理 4-3 得到如下结论。

推证 对称矩阵 $\boldsymbol{A}$ 的不同特征值的特征向量是线性无关的。

证明 由定理 4-8，$\boldsymbol{A}$ 的不同特征值的特征向量正交的。

再由定理 4-1 知道，正交向量组是线性无关的，得证。

定理 4-9 设 $\boldsymbol{A}$ 为 n 阶实对称矩阵，λ 是 $\boldsymbol{A}$ 的特征方程的 r 重根，则矩阵 $\boldsymbol{A}-\lambda\boldsymbol{E}$ 的秩 $r(\boldsymbol{A}-\lambda\boldsymbol{E})=n-r$，从而对应于特征值 λ 恰有 r 个线性无关的特征向量。

定理 4-10 若 $\boldsymbol{A}$ 是实对称矩阵，则 $\boldsymbol{A}$ 一定可以对角化，且存在正交矩阵 T，使得 $T^{-1}\boldsymbol{A}T$ 成为对角矩阵，其中 $T^{-1}\boldsymbol{A}T$ 是以 $\boldsymbol{A}$ 的 n 个特征值为对角元素的对角矩阵。

实现定理 4-12 的步骤如下。

(1) 计算 $\boldsymbol{A}$ 的所有不同特征值 $\lambda_1,\lambda_2,\cdots,\lambda_s$。

(2) 求出 $\boldsymbol{A}$ 的对应于每个特征值 λ_i 的一组线性无关的特征向量，即求出对应齐次线性方程组 $(\lambda_i\boldsymbol{E}-\boldsymbol{A})\boldsymbol{X}=\boldsymbol{0}$ 的一个基础解系。

(3) 通过斯密特正交化过程，将此基础解系进行正交化、单位化。

(4) 以 n 个正交规范化的特征向量作为列向量构成 n 阶方阵，即得正交矩阵 $\boldsymbol{T}$；以相应特征值作为主对角线元的对角矩阵，即为所求的对角化矩阵 $\boldsymbol{T}^{-1}\boldsymbol{A}\boldsymbol{T}$。

注：$\boldsymbol{T}$ 中列向量的次序与对角化矩阵 $\boldsymbol{T}^{-1}\boldsymbol{A}\boldsymbol{T}$ 对角线上的特征值的次序相对应。

例 4-10 设实对称矩阵 $\boldsymbol{A}=\begin{pmatrix}1&-2&0\\-2&2&-2\\0&-2&3\end{pmatrix}$，求正交阵 $\boldsymbol{P}$，使 $\boldsymbol{P}^{-1}\boldsymbol{A}\boldsymbol{P}$ 为对角阵。

解 矩阵 $\boldsymbol{A}$ 的特征方程为

$$|\lambda E-\boldsymbol{A}|=\begin{vmatrix}\lambda-1&-2&0\\-2&\lambda-2&-2\\0&-2&\lambda-3\end{vmatrix}=(\lambda+1)(\lambda-2)(\lambda-5)=0$$

解得 $\lambda_1=-1,\lambda_2=2,\lambda_3=5$。

当 $\lambda_1=-1$ 时，由 $(-E-\boldsymbol{A})X=0$，得基础解系 $p_1=(2,2,1)^T$。

当 $\lambda_2=2$ 时，由 $(2E-\boldsymbol{A})X=0$，得基础解系 $p_2=(2,-1,-2)^T$。

当 $\lambda_3=5$ 时，由 $(5E-\boldsymbol{A})X=0$，得基础解系 $p_3=(1,-2,2)^T$。

由定理 4-8，p_1,p_2,p_3 是正交向量组，把 p_1,p_2,p_3 单位化，得

$$\eta_1=\frac{p_1}{\|p_1\|}=\begin{pmatrix}\frac{2}{3}\\\frac{2}{3}\\\frac{1}{3}\end{pmatrix},\eta_2=\frac{p_2}{\|p_2\|}=\begin{pmatrix}\frac{2}{3}\\-\frac{1}{3}\\-\frac{2}{3}\end{pmatrix},\eta_3=\frac{p_3}{\|p_3\|}=\begin{pmatrix}\frac{1}{3}\\-\frac{2}{3}\\\frac{2}{3}\end{pmatrix}$$

令
$$P=(\eta_1,\eta_2,\eta_3)=\begin{pmatrix}\frac{2}{3}&\frac{2}{3}&\frac{1}{3}\\ \frac{2}{3}&\frac{-1}{3}&\frac{-2}{3}\\ \frac{1}{3}&\frac{-2}{3}&\frac{2}{3}\end{pmatrix}$$

则 $P^{-1}AP=\begin{pmatrix}-1&0&0\\0&2&0\\0&0&5\end{pmatrix}$

例 4-11　求正交矩阵 T,使得 $T^{-1}AT$ 成为对角矩阵。

$$A=\begin{pmatrix}1&2&2\\2&1&2\\2&2&1\end{pmatrix}$$

解　因为 $A^T=A$,由定理 4-10 可知,有正交矩阵 T,使得 $T^{-1}AT$ 成为对角矩阵。由

$$\det(\lambda E-A)=\begin{vmatrix}\lambda-1&-2&-2\\-2&\lambda-1&-2\\-2&-2&\lambda-1\end{vmatrix}=(\lambda+1)^2(\lambda-5)$$

解得特征值 $\lambda_1=\lambda_2=-1,\lambda_3=5$。

对于 $\lambda_1=\lambda_2=-1$,求解齐次线性方程组 $(-E-A)X=\mathbf{0}$,由

$$-E-A=\begin{pmatrix}-2&-2&-2\\-2&-2&-2\\-2&-2&-2\end{pmatrix}\rightarrow\begin{pmatrix}1&1&1\\0&0&0\\0&0&0\end{pmatrix}$$

求出一组基础解系为

$$\alpha_1=\begin{pmatrix}-1\\1\\0\end{pmatrix},\alpha_2=\begin{pmatrix}-1\\0\\1\end{pmatrix}$$

对于 $\lambda_3=5$,求解齐次线性方程组 $(5E-A)X=\mathbf{0}$,由

$$5E-A=\begin{pmatrix}4&-2&-2\\-2&4&-2\\-2&-2&4\end{pmatrix}\rightarrow\begin{pmatrix}1&0&-1\\0&1&-1\\0&0&0\end{pmatrix}$$

求得一组基础解系为

$$\alpha_3=\begin{pmatrix}1\\1\\1\end{pmatrix}$$

正交化得到

$$\beta_1=\alpha_1=\begin{pmatrix}-1\\1\\0\end{pmatrix}$$

$$\boldsymbol{\beta}_2=\boldsymbol{\alpha}_2-\frac{(\boldsymbol{\alpha}_2,\boldsymbol{\beta}_1)}{(\boldsymbol{\beta}_1,\boldsymbol{\beta}_1)}\boldsymbol{\beta}_1=\begin{pmatrix}-1\\0\\1\end{pmatrix}-\frac{1}{2}\begin{pmatrix}-1\\1\\0\end{pmatrix}=\begin{pmatrix}-\frac{1}{2}\\-\frac{1}{2}\\1\end{pmatrix}$$

$$\boldsymbol{\beta}_3=\boldsymbol{\alpha}_3=\begin{pmatrix}1\\1\\1\end{pmatrix}$$

将其单位化,取

$$\gamma_1=\frac{\boldsymbol{\beta}_1}{\|\boldsymbol{\beta}_1\|}=\begin{pmatrix}-\frac{1}{\sqrt{2}}\\\frac{1}{\sqrt{2}}\\0\end{pmatrix},\gamma_2=\frac{\boldsymbol{\beta}_2}{\|\boldsymbol{\beta}_2\|}=\begin{pmatrix}-\frac{\sqrt{6}}{6}\\-\frac{\sqrt{6}}{6}\\\frac{\sqrt{6}}{3}\end{pmatrix},\gamma_3=\frac{\boldsymbol{\beta}_3}{\|\boldsymbol{\beta}_3\|}=\begin{pmatrix}\frac{\sqrt{3}}{3}\\\frac{\sqrt{3}}{3}\\\frac{\sqrt{3}}{3}\end{pmatrix}$$

$$\boldsymbol{T}=(\gamma_1\gamma_2\gamma_3)=\begin{pmatrix}-\frac{\sqrt{2}}{2}&-\frac{\sqrt{6}}{6}&\frac{\sqrt{3}}{3}\\\frac{\sqrt{2}}{2}&\frac{\sqrt{6}}{6}&\frac{\sqrt{3}}{3}\\0&\frac{\sqrt{6}}{6}&\frac{\sqrt{3}}{3}\end{pmatrix}$$

可以得到

$$\boldsymbol{T}^{-1}\boldsymbol{A}\boldsymbol{T}=\begin{pmatrix}-1&0&0\\0&-1&0\\0&0&5\end{pmatrix}$$

案例:多基原莪术饮片醋制前后多指标成分含量测定对比

莪术为姜科植物蓬莪术、广西莪术或温郁金的干燥根茎。《药品化义》云:“莪术味辛性烈,专攻气中之血,主破积消坚,经闭血瘀。”被誉为“气中血药”。莪术炮制历史悠久,始见于《雷公炮炙论》:“凡使,于砂盆中用醋磨”。采用主成分分析(PCA)对莪术饮片及其醋制品进行判别分析,为更全面地控制和评价莪术饮片及其醋制品的质量提供科学依据,为其临床合理应用打下坚实的基础。

收集不同批次的三种基原莪术,包含道地药材产地、主产区。采用主成分分析(PCA)对莪术饮片及其醋制品进行判别分析,以评价同一基原莪术醋制前后是否具有差异性,以及同一基原不同产地的莪术饮片质量的稳定性。

三种基原莪术均各收集 9 个批次,包含道地药材产地、主产区,具有一定的产地代表性。三种基原莪术分别为蓬莪术、广西莪术和温郁金。具体信息见表 4-1。

表 4-1 三种基原莪术的产地来源表

编号	基原	产地	编号	基原	产地	编号	基原	产地
P1	蓬莪术	四川双流	G1	广西莪术	广西南宁	W1	温郁金	浙江温州
P2	蓬莪术	四川双流	G2	广西莪术	广西南宁	W2	温郁金	浙江温州
P3	蓬莪术	四川双流	G3	广西莪术	广西南宁	W3	温郁金	浙江温州
P4	蓬莪术	四川新津	G4	广西莪术	广西玉林	W4	温郁金	浙江瑞安
P5	蓬莪术	四川新津	G5	广西莪术	广西玉林	W5	温郁金	浙江瑞安
P6	蓬莪术	四川新津	G6	广西莪术	广西玉林	W6	温郁金	浙江瑞安
P7	蓬莪术	四川青神	G7	广西莪术	广西贵港	W7	温郁金	浙江瑞安
P8	蓬莪术	四川青神	G8	广西莪术	广西贵港	W8	温郁金	浙江瑞安
P9	蓬莪术	四川青神	G9	广西莪术	广西贵港	W9	温郁金	浙江瑞安

在实际问题中，经常遇到多指标（变量）研究问题。当观察指标（变量）很多时，变量之间的复杂关系使得对资料的进一步分析发生困难。主成分分析的目的就是通过线性变换，将原来的多个（如 p 个）指标组合成少数几个（m 个，$m<p$）能充分反映总体信息的指标，从而在不丢掉原来主要信息的前提下，避开了变量间共线性的问题，便于继续用其他多元统计方法进行分析。

在主成分分析中，提取出的每个主成分都是原来多个变量的线性组合。如原有两个变量 x_1、x_2，则可以提取两个主成分，即

$$z_1=b_{11}x_1+b_{12}x_2, z_2=b_{21}x_1+b_{22}x_2$$

原则上如果有 p 个变量，则最多可以提取 p 个主成分，但如果将它们全部提取出来就失去了该方法简化数据的实际意义，所以提取的主成分的个数小于原来变量的个数 p。

确定提取主成分的数目的常用方法：①根据累积贡献率的大小确定，一般要求大于70%。②根据特征值的大小确定，若一个主成分的特征值≥1，便可考虑保留这个主成分。③既考虑累积贡献率，又考虑特征值的大小，因为一般情况下，主成分数目按累积贡献率确定往往较多，而按特征值≥1 确定往往较少。

主成分分析通常包括 4 个步骤：①对原来的 p 个变量进行标准化处理。②根据标准化处理后的数据求出协方差或相关矩阵。③求出协方差或相关矩阵的特征值和特征向量。④确定主成分并给出专业的解释。

将 54 批莪术样品中的 5 个共有峰的峰面积进行主成分分析，样品的二维主成分分析得分图见图 4-2。从主成分分析得分图可以清楚地看出，莪术样品被分成了 3 类，P1～P9、PC1～PC9 属于蓬莪术，G1～G9、GC1～GC9 属于广西莪术，W1～W9、WC1～WC9 属于温郁金。PCA 结果契合了相似度分析及聚类分析结果。同时，从图 4-2 可以看出同一基原莪术样品在一定程度上划分成生、醋品两个区域，表明莪术饮片醋制前后具有一定的差异性。而同一基原不同产地的莪术饮片未存在明显的区域划分，说明同一基原莪术饮片质量较为稳定。

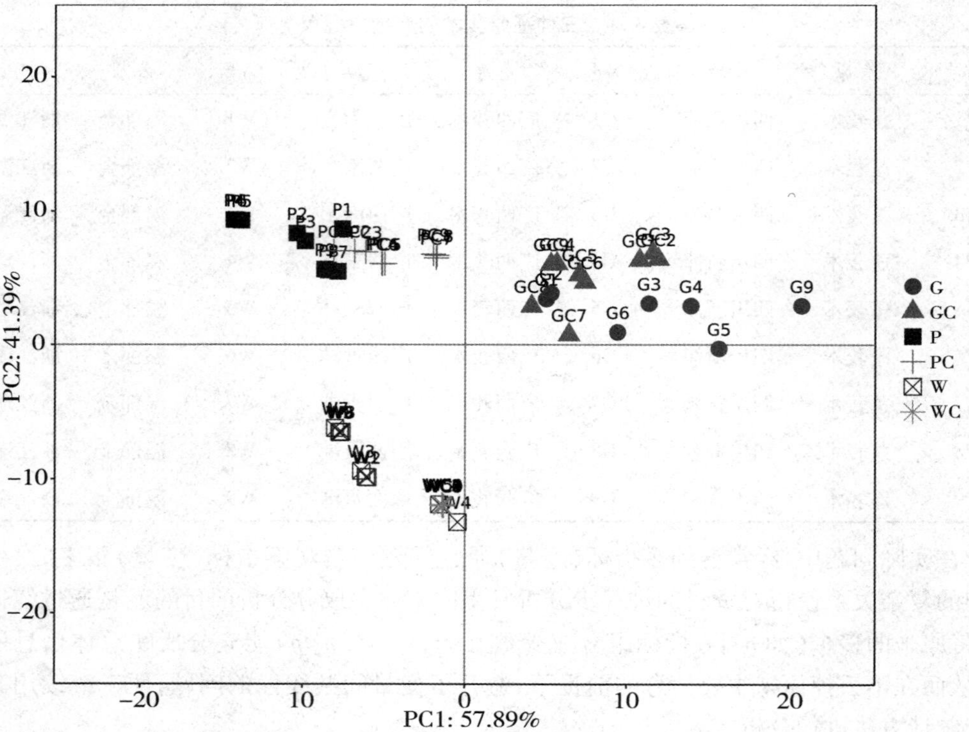

图 4-2 莪术及其醋制品主成分分析得分图

练习

1.若 $\boldsymbol{A}\sim\boldsymbol{B}$,证明:$\boldsymbol{A}^T\sim\boldsymbol{B}^T,k\boldsymbol{A}\sim k\boldsymbol{B}$。

2.若 $\boldsymbol{A}$ 可逆,证明:$\boldsymbol{AB}\sim\boldsymbol{BA}$。

3.证明

(1) $\mathrm{tr}(\boldsymbol{A}+\boldsymbol{B})=\mathrm{tr}\boldsymbol{A}+\mathrm{tr}\boldsymbol{B}$　　(2) $\mathrm{tr}(k\boldsymbol{A})=k\mathrm{tr}\boldsymbol{A}$　　(3) $\mathrm{tr}\boldsymbol{A}^T=\mathrm{tr}\boldsymbol{A}$

4.求正交矩阵 $\boldsymbol{T}$,使得 $\boldsymbol{T}^{-1}\boldsymbol{AT}$ 成为对角矩阵。

(1) $\boldsymbol{A}=\begin{pmatrix}0 & -2 & 2\\ -2 & -3 & 4\\ 2 & 4 & -3\end{pmatrix}$　　(2) $\boldsymbol{A}=\begin{pmatrix}1 & 2 & 4\\ 2 & -2 & 2\\ 4 & 2 & 1\end{pmatrix}$　　(3) $\boldsymbol{A}=\begin{pmatrix}3 & -2 & 0\\ -2 & 2 & -2\\ 0 & -2 & 1\end{pmatrix}$

5.设 $\boldsymbol{A}=\begin{pmatrix}1 & 1 & 1 & 1\\ 1 & 1 & -1 & -1\\ 1 & -1 & 1 & -1\\ 1 & -1 & -1 & 1\end{pmatrix}$,求 $\boldsymbol{A}^{100}$。

习题四

1.选择题

(1)设 n 阶方阵 $\boldsymbol{A}$ 与 $\boldsymbol{B}$ 相似,那么(　　)

A.存在可逆矩阵 $\boldsymbol{P}$,使 $\boldsymbol{P}^{-1}\boldsymbol{AP}=\boldsymbol{B}$　　B.存在对角阵 $\boldsymbol{D}$,使 $\boldsymbol{A}$ 与 $\boldsymbol{B}$ 都相似于 $\boldsymbol{D}$

C.$\boldsymbol{A}-\lambda\boldsymbol{E}=\boldsymbol{B}-\lambda\boldsymbol{E}$　　D.$|\boldsymbol{A}|\neq|\boldsymbol{B}|$

(2)$\boldsymbol{A}$ 为 n 阶可逆矩阵,λ 是 $\boldsymbol{A}$ 的一个特征根,则 $\boldsymbol{A}$ 的伴随矩阵 $\boldsymbol{A}^*$ 的特征根之一是(　　)

A.$\lambda^{-1}|\boldsymbol{A}|^n$　　B.$\lambda|\boldsymbol{A}|$　　C.$\lambda^{-1}|\boldsymbol{A}|$　　D.$\lambda|\boldsymbol{A}|^n$

(3)矩阵 $\boldsymbol{A}$、$\boldsymbol{B}$ 相似的充要条件是(　　)

A.$\boldsymbol{A}$ 与 $\boldsymbol{B}$ 有相同的特征值　　B.$\boldsymbol{A}$ 与 $\boldsymbol{B}$ 相似于同一矩阵

C.$\boldsymbol{A}$ 与 $\boldsymbol{B}$ 有相同的特征向量　　D.$\boldsymbol{A}^k$ 形似于 $\boldsymbol{B}^k$

2.填空题

(1)n 阶方阵 $\boldsymbol{A}$ 与对角矩阵相似的充分必要条件是 $\boldsymbol{A}$ 有________。

(2)$\boldsymbol{A}$、$\boldsymbol{B}$ 为 n 阶方阵,若存在可逆矩 $\boldsymbol{P}$,使________,则称 $\boldsymbol{A}$ 与 $\boldsymbol{B}$ 相似。

(3)已知 $\boldsymbol{\alpha}=(1,\ 2,\ 3)$,$\boldsymbol{\beta}=(3,\ 2,\ 1)$,且 $\boldsymbol{\alpha}$ 与 $k\boldsymbol{\alpha}+\boldsymbol{\beta}$ 正交,则 $k=$________。

(4)已知矩阵 $\boldsymbol{A}=\boldsymbol{PQ}$,其中 $\boldsymbol{P}=\begin{pmatrix}1\\2\\1\end{pmatrix}$,$\boldsymbol{Q}=(2,\ -1,\ 2)$,则矩阵 $\boldsymbol{A}^{100}=$________。

3.设 $\boldsymbol{A}$ 是三阶方阵, $\boldsymbol{A}^*$ 是 $\boldsymbol{A}$ 的伴随矩阵, $\boldsymbol{A}$ 的行列式为 $|\boldsymbol{A}|=\dfrac{1}{4}$,求证: $|(2\boldsymbol{A})^{-1}-\boldsymbol{A}^*|=|\boldsymbol{A}|^2$。

4.已知 $\boldsymbol{A}$,$\boldsymbol{B}$ 均为 n 阶正交矩阵,且 $|\boldsymbol{A}|=-|\boldsymbol{B}|$,证明:$|\boldsymbol{A}+\boldsymbol{B}|=0$。

5.设三阶方阵 $\boldsymbol{A}=(\lambda_{ij})$ 的每行元素之和均为 3,且 $\boldsymbol{AB}=0$,其中 $\boldsymbol{B}=\begin{pmatrix}1&2\\0&1\\-2&0\end{pmatrix}$,问:

(1)$\boldsymbol{A}$ 能否与对角矩阵相似?

(2)求 $\boldsymbol{A}$。

6.已知矩阵 $\boldsymbol{A}=\begin{pmatrix}1&a&-3\\-1&4&-3\\1&-2&5\end{pmatrix}$的特征多项式有重根,问:参数 a 取何值时,$\boldsymbol{A}$ 能与对角矩阵相似?

7.设三阶方阵 $\boldsymbol{A}$ 满足 $\boldsymbol{A\alpha}_1=0$,$\boldsymbol{A\alpha}_2=2\boldsymbol{\alpha}_1+\boldsymbol{\alpha}_2$,$\boldsymbol{A\alpha}_3=-\boldsymbol{\alpha}_1+3\boldsymbol{\alpha}_2-\boldsymbol{\alpha}_3$,其中 $\boldsymbol{\alpha}_1=(1,1,0)^T$,$\boldsymbol{\alpha}_2=(0,1,1)^T$,$\boldsymbol{\alpha}_3=(1,0,1)^T$

(1)证明:$\boldsymbol{A}$ 能与对角矩阵相似。

(2)求出 $\boldsymbol{A}$ 及相似对角矩阵 Λ。

8.设 $A=\begin{pmatrix}1 & -2 & -1\\ -a & a & -a\\ -1 & 2 & 1\end{pmatrix}$,若 A 不能与对角矩阵相似,求参数 a。

9.求向量组 $\boldsymbol{\alpha}_1=\begin{pmatrix}1\\2\\3\end{pmatrix},\boldsymbol{\alpha}_2=\begin{pmatrix}1\\0\\-1\end{pmatrix},\boldsymbol{\alpha}_3=\begin{pmatrix}2\\2\\1\end{pmatrix},\boldsymbol{\alpha}_4=\begin{pmatrix}2\\2\\4\end{pmatrix}$ 的一个最大线性无关组,并将其正交化。

扫一扫,知答案

第五章 线性规划

【学习内容】

1.线性规划问题的数学模型及解的性质。

2.线性规划问题求解的一般方法——单纯形法。

3.人工变量法(大 M 法、两阶段法)。

4.线性规划的对偶理论与对偶单纯形法。

5.线性规划的灵敏度分析。

6.运输问题的表上作业法。

【学习要求】

1.掌握:线性规划问题的数学模型;单纯形法求解线性规划;大 M 法;对偶线性规划;运输问题的表上作业法。

2.熟悉:线性规划问题解的性质;单纯形法的原理;两阶段法;对偶单纯形法;灵敏度分析。

3.了解:对偶理论;影子价格。

第一节 线性规划问题

一、线性规划数学模型

第二次世界大战期间,德国潜水艇曾经横行一时。如何从美国运送军事物资到欧亚反法西斯前线促使人们研究在限制条件下的运输问题,建立了“线性规划数学模型”。1947 年,美国数学家丹捷格(George Dantzig)提出了求解线性规划问题的单纯形法,自此线性规划在理论上趋向成熟,在应用上发展为辅助人们进行科学管理的一种数学方法,在工农业生产、经济管理、交通运输等方面应用广泛。

例 5-1 某中成药厂生产甲、乙两种口服液,均需在 A、B、C 三种不同的设备上加工,两种口服液所需加工时间、口服液销售后能获得的利润及设备可用时间如表 5-1 所示。问:如何安排生产计划才能使该中成药厂获得的总利润最大?

表 5-1 甲、乙两种口服液在各机器上所需加工时间

设备	口服液甲的加工时间（小时/千克）	口服液乙的加工时间（小时/千克）	可用于加工的总时间（小时）
A	1	3	180
B	2	2	180
C	3	1	240
利润（元/千克）	700	300	

这是一个典型的资源有限、追求利润最大化的线性规划问题。

解 设分别生产甲、乙口服液为 x_1 千克、x_2 千克（x_1、x_2 称为决策变量）。

由于可用于加工的总时间的限制，加工甲、乙口服液的时间不能超过可用总时间，且生产两种口服液的数量应为非负的实数，即

$$x_1+3x_2\leqslant 180$$
$$2x_1+2x_2\leqslant 180$$
$$3x_1+x_2\leqslant 240$$
$$x_1\geqslant 0,\ x_2\geqslant 0$$

设总利润为 Z，则生产甲、乙两种口服液的利润为

$$Z=700x_1+300x_2$$

于是，可建立上述问题的线性规划模型。

$$\text{目标函数}\quad \mathrm{Max}Z=700x_1+300x_2$$
$$\text{约束条件}\quad \text{s.t.}\quad \begin{aligned}&x_1+3x_2\leqslant 180\\&2x_1+2x_2\leqslant 180\\&3x_1+x_2\leqslant 240\\&x_1\geqslant 0,\ x_2\geqslant 0\end{aligned}$$

定义 5-1 目标函数和约束条件均是线性的数学模型，称为线性规划问题数学模型，即

目标函数

$$\mathrm{Max}Z=c_1x_1+c_2x_2+\cdots+c_nx_n \tag{5-1}$$

约束条件

$$\begin{cases}a_{11}x_1+a_{12}x_2+\cdots+a_{1n}x_n\leqslant(\geqslant,=)b_1\\a_{21}x_1+a_{22}x_2+\cdots+a_{2n}x_n\leqslant(\geqslant,=)b_2\\\cdots\cdots\cdots\cdots\cdots\cdots\cdots\cdots\cdots\cdots\\a_{m1}x_1+a_{m2}x_2+\cdots+a_{mn}x_n\leqslant(\geqslant,=)b_m\end{cases} \tag{5-2}$$

$$x_1\geqslant 0,x_2\geqslant 0,\cdots,x_n\geqslant 0 \tag{5-3}$$

其中，目标函数 5-1 可以是求最大值 $\mathrm{Max}Z$ 或最小值 $\mathrm{Min}Z$，约束条件 5-2 可以是方程或不等式，约束条件 5-3 也称为非负约束。

线性规划问题的数学模型通常简称为线性规划。一个线性规划包括决策变量、目标函数、约束条件三个要素。

例 5-2 某人有一笔 50 万元的资金可用于长期投资，可供选择的投资机会包括购买国库券、购买公司债券、投资房地产、购买股票或银行保值储蓄。不同的投资方式的具体参数见表 5-2。投资者希望投资组合的平均年限不超过 5 年，平均的期望收益率不低于 13%，风险系数不超过 4，收益的增长潜力不低于 10%。问：在满足上述要求的前提下，投资者如何选择投资组合才能使平均年收益率最高？

表 5-2 不同的投资方式的具体参数

序号	投资方式	投资期限(年)	年收益率(%)	风险系数	增长潜力(%)
1	国库券	3	11	1	0
2	公司债券	10	15	3	15
3	房地产	6	25	8	30
4	股票	2	20	6	20
5	短期定期存款	1	10	1	5
6	长期保值储蓄	5	12	2	10
7	现金存款	0	3	0	0

解 设 x_i 为第 i 种投资在总投资额中占的比例，Z 为平均年收益率，则目标函数为

$$\text{Max}Z=11x_1+15x_2+25x_3+20x_4+10x_5+12x_6+3x_7$$

约束条件为

$$\text{s.t.}\quad \begin{cases} 3x_1+10x_2+6x_3+2x_4+x_5+5x_6\leqslant 5 \\ 11x_1+15x_2+25x_3+20x_4+10x_5+12x_6+3x_7\geqslant 13 \\ x_1+3x_2+8x_3+6x_4+x_5+2x_6\leqslant 4 \\ 15x_2+30x_3+20x_4+5x_5+10x_6\geqslant 10 \\ x_1+x_2+x_3+x_4+x_5+x_6+x_7=1 \\ x_1,x_2,x_3,x_4,x_5,x_6,x_7\geqslant 0 \end{cases}$$

二、线性规划的图解法

只有两个决策变量的线性规划可以用图解法求解。图解法直观，对于理解线性规划的概念、探索求解线性规划问题的单纯形法的原理都是很有帮助的。

例 5-3 某车间生产甲、乙两种产品，每件所消耗劳动力、原料，可取得利润，可供使用资源量如表 5-3 所示。如何安排生产才能使利润最大？

表 5-3 某车间生产每件产品所用劳动力、原料及可获利润

消耗资料	产品甲	产品乙	现有资源
劳动力(人)	3	6	24
原料(千克)	2	1	10
获得利润(百元)	2	3	

解　设安排生产甲产品 x_1 件,乙产品件 x_2 件,总利润为 Z 元,则

$$\begin{aligned} & \text{Max}Z=2x_1+3x_2 \\ \text{s.t.}\quad & 3x_1+6x_2\leqslant 24 \\ & 2x_1+x_2\leqslant 10 \\ & x_1\geqslant 0,x_2\geqslant 0 \end{aligned}$$

第一步:建立直角坐标系,取 x_1 为横轴,x_2 为纵轴。

第二步:画出满足约束条件的解的区域(可行域)。

非负约束条件 $x_1\geqslant 0,x_2\geqslant 0$,表示满足条件的点都在一象限及 x_1 轴、x_2 轴正向上。

过(8,0),(0,4)两点,做直线 $3x_1+6x_2=24$。约束条件 $3x_1+6x_2\leqslant 24$,表示满足条件的点都在直线 $3x_1+6x_2=24$ 上及其左下方半平面内。

过(5,0),(0,10)两点,做直线 $2x_1+x_2=10$。约束条件 $2x_1+x_2\leqslant 10$,表示满足条件的点都在直线 $2x_1+x_2=10$ 上及其左下方半平面内。

同时满足全部约束条件的点在由坐标轴 x_1,x_2 及直线 $3x_1+6x_2=24$,$2x_1+x_2=10$ 围成的多边形 $OABC$ 的边界上或多边形内,见图 5-1。可以看出,边界上任意两点的连接线段均在多边形 $OABC$ 内,称为凸多边形。这个区域称为线性规划的可行域或可行解集。

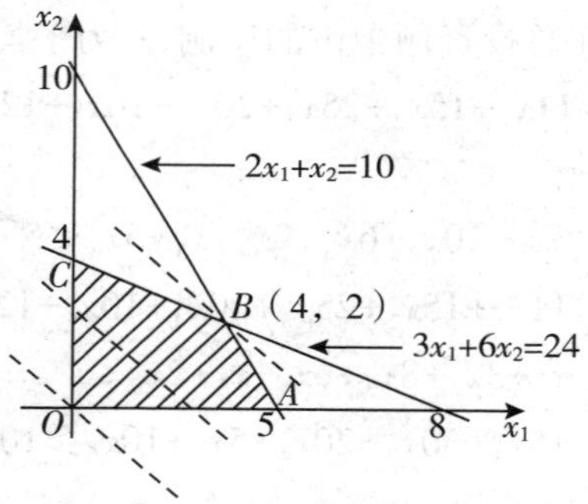

图 5-1　例 5-3 的可行域

第三步:做出目标函数的等值线簇,确定目标函数的最值。

把 Z 视为参数,Z 取一个确定值,目标函数 $Z=2x_1+3x_2$ 就决定一条直线,称为目标函数 Z 的等值线。从图 5-1 可以看出,随着这些等值线向右上方平行移动,对应的目标函数 Z 值越大。显然,可行域中使目标函数 Z 值最大的唯一点是 B。把 B 点坐标(4,2)代入目标函数,得到

$$\text{Max}Z=2\times 4+3\times 2=14$$

故,安排生产甲产品 4 件,乙产品件 2 件,得到利润最大值 14 百元。

从例 5-3 可以看出,目标函数 Z 值是一组具有相同斜率的平行等值线。移动这些平行等值线使 Z 值在可行域中尽可能地大(或小),若能找到这样的点,则称这些点为最优点,这些点的变量取值称为线性规划的最优解,对应目标函数 Z 值称为最优值。

定义 5-2　决策变量满足全部约束条件的一组值称为线性规划的可行解;所有可行解的集合称为可行域;使目标函数达到所求最值的可行解称为线性规划的最优可行解,简

称最优解;最优解对应的目标函数值称为线性规划的最优值。

例 5-4 某厂用甲、乙两种原料混合,得到某产品。每瓶产品 500 克,甲种原料最多不能超过 400 克,乙种原料不少于 200 克。甲种原料成本为 0.03 元/克,乙种原料成本为 0.08 元/克。①如何决定每瓶中甲、乙两种原料的配比才能使成本最低?②若甲种原料成本提价到 0.10 元/克,又应如何决定每瓶中甲、乙两种原料的配比从而使成本最低?

解 ①设每瓶中甲种原料 x_1 克,乙种原料 x_2 克,成本为 Z 元,则

$$\text{Min}Z=0.03x_1+0.08x_2$$

$$\text{s.t.}\quad x_1+x_2=500$$

$$0\leqslant x_1\leqslant 400$$

$$x_2\geqslant 200$$

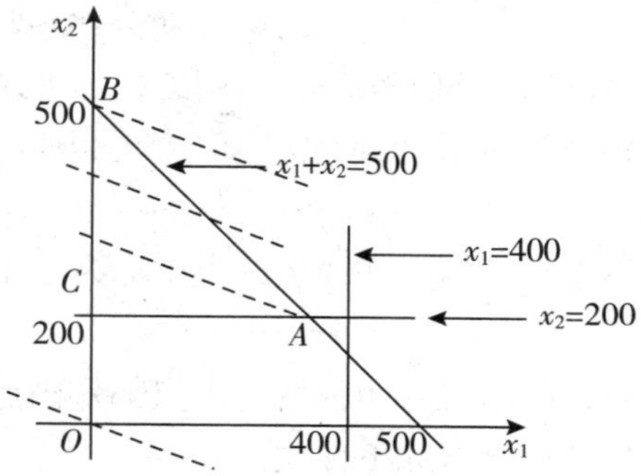

图 5-2 点 A 为最优点

由图 5-2 可以看出,线性规划的可行域是线段 AB,属于凸多边形。做目标函数的平行等值线,点 A 是最优点。把 A 点坐标(300,200)代入目标函数,得到

$$\text{Min}Z=0.03\times300+0.08\times200=25$$

故,每瓶中甲种原料 300 克,乙种原料 200 克,成本取得最小值 25 元/瓶。

②甲种原料成本提价到 0.10 元/克,目标函数改为

$$\text{Min}Z=0.10x_1+0.08x_2$$

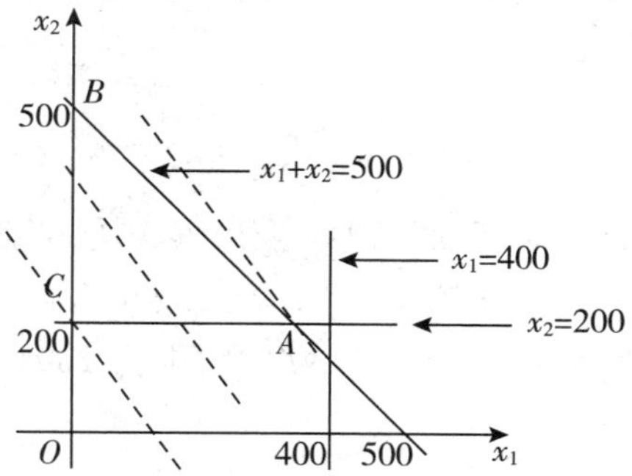

图 5-3 点 B 为最优点

约束条件没有改变,可行域不变。由图 5-3 可以看出,点 B 是最优点。把 B 点坐标(0,500)代入目标函数,得到

$$\mathrm{Min}Z = 0.10\times 0+0.08\times 500 = 40$$

故，每瓶中甲种原料0克，乙种原料500克，成本取得最小值40元/瓶。

由例5-3、例5-4可以看出，可行域是凸多边形时，最优点出现在顶点；最优点位置不但与目标函数等值线变化的方向有关，而且与等值线的斜率有关；最优点个数也与等值线的斜率有关，等值线与边界都不平行时最优点为1个，等值线与某边界平行时最优点为无穷多个。

三、线性规划解的性质

下面给出线性规划理论中的凸集和极点的概念。

定义5-3 若集合 G 中任意两点连线上的所有点都在集合 G 中，则称 G 为凸集，即

$$\forall x_1, x_2 \in G, \alpha x_1+(1-\alpha)x_2 \in G(0\leqslant\alpha\leqslant 1) \tag{5-4}$$

其中，符号 $\forall$ 表示任意，式子 $\alpha x_1+(1-\alpha)x_2$ 表示以 x_1, x_2 为端点的线段上的点。

显然，除了凸多边形以外，圆、扇形、四面体、球体都是凸集。有缝、有洞的图形，如环形、空心球不是凸集。

定义5-4 凸集 G 中，不在任何两点连线上的点 x 称为 G 的极点，即

$$x\in G, \forall x_1, x_2 \in G, x\neq \alpha x_1+(1-\alpha)x_2(0\leqslant\alpha\leqslant 1) \tag{5-5}$$

如三角形、正方形、凸多边形、凸无界闭区域的顶点都是极点。

可以证明，一般线性规划的解具有如下性质。

(1)满足约束条件的点的集合组成一个凸集，即可行解集是一个凸集，连接任意两个可行解的线段上的点仍是可行解。

(2)若最优解存在，则可行解集至少存在一个极点是最优解。

(3)若目标函数在多个极点处取得最优，则在这些极点连线的线段上也达到最优，线性规划有无穷多最优解。

(4)若最优解存在，则只需比较各极点处的目标函数值就能找出最优解。

当极点的数量很大时，计算全部极点处的目标函数值，其工作量也是很繁重的。下一节要介绍的单纯形法按目标函数值单调变化迭代计算，简化了计算的难度，能尽快地使目标函数达到最优化。

练习

1.某企业生产甲、乙两种产品，甲产品1kg要用煤9吨，劳动力3个，电力4kW，乙产品1kg要用煤4吨，劳动力10个，电力5kW。甲产品1kg可取得利润7000元，乙产品1kg可取得利润12000元。现有煤360吨，劳动力300个，电力200kW。在现有条件下，如何安排生产使利润最大？

2.用图解法解下列线性规划。

(1) $\text{Max}Z=2x_1+5x_2$

s.t. $x_1\leqslant 4$

$x_2\leqslant 3$

$x_1+2x_2\geqslant 8$

$x_1\geqslant 0,x_2\geqslant 0$

(2) $\text{Max}Z=9x_1+7x_2$

s.t. $2x_1+x_2\leqslant 10$

$x_1+x_2\leqslant 6$

$0.5x_1+2x_2\leqslant 9$

$x_1\geqslant 0,x_2\geqslant 0$

(3) $\text{Min}Z=20x_1+16x_2$

s.t. $3x_1+x_2\geqslant 6$

$x_1+x_2\geqslant 4$

$x_1+3x_2\geqslant 6$

$x_1\geqslant 0,x_2\geqslant 0$

(4) $\text{Min}Z=40x_1+36x_2$

s.t. $x_1\leqslant 8$

$x_2\leqslant 10$

$5x_1+3x_2\geqslant 45$

$x_1\geqslant 0,x_2\geqslant 0$

第二节　单纯形法

1947 年,丹捷格构造了一种称为单纯形的求解线性规划的标准算法。单纯形法的基本思路:从可行域中的某一极点开始,由目标函数及约束条件构成单纯形表,判断此极点是否为最优解,如不是,进行矩阵的初等行变换,构成目标值更优的单纯形表,转移到另一个极点。一次次迭代,直到目标值取得最优,所对应的变量值即为最优解。

单纯形法的求解是基于标准形式,下面介绍线性规划的标准形式及其转化。

一、线性规划的标准形式

1.标准形式　线性规划的标准形式是单纯形法求解的基础,具有以下特点。

(1)求目标函数的最大值。

(2)约束条件都用等式表示。

(3)所有变量都是非负的。

(4)约束等式右端的常数称为约束常数,都是非负的。

定义 5-5　线性规划的标准形式为

$$\text{Max}Z=c_1x_1+c_2x_2+\cdots+c_nx_n \tag{5-6}$$

$$\begin{cases}a_{11}x_1+a_{12}x_2+\cdots+a_{1n}x_n=b_1\\ a_{21}x_1+a_{22}x_2+\cdots+a_{2n}x_n=b_2\\ \cdots\cdots\cdots\cdots\cdots\cdots\cdots\cdots\\ a_{m1}x_1+a_{m2}x_2+\cdots+a_{mn}x_n=b_m\end{cases} \tag{5-7}$$

$$x_1\geqslant 0,x_2\geqslant 0,\cdots,x_n\geqslant 0 \tag{5-8}$$

其中, $b_i\geqslant 0(i=1,2,\cdots,m)$

线性规划的标准形式可以用矩阵表示，即

$$\text{Max}Z = \boldsymbol{CX} \tag{5-9}$$

$$\boldsymbol{AX} = \boldsymbol{b} \tag{5-10}$$

$$\boldsymbol{X} \geqslant \boldsymbol{0} \tag{5-11}$$

其中，

$$\boldsymbol{C}=(c_1,c_2,\cdots,c_n),$$

$$\boldsymbol{A}=\begin{pmatrix} a_{11} & a_{12} & \cdots & a_{1n} \\ a_{21} & a_{22} & \cdots & a_{2n} \\ \cdots & \cdots & \cdots & \cdots \\ a_{m1} & a_{m2} & \cdots & a_{mn} \end{pmatrix},\boldsymbol{X}=\begin{pmatrix} x_1 \\ x_2 \\ \cdots \\ x_n \end{pmatrix},\boldsymbol{b}=\begin{pmatrix} b_1 \\ b_2 \\ \cdots \\ b_m \end{pmatrix}$$

2.化标准形式 线性规划的一般形式化为标准形式，可以按标准形式的特点进行。

(1)求目标函数的最小值，化为目标函数相反数的最大值，即

令 $$Z'=-Z,\text{Min}Z=\boldsymbol{CX}\text{ 化为 }\text{Max}Z'=-\boldsymbol{CX} \tag{5-12}$$

(2)约束条件中，"≤"形式的不等式可以在左边加上一个非负的新变量，把不等式改为等式；"≥"形式的不等式可以在左边减去一个非负的新变量，把不等式改为等式。这种新添加的变量称为松弛变量。

目标函数中，决策变量的系数在最大化问题中称为利润系数，在最小化问题中称为成本系数。松弛变量表示没有被利用的资源，在目标函数中的系数应当为0。

(3)若变量 $x_k \leqslant 0$，可令 $x_k'=-x_k$，则 $x_k'\geqslant 0$；若存在不满足非负限制的变量 x_k，称为自由变量，可以令其为两个非负变量之差，即

取 $$x_1'\geqslant 0,x_2'\geqslant 0,\text{令 } x=x_1'-x_2' \tag{5-13}$$

目标函数中，自由变量也要换为两个新变量之差。

(4)约束常数不满足非负，只需在等式两边同乘以-1。

从而，任何形式的线性规划都可以化为标准形式。

例 5-5 把线性规划化为标准形式。

$$\begin{aligned} &\text{Min}Z=-0.03x_1-0.08x_2 \\ &\text{s.t.}\quad -x_1-x_2=-500 \\ &\qquad\quad x_1\leqslant 400 \\ &\qquad\quad x_2\geqslant 200 \end{aligned}$$

解 这是最小化问题，约束条件有"≤"和"≥"形式的不等式，x_1 无非负限制，约束常数有负数。令 $Z'=-Z$，$x_1=x_1'-x_1''$，添加松弛变量 x_3，x_4，化为标准形式，即

$$\begin{aligned} &\text{Max}Z'=0.03(x_1'-x_1'')+0.08x_2 \\ &\text{s.t.}\quad (x_1'-x_1'')+x_2=500 \\ &\qquad\quad (x_1'-x_1'')+x_3=400 \\ &\qquad\quad x_2-x_4=200 \\ &\qquad\quad x_1'\geqslant 0,x_1''\geqslant 0,x_2\geqslant 0,x_3\geqslant 0,x_4\geqslant 0 \end{aligned}$$

标准形式表示为矩阵，即

$$\text{Max}Z' = -\boldsymbol{CX} \qquad (5-14)$$
$$\boldsymbol{AX} = \boldsymbol{b}$$
$$\boldsymbol{X} \geqslant \boldsymbol{0}$$

其中，

$$\boldsymbol{C} = (0.03, -0.03, 0.08, 0, 0)$$

$$\boldsymbol{A} = \begin{pmatrix} 1 & -1 & 1 & 0 & 0 \\ 1 & -1 & 0 & 1 & 0 \\ 0 & 0 & 1 & 0 & -1 \end{pmatrix}, \boldsymbol{X} = \begin{pmatrix} x'_1 \\ x''_1 \\ x_2 \\ x_3 \\ x_4 \end{pmatrix}, \boldsymbol{b} = \begin{pmatrix} 500 \\ 400 \\ 200 \end{pmatrix}$$

二、单纯形法原理

1. 基本可行解 设标准形式的约束条件方程组 $\boldsymbol{AX}=\boldsymbol{b}$，若 $\boldsymbol{A}$ 的秩为 m，则 $\boldsymbol{A}$ 的线性无关的 m 个列向量构成一个基。基向量对应的变量称为基变量，不是基向量的列对应的变量称为非基变量。

例 5-6 对例 5-5 中线性规划标准形式的约束条件方程组，用非基变量表示基变量。

解 对约束条件方程组 $\boldsymbol{AX}=\boldsymbol{b}$ 的增广矩阵做初等行变换，得到

$$(\boldsymbol{A} \mid \boldsymbol{b}) = \left(\begin{array}{ccccc|c} 1 & -1 & 1 & 0 & 0 & 500 \\ 1 & -1 & 0 & 1 & 0 & 400 \\ 0 & 0 & 1 & 0 & -1 & 200 \end{array}\right) \rightarrow \left(\begin{array}{ccccc|c} 1 & -1 & 0 & 0 & 1 & 300 \\ 0 & 0 & 0 & 1 & -1 & 100 \\ 0 & 0 & 1 & 0 & -1 & 200 \end{array}\right)$$

显然，第一、四、三列构成一个基，对应的变量 x'_1、x_3、x_2 为基变量，可以用非基变量 x''_1、x_4 表示为

$$x'_1 = x''_1 - x_4 + 300, x_3 = x_4 + 100, x_2 = x_4 + 200$$

若取非基变量全为 0，则可以得到满足约束条件方程组的一个解

$$X = (300, 0, 200, 100, 0)^T$$

定义 5-6 约束条件方程组的非基变量全为零的解称为线性规划的基本解。

满足非负约束条件的基本解称为线性规划的基本可行解。对应于基本可行解的基称为可行基。

使目标函数取得最优值的基本可行解称为线性规划的基本最优解。对应于基本最优解的基称为最优基。

在两个变量线性规划的图解法中，可行域的各顶点及各边延长线的交点都是基本解，但可行域的各顶点是基本可行解，各边延长线的交点不是基本可行解。

可以证明以下重要结论。

定理 5-1 可行解集中的点是极点的充分必要条件是该点为基本可行解。

定理 5-2 若线性规划的最优解存在，则至少存在一个基本可行解实现目标函数的最优值。

基本可行解、基本解、可行解三者的关系如图 5-4 所示。

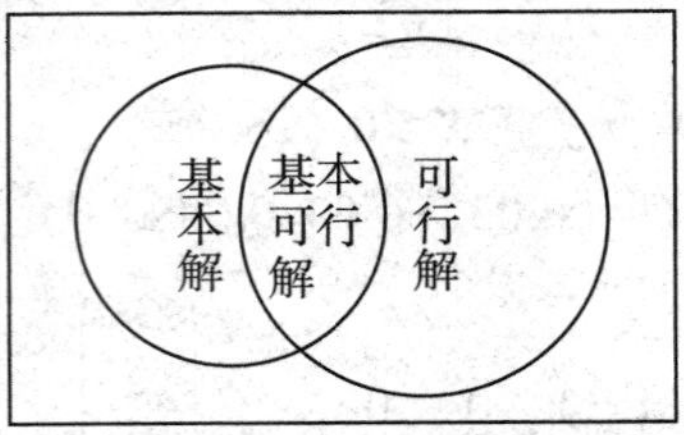

图 5-4　解的关系

当基本解中非零分量的个数小于约束条件系数矩阵 A 的秩时，除了非基变量全为零值外，基变量中也必出现零值。这样的基本解称为线性规划的退化解。

2.单纯形算法

例 5-7　某企业生产甲、乙两种产品，要用 A、B、C 三种原料，可取得利润、可供使用原料如表 5-4 所示。如何安排生产使利润最大？

表 5-4　某企业生产每件产品所用原料及可获利润

	产品甲	产品乙	现有原料
原料 A(g)	1	1	6
原料 B(g)	1	2	8
原料 C(g)	0	1	3
获得利润(元)	3	4	

解　设安排生产甲产品 x_1 件、乙产品 x_2 件，总利润为 Z 元。得线性规划模型

$$\begin{aligned}&\text{Max}Z=3x_1+4x_2\\ \text{s.t.}\quad &x_1+x_2\leqslant 6\\ &x_1+2x_2\leqslant 8\\ &x_2\leqslant 3\\ &x_1\geqslant 0,x_2\geqslant 0\end{aligned}$$

添加松弛变量 x_3、x_4、x_5 表示三种原料的生产剩余量，得到标准形式

$$\begin{aligned}&\text{Max}Z=3x_1+4x_2\\ \text{s.t.}\quad &x_1+x_2+x_3=6\\ &x_1+2x_2+x_4=8\\ &x_2+x_5=3\\ &x_1\geqslant 0,x_2\geqslant 0,x_3\geqslant 0,x_4\geqslant 0,x_5\geqslant 0\end{aligned}$$

约束条件方程组 $\boldsymbol{AX}=\boldsymbol{b}$ 的增广矩阵为

$$(A\mid b)=\left(\begin{array}{ccccc|c}1&1&1&0&0&6\\1&2&0&1&0&8\\0&1&0&0&1&3\end{array}\right)\tag{5-15}$$

第三、四、五列构成一个基，x_3、x_4、x_5 为基变量，可以用非基变量表示为

$$\begin{cases} x_3 = -x_1 - x_2 + 6 \\ x_4 = -x_1 - 2x_2 + 8 \\ x_5 = -x_2 + 3 \end{cases} \tag{5-16}$$

取非基变量 $x_1=0,x_2=0$,得到一个基本解,也是一个基本可行解,即

$$X=(0,0,6,8,3)^T$$

这个基本可行解在经济上表示,企业没有安排生产甲、乙两种产品,因而A、B、C三种原料都没有被利用。目标函数用非基变量表示为 $Z=3x_1+4x_2$,利润指标 Z 为0。

目标函数中,x_1、x_2 的系数3和4称为检验数,都大于0,让 x_1 或 x_2 由非基变量变换为基变量,都可以使目标函数的值增大。从经济意义上来说,安排生产甲或乙产品都可以使利润指标增加。因此,只要目标函数中有非基变量的检验数大于0,就需要把非基变量与基变量对换。为使变目标函数的值增得多些,应当选择检验数大于0中最大的非基变量"进基",简称为"最大正检验数进基"。由

$$\max(3,4)=4 \tag{5-17}$$

确定非基变量 x_2 进基。进基变量所在的列称为主元列。

非基变量 x_2 要进基,就必须从基变量 x_3、x_4、x_5 中确定一个变量"出基",并要保证所有的变量都满足非负约束条件。由于 x_1 是非基变量,取值为零,从式5-16得到

$$\begin{aligned} x_3 &= -x_2+6 \geqslant 0 \\ x_4 &= -2x_2+8 \geqslant 0 \\ x_5 &= -x_2+3 \geqslant 0 \end{aligned} \tag{5-18}$$

由不等式组5-18解出 $x_2 \leqslant 3$,这是选择 x_2 系数与相应常数的最小比值出基,简称"最小比值出基",即

$$\min\left(\frac{6}{1},\frac{8}{2},\frac{3}{1}\right)=3 \tag{5-19}$$

因为当 $x_2=3$ 时,基变量 $x_5=0$,变为非基变量,x_5 出基。经济意义解释:三种原料都用于生产乙产品,最多只能生产3件,体现了兼顾各种条件的限制。

在式5-15增广矩阵的上方用"↓"标进基,左方用"←"标出基,交叉处的元素称为主元或旋转元,标上括号。用初等行变换把主元化为1,该列其他元素化为0,得到新的基,即

$$\begin{array}{r} \\ \\ x_3 \\ x_4 \\ \leftarrow x_5 \end{array}
\begin{array}{c} \begin{array}{ccccc} & \downarrow & & & \\ x_1 & x_2 & x_3 & x_4 & x_5 \end{array} \\ \left(\begin{array}{ccccc|c} 1 & 1 & 1 & 0 & 0 & 6 \\ 1 & 2 & 0 & 1 & 0 & 8 \\ 0 & [1] & 0 & 0 & 1 & 3 \end{array}\right) \end{array}
\rightarrow
\begin{array}{r} \\ x_3 \\ x_4 \\ x_2 \end{array}
\begin{array}{c} \begin{array}{ccccc} x_1 & x_2 & x_3 & x_4 & x_5 \end{array} \\ \left(\begin{array}{ccccc|c} 1 & 0 & 1 & 0 & -1 & 3 \\ 1 & 0 & 0 & 1 & -2 & 2 \\ 0 & 1 & 0 & 0 & 1 & 3 \end{array}\right) \end{array}$$

取非基变量 $x_1=0,x_5=0$,得到基本可行解 $X=(0,3,3,2,0)^T$,目标函数用非基变量表示为 $Z=3x_1+4(3-x_5)=3x_1-4x_5+12$,表示利润的值增为12。

类似地，由最大正检验数进基原则，x_1 应当进基；由最小比值出基原则，x_4 应当出基；由初等行变换把主元化为 1，该列其他元素化为 0，构成新基，得到

$$\begin{array}{r} \\ x_3 \\ \leftarrow x_4 \\ x_2 \end{array}\begin{array}{c} \begin{array}{cccccc} x_1 & x_2 & x_3 & x_4 & x_5 & \end{array} \\ \left(\begin{array}{ccccc|c} 1 & 0 & 1 & 0 & -1 & 3 \\ [1] & 0 & 0 & 1 & -2 & 2 \\ 0 & 1 & 0 & 0 & 1 & 3 \end{array}\right) \end{array} \rightarrow \begin{array}{r} \\ x_3 \\ x_1 \\ x_2 \end{array}\begin{array}{c} \begin{array}{cccccc} x_1 & x_2 & x_3 & x_4 & x_5 & \end{array} \\ \left(\begin{array}{ccccc|c} 0 & 0 & 1 & -1 & 1 & 1 \\ 1 & 0 & 0 & 1 & -2 & 2 \\ 0 & 1 & 0 & 0 & 1 & 3 \end{array}\right) \end{array}$$

取非基变量 $x_4=0, x_5=0$，得到基本可行解 $X=(2,3,1,0,0)^T$，目标函数用非基变量表示为 $Z=3(2x_5-x_4+2)+4(3-x_5)=2x_5-3x_4+18$，表示利润的值增为 18。

类似地，由最大正检验数进基原则，x_5 应当进基；由最小比值出基原则，x_3 应当出基；由初等行变换把主元化为 1，该列其他元素化为 0，构成新基，得到

$$\begin{array}{r} \\ \leftarrow x_3 \\ x_1 \\ x_2 \end{array}\begin{array}{c} \begin{array}{cccccc} x_1 & x_2 & x_3 & x_4 & x_5 & \end{array} \\ \left(\begin{array}{ccccc|c} 0 & 0 & 1 & -1 & [1] & 1 \\ 1 & 0 & 0 & 1 & -2 & 2 \\ 0 & 1 & 0 & 0 & 1 & 3 \end{array}\right) \end{array} \rightarrow \begin{array}{r} \\ x_5 \\ x_1 \\ x_2 \end{array}\begin{array}{c} \begin{array}{cccccc} x_1 & x_2 & x_3 & x_4 & x_5 & \end{array} \\ \left(\begin{array}{ccccc|c} 0 & 0 & 1 & -1 & 1 & 1 \\ 1 & 0 & 2 & -1 & 0 & 4 \\ 0 & 1 & -1 & 1 & 0 & 2 \end{array}\right) \end{array}$$

取非基变量 $x_3=0, x_4=0$，得到基本可行解 $X=(4,2,0,0,1)^T$，目标函数用非基变量表示为 $Z=3(-2x_3+x_4+4)+4(x_3-x_4+2)=-2x_3-x_4+20$，表示利润的值增为 20。

由于目标函数中所有非基变量的检验数都小于等于 0，由于所有变量都非负，说明此基本可行解 $X=(4,2,0,0,1)^T$ 为最优解，最优值为 20，即安排生产甲产品 4 件、乙产品件 2 件，总利润为 20 元。

从图解法可以看出，可行解集为 $OABCD$，初始基本可行解 $X=(0,0,6,8,3)^T$ 对应原点 O，第一次迭代得到的基本可行解 $X=(0,3,3,2,0)^T$ 对应点 D，第二次迭代得到的基本可行解 $X=(2,3,1,0,0)^T$ 对应点 C，第三次迭代得到的基本可行解 $X=(4,2,0,0,1)^T$ 对应点 B，每次转换都使目标函数值增大，直到取得最优值，如图 5-5 所示。

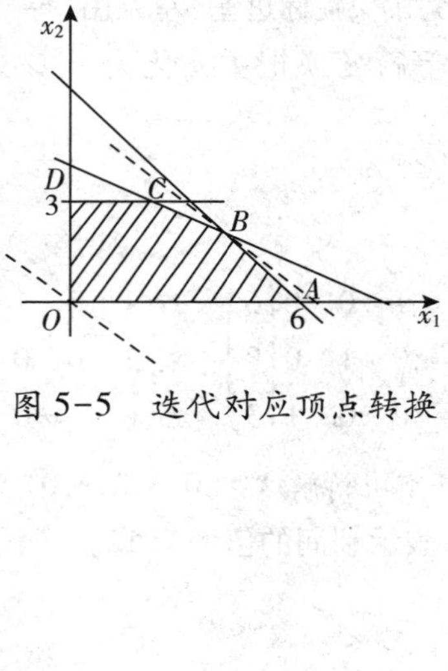

图 5-5　迭代对应顶点转换

三、最优解判定定理

设一标准形的线性规划问题如下。

$$\mathrm{Max}Z = \boldsymbol{CX} \tag{5-20}$$

$$\boldsymbol{AX} = \boldsymbol{b} \tag{5-21}$$

$$\boldsymbol{X} \geqslant \boldsymbol{0} \tag{5-22}$$

设约束条件系数矩阵 $\boldsymbol{A}$ 的秩为 m，基 $\boldsymbol{B}$ 位于 $\boldsymbol{A}$ 的前 m 列。记 $\boldsymbol{A}$ 的非基列为 $\boldsymbol{N}$，可以表示为分块矩阵

$$\boldsymbol{A} = (\boldsymbol{B},\boldsymbol{N}) \tag{5-23}$$

相应地，目标函数系数矩阵 $\boldsymbol{C}$ 和变量列向量 $\boldsymbol{X}$ 也分块为

$$\boldsymbol{C} = (\boldsymbol{C}_B,\boldsymbol{C}_N),X = \begin{pmatrix} X_B \\ X_N \end{pmatrix} \tag{5-24}$$

约束条件 $\boldsymbol{AX}=\boldsymbol{b}$ 可以表示为

$$(\boldsymbol{B},\boldsymbol{N})\begin{pmatrix} \boldsymbol{X}_B \\ \boldsymbol{X}_N \end{pmatrix} = \boldsymbol{BX}_B+\boldsymbol{NX}_N=\boldsymbol{b} \tag{5-25}$$

从而得到

$$\boldsymbol{X}_B=\boldsymbol{B}^{-1}\boldsymbol{b}-\boldsymbol{B}^{-1}\boldsymbol{NX}_N \tag{5-26}$$

式 5-26 就是用非基变量 $\boldsymbol{X}_N$ 表示基变量 $\boldsymbol{X}_B$ 的矩阵形式，代入目标函数得到

$$\boldsymbol{Z}=(\boldsymbol{C}_B,\boldsymbol{C}_N)\begin{pmatrix} \boldsymbol{X}_B \\ \boldsymbol{X}_N \end{pmatrix}=\boldsymbol{C}_B\boldsymbol{B}^{-1}\boldsymbol{b}+(\boldsymbol{C}_N-\boldsymbol{C}_B\boldsymbol{B}^{-1}\boldsymbol{N})\boldsymbol{X}_N \tag{5-27}$$

式 5-27 中，$\boldsymbol{C}_N-\boldsymbol{C}_B\boldsymbol{B}^{-1}\boldsymbol{N}$ 为非基本变量 $\boldsymbol{X}_N$ 的检验数，当 $\boldsymbol{X}_N=\boldsymbol{0}$ 时，得到 $\boldsymbol{X}_B=\boldsymbol{B}^{-1}\boldsymbol{b}$，此时目标函数 $Z=\boldsymbol{C}_B\boldsymbol{B}^{-1}\boldsymbol{b}$。从而，对应于基 $\boldsymbol{B}$ 的基本解为

$$\boldsymbol{X}=\begin{pmatrix} \boldsymbol{B}^{-1}\boldsymbol{b} \\ \boldsymbol{O} \end{pmatrix} \tag{5-28}$$

若 $\boldsymbol{B}^{-1}\boldsymbol{b}\geqslant\boldsymbol{0}$，则式 5-48 为线性规划的基本可行解，$B$ 为可行基。

若 $\boldsymbol{B}^{-1}\boldsymbol{b}\geqslant\boldsymbol{0}$，$\boldsymbol{C}_N-\boldsymbol{C}_B\boldsymbol{B}^{-1}\boldsymbol{N}\leqslant\boldsymbol{0}$，则式 5-28 为线性规划的基本最优解，$\boldsymbol{Z}=\boldsymbol{C}_B\boldsymbol{B}^{-1}\boldsymbol{b}$ 为最优值，B 为最优基。由此，得到下面的线性规划最优解判别定理。

定理 5-3 若线性规划有

$$\boldsymbol{B}^{-1}\boldsymbol{b}\geqslant\boldsymbol{0},\boldsymbol{C}-\boldsymbol{C}_B\boldsymbol{B}^{-1}\boldsymbol{A}\leqslant\boldsymbol{0} \tag{5-29}$$

则 $\boldsymbol{X}=\begin{pmatrix} \boldsymbol{B}^{-1}\boldsymbol{b} \\ \boldsymbol{O} \end{pmatrix}$ 为线性规划的基本最优解，$\boldsymbol{Z}=\boldsymbol{C}_B\boldsymbol{B}^{-1}\boldsymbol{b}$ 为最优值，$\boldsymbol{B}$ 为最优基。

证明 只需再证 $\boldsymbol{C}_N-\boldsymbol{C}_B\boldsymbol{B}^{-1}\boldsymbol{N}\leqslant\boldsymbol{0}$ 与 $\boldsymbol{C}-\boldsymbol{C}_B\boldsymbol{B}^{-1}\boldsymbol{A}\leqslant\boldsymbol{0}$ 等价。事实上，有

$$\begin{aligned} \boldsymbol{C}-\boldsymbol{C}_B\boldsymbol{B}^{-1}\boldsymbol{A} &= (\boldsymbol{C}_B,\boldsymbol{C}_N)-\boldsymbol{C}_B\boldsymbol{B}^{-1}(\boldsymbol{B},\boldsymbol{N}) \\ &= (\boldsymbol{C}_B,\boldsymbol{C}_N)-(\boldsymbol{C}_B,\boldsymbol{C}_B\boldsymbol{B}^{-1}\boldsymbol{N}) \\ &= (0,\boldsymbol{C}_N-\boldsymbol{C}_B\boldsymbol{B}^{-1}\boldsymbol{N}) \end{aligned}$$

即得证。

由定理 5-3,可以得到

$$(C-C_BB^{-1}A)X=(0,C_N-C_BB^{-1}N)\begin{pmatrix}X_B\\X_N\end{pmatrix}=(C_N-C_BB^{-1}N)X_N \tag{5-30}$$

把式 5-30 代入式 5-27,得到

$$Z=C_BB^{-1}b+(C-C_BB^{-1}A)X \tag{5-31}$$

由约束条件 $AX=b$ 经过初等行变换得 $B^{-1}AX=B^{-1}b$,与式 5-31 所涉及的矩阵合在一起称矩阵

$$\begin{pmatrix}B^{-1}A & B^{-1}b\\C-C_BB^{-1}A & C_BB^{-1}b\end{pmatrix} \tag{5-32}$$

为对应于基 B 的单纯形表,通常写为表格形式。

四、单纯形表

单纯形法解线性规划的实质是解线性方程组并使目标函数增大,直到取得最优值。关键是掌握换基迭代的原则,最大正检验数原则进基能体现出最大地增加利润的主观愿望,最小比值原则出基能体现出兼顾各种条件的限制。迭代到所有非基变量的检验数全部小于等于 0 即得到最优解。

把单纯形法解线性规划的实质、关键都在特定的表格中体现出来,紧凑地、方便地、规范地计算各次迭代的基本可行解和目标函数值,这种表格称为单纯形表。

初始单纯形表的上方为变量标记 X,中部是约束条件系数矩阵 A 和常数列向量 b,左边是基变量 X_B,下部是非基变量的检验数 σ 或相对利润系数,右下角为目标函数 Z 值。单纯形表的一般格式如表 5-5 所示。进基、出基、主元在单纯形表用↓、←、[ ]标记,初等行变换后,迭代得到的下一轮单纯形表可接在上一轮的下方书写。迭代时,入基变量检验数用行变换化为 0。

表 5-5 单纯形表格式

	X	
X_B	$B^{-1}A$	$B^{-1}b$
σ	$C_BB^{-1}A-C$	$C_BB^{-1}b$

例 5-8 用单纯形表解例 5-7 的线性规划。

解 把线性规划写入初始单纯形表,并计算各次迭代的单纯形表,如表 5-6 所示。

表 5-6　某企业生产两种产品的单纯形表

	X_B	x_1	x_2	x_3	x_4	x_5	$B^{-1}b$
初始表	x_3	1	1	1	0	0	6
	x_4	1	2	0	1	0	8
	$\leftarrow x_5$	0	[1]	0	0	1	3
	σ	3	4↓	0	0	0	0
迭代一	x_3	1	0	1	0	−1	3
	$\leftarrow x_4$	[1]	0	0	1	−2	2
	x_2	0	1	0	0	1	3
	σ	3↓	0	0	0	−4	12
迭代二	$\leftarrow x_3$	0	0	1	−1	[1]	1
	x_1	1	0	0	1	−2	2
	x_2	0	1	0	0	1	3
	σ	0	0	0	−3	2↓	18
迭代三	x_5	0	0	1	−1	1	1
	x_1	1	0	2	−1	0	4
	x_2	0	1	−1	1	0	2
	σ	0	0	−2	−1	0	20

$\min(-3,-4)=-4$，x_2 进基

$\min\left(\frac{6}{1},\frac{8}{2},\frac{3}{1}\right)=3$，$x_5$ 出基

$Z=0$，初等行变换

x_1 进基

$\min\left(\frac{3}{1},\frac{2}{1}\right)=2$，$x_4$ 出基

$Z=12$，初等行变换

x_5 进基

$\min\left(\frac{1}{1},\frac{3}{1}\right)=1$，$x_3$ 出基

$Z=18$，初等行变换

在迭代三单纯形表中，检验数 $\boldsymbol{\sigma}=(0,0,-2,-1,0)$，都小于等于 0，故 $\boldsymbol{X}=(4,2,0,0,1)^T$ 为最优解，$\boldsymbol{Z}=20$ 为最优值。

例 5-9　某厂制造三种产品需要三种劳务，见表 5-7。

表 5-7　某厂制造三种产品所需的三种劳务

产品(件)	技术服务(h)	劳动力(h)	行政管理(h)	利润(元)
甲	1	10	2	10
乙	1	4	3	6
丙	1	5	6	4

现有技术服务、劳动力、行政管理劳务各 100h、600h、300h。求：①利润最大的计划。②产品丙每件利润多大时，产品丙值得生产？

解　①设安排生产甲产品 x_1 件、乙产品 x_2 件、丙产品 x_3 件，总利润为 Z 元。写出线性规划并添加松弛变量 x_4、x_5、x_6 表示三种原料的生产剩余量，得到标准形式

$$\begin{aligned}
&\text{Max}Z=10x_1+6x_2+4x_3\\
&\text{s.t.}\quad x_1+x_2+x_3+x_4=100\\
&\qquad 10x_1+4x_2+5x_3+x_5=600\\
&\qquad 2x_1+2x_2+6x_3+x_6=300\\
&\qquad x_1\geqslant 0,x_2\geqslant 0,x_3\geqslant 0,x_4\geqslant 0,x_5\geqslant 0,x_6\geqslant 0
\end{aligned}$$

把线性规划写入初始单纯形表，并计算各次迭代的单纯形表，如表 5-8 所示。

表 5-8 某厂制造三种产品需要三种劳务的单纯形表

	X_B	x_1	x_2	x_3	x_4	x_5	x_6	$B^{-1}b$
初始表	x_4	1	1	1	1	0	0	100
	$\leftarrow x_5$	[10]	4	5	0	1	0	600
	x_6	2	2	6	0	0	1	300
	σ	10↓	6	4	0	0	0	0
迭代一	$\leftarrow x_4$	0	$\left[\frac{3}{5}\right]$	$\frac{1}{2}$	1	$-\frac{1}{10}$	0	40
	x_1	1	$\frac{2}{5}$	$\frac{1}{2}$	0	$\frac{1}{10}$	0	60
	x_6	0	$\frac{6}{5}$	5	0	$-\frac{1}{5}$	1	180
	σ	0	2↓	−1	0	−1	0	600
迭代二	x_2	0	1	$\frac{5}{6}$	$\frac{5}{3}$	$-\frac{1}{6}$	0	$\frac{200}{3}$
	x_1	1	0	$\frac{1}{6}$	$-\frac{2}{3}$	$\frac{1}{6}$	0	$\frac{100}{3}$
	x_6	0	0	4	−2	0	1	100
	σ	0	0	$-\frac{8}{3}$	$-\frac{10}{3}$	$-\frac{2}{3}$	0	$\frac{2200}{3}$

迭代二 $\sigma=(0,0,-\frac{8}{3},-\frac{10}{3},-\frac{2}{3})$，无正值，最优解 $X=(\frac{100}{3},\frac{200}{3},0,0,100)^T$，最优值为 $Z=\frac{2200}{3}$。生产甲、乙、丙产品$\frac{100}{3}$件、$\frac{200}{3}$件、0 件，可获最大利润$\frac{2200}{3}$元。

②取单纯形表 5-8 的前 3 列，重新计算，如表 5-9 所示。

表 5-9 生产丙产品的单纯形表

	X_B	x_1	x_2	x_3
初始表	x_4	1	1	1
	$\leftarrow x_5$	[10]	4	5
	x_6	2	2	6
	σ	10↓	6	c_3
迭代一	$\leftarrow x_4$	0	$\left[\frac{3}{5}\right]$	$\frac{1}{2}$
	x_1	1	$\frac{2}{5}$	$\frac{1}{2}$
	x_6	0	$\frac{6}{5}$	5
	σ	0	2↓	c_3-5
迭代二	x_2	0	1	$\frac{5}{6}$
	x_1	1	0	$\frac{1}{6}$
	x_6	0	0	4
	σ	0	0	$c_3-\frac{20}{3}$

在初始表，把 x_3 的检验数 4 换为 c_3，则 $c_3>10$ 时 x_3 可以进基。

在迭代一表，x_3 的检验数为 c_3-5，则 $c_3-5>2$，即 $c_3>7$ 时 x_3 可以进基。

在迭代二表，x_3 的检验数为 $c_3-\frac{20}{3}$，则 $c_3-\frac{20}{3}>0$，即 $c_3>\frac{20}{3}$时 x_3 可以进基。

初始表、迭代一、迭代二，关于 c_3 的不等式组的解为 $c_3>\frac{20}{3}$，故产品丙的每件利润高于 $\frac{20}{3}$元时，产品丙才值得生产。

练习

1.用单纯形表解下面的线性规划。

(1) $\text{Max}Z=3x_1+2x_2$

s.t. $2x_1+4x_2-x_3\leqslant 5$

$-x_1+x_2-x_3\geqslant -1$

$x_2-x_3\geqslant -1$

$x_1\geqslant 0, x_2\geqslant 0, x_3\geqslant 0$

(2) $\text{Max}Z=x_1+3x_2$

s.t. $x_1\leqslant 5$

$x_1+2x_2\leqslant 10$

$x_2\leqslant 4$

$x_1\geqslant 0, x_2\geqslant 0$

(3) $\text{Min}Z=-x_1+2x_2+x_3$

s.t. $2x_1-x_2+x_3\geqslant -4$

$x_1+2x_2\leqslant 6$

$x_1\geqslant 0, x_2\geqslant 0, x_3\geqslant 0$

(4) $\text{Min}Z=3x_1+x_2+x_3+x_4$

s.t. $-2x_1+2x_2+x_3=4$

$3x_1+x_2+x_4=6$

$x_1\geqslant 0, x_2\geqslant 0, x_3\geqslant 0, x_4\geqslant 0$

2.表 5-10 给出线性规划问题计算过程中某次迭代的单纯形性表，目标函数为 $\text{Max}Z=5x_1+8x_2+6x_3$，约束条件均为≤，表中 x_4、x_5 为松弛变量。

表 5-10 某次迭代的单纯形表

X_B	x_1	x_2	x_3	x_4	x_5	$B^{-1}b$
x_1	1	a	0	2	−1	4
x_2	0	1	1	b	1	c
σ	0	0	d	−2	e	$Z=84$

(1)求出 $a\sim e$ 的值。

(2)表中给出的解是否为最优解？

3.某厂用 A、B 两种原料生产甲、乙、丙三种产品,所用原料及可获利润见表 5-11。

表 5-11　某企业生产每件产品所用原料及可获利润

需要原料(kg)	产品甲	产品乙	产品丙	现有原料(kg)
A	2	1	0	30
B	0	2	4	50
可获利润(百元)	3	2	0.5	

(1)在现有条件下,如何组织生产才能使利润最大?

(2)如果必须生产产品丙 3kg,又应如何组织生产才能使利润最大?

(3)如果只要保证获利 50 百元,可以有哪些生产方式?

第三节　人工变量

在初始单纯形表,如果没有现成的可行基,则需要使用人工变量。运用人工变量的常用方法是大 M 法和两阶段法。

一、大 M 法

例 5-10　对例 5-8 线性规划的求解过程进行分析。

解　添加松弛变量 x_3、x_4,得到标准形式

$$\text{Max}Z'=-0.03x_1-0.08x_2 \tag{5-33}$$

$$\text{s.t.}\quad \begin{aligned} & x_1+x_2=500 \\ & x_1+x_3=400 \\ & x_2-x_4=200 \\ & x_1\geqslant 0,x_2\geqslant 0,x_3\geqslant 0,x_4\geqslant 0 \end{aligned} \tag{5-34}$$

没有现成的可行基,对不含基变量的约束条件添加两个变量 x_5、x_6 构成两个单位列向量,得到

$$\text{s.t.}\quad \begin{aligned} & x_1+x_2+x_5=500 \\ & x_1+x_3=400 \\ & x_2-x_4+x_6=200 \\ & x_1\geqslant 0,x_2\geqslant 0,x_3\geqslant 0,x_4\geqslant 0,x_5\geqslant 0,x_6\geqslant 0 \end{aligned} \tag{5-35}$$

新添加的两个变量 x_5、x_6 必须都取零值,约束条件 5-35 才与 5-34 等价。为使 x_5、x_6 出基,人为地在目标函数为它们规定一个很大的“惩罚”来逼其出基。

这种为配齐基变量暂时人为加入,最终又要把它们调出基的变量,称为人工变量。

对人工变量的“惩罚”通常是在目标函数中规定其系数为充分大正数 M 的相反数,式 5-33改写为

$$\text{Max}Z'=-0.03x_1-0.08x_2-Mx_5-Mx_6$$

$$=-0.03x_1-0.08x_2-M(500-x_1-x_2)-M(200-x_2+x_4)$$

$$=(M-0.03)x_1+(2M-0.08)x_2-Mx_4-700M \tag{5-36}$$

把线性规划 5-35、5-36 写入初始单纯形表，由

$$\min(0.03-M,0.08-2M)=0.08-2M$$

判断 x_2 进基，由

$$\min\left(\frac{500}{1},\frac{200}{1}\right)=200$$

判断 x_6 出基，做初等行变换，计算各次迭代的单纯形表，如表 5-12 所示。

表 5-12　大 M 法单纯形表

	X_B	x_1	x_2	x_3	x_4	x_5	x_6	$B^{-1}b$
初始表	x_5	1	1	0	0	1	0	500
	x_3	1	0	1	0	0	0	400
	$\leftarrow x_6$	0	[1]	0	-1	0	1	200
	σ	$M-0.03$	$2M-0.08\downarrow$	0	$-M$	0	0	$-700M$
迭代一	$\leftarrow x_5$	[1]	0	0	1	1	-1	300
	x_3	1	0	1	0	0	0	400
	X_2	0	1	0	-1	0	1	200
	σ	$M-0.03\downarrow$	0	0	$0.083-M$	0	$0.08-2M$	$-300M-16$
迭代二	x_1	[1]	0	0	1	1	-1	300
	x_3	0	0	1	-1	-1	1	100
	x_2	0	1	0	-1	0	1	200
	σ	0	0	0	$0.11-4M$	$0.03-M$	$0.05-M$	-25

最优解 $\boldsymbol{X}=(300,200,100,0,0,0)^T$，最优值 $\mathrm{Max}Z'=-25$。

故原线性规划最优解 $\boldsymbol{X}=(300,200,100,0)^T$，最优值 $\mathrm{Min}Z=25$。每瓶中甲种原料 300g，乙种原料 200g，成本取得最小值 25 元/瓶。

由例 5-10 可以看出，大 M 法在初始单纯形表没有现成的可行基时使用，基本步骤如下。

(1)把线性规划化为标准形式。

(2)在初始单纯形表没有现成的可行基时添加人工变量，目标函数中的系数取 $-M$。

(3)上表迭代，检验，直至得最终结果。

例 5-11　某药厂生产 A、B、C 三种药物，使用甲、乙、丙、丁四种原料，成本及 1kg 不同原料提供的药物(g)见表 5-13。药厂要求每天生产 A 药恰好 100g，B 药至少 530g，C 药不超过 160g。怎样选配各种原料使成本最低？

表 5-13 某药厂生产三种药物使用四种原料及成本

需要原料(g/kg)	药物 A	药物 B	药物 C	成本(元)
甲	1	5	2	5
乙	1	4	1	6
丙	1	5	1	7
丁	1	6	2	8

解 设原料甲、乙、丙、丁的用量为 x_1、x_2、x_3、x_4(kg),成本为 Z 元,则

$$\begin{aligned}&\text{Min}Z=5x_1+6x_2+7x_3+8x_4\\&x_1+x_2+x_3+x_4=100\\&5x_1+4x_2+5x_3+6x_4\geqslant 530\\&2x_1+x_2+x_3+2x_4\leqslant 160\\&x_1\geqslant 0,x_2\geqslant 0,x_3\geqslant 0,x_4\geqslant 0\end{aligned}\tag{5-37}$$

添加松弛变量 x_5、x_6,化为标准形式,得到

$$\begin{aligned}&\text{Max}Z'=-5x_1-6x_2-7x_3-8x_4\\&x_1+x_2+x_3+x_4=100\\&5x_1+4x_2+5x_3+6x_4-x_5=530\\&2x_1+x_2+x_3+2x_4+x_6=160\\&x_1\geqslant 0,x_2\geqslant 0,x_3\geqslant 0,x_4\geqslant 0,x_5\geqslant 0,x_6\geqslant 0\end{aligned}\tag{5-38}$$

添加人工变量 x_7、x_8,配齐基变量,得到

$$\begin{aligned}&\text{Max}Z'=-5x_1-6x_2-7x_3-8x_4-Mx_7-Mx_8\\&x_1+x_2+x_3+x_4+x_7=100\\&5x_1+4x_2+5x_3+6x_4-x_5+x_8=530\\&2x_1+x_2+x_3+2x_4+x_6=160\\&x_1\geqslant 0,x_2\geqslant 0,x_3\geqslant 0,x_4\geqslant 0,x_5\geqslant 0,x_6\geqslant 0,x_7\geqslant 0,x_8\geqslant 0\end{aligned}\tag{5-39}$$

目标函数用非基变量表示,得到

$$\text{Max}Z'=(6M-5)x_1+(5M-6)x_2+(6M-7)x_3+(7M-8)x_4-Mx_5-630M$$

上表迭代,检验,如表 5-14 所示,得到

表 5-14 大 M 法单纯形表

	X_B	x_1	x_2	x_3	x_4	x_5	x_6	x_7	x_8	$B^{-1}b$
初始表	x_7	1	1	1	1	0	0	1	0	100
	x_8	5	4	5	6	−1	0	0	1	530
	$\leftarrow x_6$	2	1	1	[2]	0	1	0	0	160
	$\boldsymbol{\sigma}$	$6M-5$	$5M-6$	$6M-7$	$7M-8\downarrow$	$-M$	0	0	0	$-630M$

（续表）

	X_B	x_1	x_2	x_3	x_4	x_5	x_6	x_7	x_8	$B^{-1}b$
迭代一	x_7	0	$\frac{1}{2}$	$\frac{1}{2}$	0	0	$-\frac{1}{2}$	1	0	20
	$\leftarrow x_8$	-1	1	[2]	0	-1	-3	0	1	50
	x_4	1	$\frac{1}{2}$	$\frac{1}{2}$	1	0	$\frac{1}{2}$	0	0	80
	σ	$3-M$	$\frac{3M}{2}-2$	$\frac{5M}{2}-3\downarrow$	0	$-M$	$4-\frac{7M}{2}$	0	0	$-70M-640$
迭代二	$\leftarrow x_7$	$[\frac{1}{4}]$	$\frac{1}{4}$	0	0	$\frac{1}{4}$	$\frac{1}{4}$	1	$-\frac{1}{4}$	$\frac{15}{2}$
	x_3	$-\frac{1}{2}$	$\frac{1}{2}$	1	0	$-\frac{1}{2}$	$-\frac{3}{2}$	0	$\frac{1}{2}$	25
	x_4	$\frac{5}{4}$	$\frac{1}{4}$	0	0	$\frac{1}{4}$	$\frac{5}{4}$	0	$-\frac{1}{4}$	$\frac{135}{2}$
	σ	$\frac{M}{4}+\frac{2}{3}\downarrow$	$\frac{M}{4}+\frac{1}{2}$	0	0	$\frac{M}{4}-\frac{3}{2}$	$\frac{M}{4}-\frac{1}{2}$	0	$\frac{3}{2}-\frac{5M}{4}$	$-\frac{15M}{2}-715$
迭代三	x_1	1	1	0	0	1	1	4	-1	30
	x_3	0	1	1	0	0	-1	2	0	40
	x_4	0	-1	0	1	-1	0	-5	1	30
	σ	0	2	0	0	-3	-2	$-M-6$	$-M+3$	-670

最优解 $X=(30,0,40,30,0,0,0,0)^T$，最优值 $\text{Max}Z'=-670$。

故原线性规划最优解 $X=(30,0,40,30,0,0)^T$，最优值 $\text{Min}Z=670$。每天用甲种原料 30kg，乙种原料 0kg，丙种原料 40kg，丁种原料 30kg，成本取得最小值 670 元。

二、两阶段法

大 M 法的缺点：由于规定常数 M 是一个充分大的数，由于数字计算机四舍五入的误差，就可能有计算错误的危险。处理人工变量的另一个方法就是不用常数 M，分两个阶段进行，称为两阶段法。

定义 5-7 设线性规划为

$$\text{Max}Z=\boldsymbol{CX},\boldsymbol{AX}=\boldsymbol{b},\boldsymbol{X}\geqslant\boldsymbol{0} \tag{5-40}$$

称添加人工变量的线性规划为 5-40 的辅助线性规划，即

$$\text{Max}Z'=-y_1-y_2-\cdots-y_m$$

$$\begin{cases} y_1+a_{11}x_1+a_{12}x_2+\cdots+a_{1n}x_n=b_1 \\ y_2+a_{21}x_1+a_{22}x_2+\cdots+a_{2n}x_n=b_2 \\ \cdots\cdots\cdots\cdots\cdots\cdots\cdots\cdots\cdots \\ y_m+a_{m1}x_1+a_{m2}x_2+\cdots+a_{mn}x_n=b_m \end{cases} \tag{5-41}$$

$$x_1\geqslant0,x_2\geqslant0,\cdots,x_n\geqslant0,y_1\geqslant0,y_2\geqslant0,\cdots,y_m\geqslant0$$

第一阶段：判断原线性规划 5-40 是否存在基本可行解，方法是求解辅助线性规划

5-41。若辅助线性规划的最优值为0,则存在可行解使所有人工变量为0,辅助线性规划的最优解为原线性规划提供出第一个基本可行解,于是转向第二阶段。若辅助线性规划的最优值小于0,则说明不存在使所有人工变量都为0的可行解,即原线性规划无可行解,这时不必进行第二阶段。

第二阶段:把第一阶段辅助线性规划的最优解作为原线性规划的初始基本可行解,把目标函数换成原问题的目标函数,用单纯形法继续求解。

例 5-12 用两阶段法解例 5-10 线性规划。

解 第一阶段:添加人工变量 y_1、y_2,得到原线性规划 5-33 的辅助线性规划,即

$$\begin{aligned} &\text{Max}Z''=-y_1-y_2\\ &\text{s.t.}\quad y_1+x_1+x_2=500\\ &\qquad x_1+x_3=400\\ &\qquad y_2+x_2-x_4=200\\ &\qquad x_1\geqslant0,x_2\geqslant0,x_3\geqslant0,x_4\geqslant0,y_1\geqslant0,y_2\geqslant0 \end{aligned}\tag{5-42}$$

目标函数用非基变量表示,得到

$$\begin{aligned}\text{Max}Z''&=(x_1+x_2-500)+(x_2-x_4-200)\\&=x_1+2x_2-x_4-700\end{aligned}$$

上单纯形表,换基迭代,如表 5-15 所示。

解得辅助线性规划 5-42 的最优解为

$$y_1=0,y_2=0$$

$$x_1=300,x_2=200,x_3=100,x_4=0$$

人工变量全为0,辅助线性规划的最优解为原线性规划提供第一个基本可行解,即

$$\boldsymbol{X}=(300,200,100,0)^T$$

于是转向第二阶段。

表 5-15 第一阶段单纯形表

	$\boldsymbol{X_B}$	y_1	y_2	x_1	x_2	x_3	x_4	$\boldsymbol{B^{-1}b}$
初始表	y_1	1	0	1	1	0	0	500
	x_3	0	0	1	0	1	0	400
	$\leftarrow y_2$	0	1	0	[1]	0	−1	200
	$\boldsymbol{\sigma}$	0	0	1	2↓	0	−1	−700
迭代一	$\leftarrow y_1$	1	−1	[1]	0	0	1	300
	x_3	0	0	1	0	1	0	400
	x_2	0	1	0	1	0	−1	200
	$\boldsymbol{\sigma}$	0	−2	1↓	0	−1	1	−300
迭代二	x_1	1	−1	1	0	0	1	300
	x_3	−1	1	0	0	1	−1	100
	x_2	0	1	0	1	0	−1	200
	$\boldsymbol{\sigma}$	−1	−1	0	0	−1	0	0

第二阶段:把第一阶段的最终计算表中的人工变量所在的列去掉,目标函数换为原线性规划的,并用非基变量表示,得到

$$\text{Max}Z'=-0.03x_1-0.08x_2=-0.05x_4-25$$

上单纯形表,换基迭代,如表 5-16 所示。

表 5-16 第二阶段单纯形表

	X_B	x_1	x_2	x_3	x_4	$B^{-1}b$
初始表	x_2	0	1	0	-1	200
	x_1	1	0	0	1	300
	x_3	0	0	1	-1	100
	σ	0	0	0	-0.05	-25

故原线性规划最优解为 $X=(300,200,100,0)^T$,最优值 $\text{Max}Z'=-25$,即最优值为 $\text{Min}Z=25$。每瓶中甲种原料 300g,乙种原料 200g,成本取得最小值 25 元/瓶。

例 5-13 用两阶段法解例 5-11 线性规划。

解 第一阶段:添加人工变量 y_1、y_2,得到原线性规划 5-38 的辅助线性规划,即

$$\begin{aligned}&\text{Max}Z''=-y_1-y_2\\&y_1+x_1+x_2+x_3+x_4=100\\&y_2+5x_1+4x_2+5x_3+6x_4-x_5=530\\&2x_1+x_2+x_3+2x_4+x_6=160\\&x_1,x_2,x_3,x_4,x_5,x_6\geqslant 0,y_1,y_2\geqslant 0\end{aligned} \tag{5-43}$$

目标函数用非基变量表示,得到

$$\text{Max}Z''=6x_1+5x_2+6_3+7x_4-x_5-630$$

上单纯形表,换基迭代,如表 5-17 所示。

表 5-17 第一阶段单纯形表

	X_B	y_1	y_2	x_1	x_2	x_3	x_4	x_5	x_6	$B^{-1}b$
初始表	y_1	1	0	1	1	1	1	0	0	100
	y_2	0	1	5	4	5	6	-1	0	530
	$\leftarrow x_6$	0	0	2	1	1	[2]	0	1	160
	σ	0	0	6	5	6	7↓	1	0	-630
迭代一	y_1	1	0	0	$\frac{1}{2}$	$\frac{1}{2}$	0	0	$-\frac{1}{2}$	20
	$\leftarrow y_2$	0	1	-1	1	[2]	0	-1	-3	50
	x_4	0	0	1	$\frac{1}{2}$	$\frac{1}{2}$	1	0	$\frac{1}{2}$	80
	σ	0	0	-1	$\frac{3}{2}$	$\frac{5}{2}$↓	0	1	$-\frac{7}{2}$	-70

（续表）

	X_B	y_1	y_2	x_1	x_2	x_3	x_4	x_5	x_6	$B^{-1}b$
迭代二	y_1	1	$-\frac{1}{4}$	$[\frac{1}{4}]$	$\frac{1}{4}$	0	0	$\frac{1}{4}$	$\frac{1}{4}$	$\frac{15}{2}$
	x_3	0	$\frac{1}{2}$	$-\frac{1}{2}$	$\frac{1}{2}$	1	0	$-\frac{1}{2}$	$-\frac{3}{2}$	25
	x_4	0	$-\frac{1}{4}$	$\frac{5}{4}$	$\frac{1}{4}$	0	1	$\frac{1}{4}$	$\frac{5}{4}$	$\frac{135}{2}$
	σ	0	$-\frac{5}{4}$	$\frac{1}{4}$	$\frac{1}{4}$	0	0	$\frac{1}{4}$	$\frac{1}{4}$	$-\frac{15}{2}$
迭代三	x_1	4	−1	1	1	0	0	1	1	30
	x_3	2	0	0	1	1	0	0	−1	40
	x_4	−5	1	0	−1	0	1	−1	0	30
	σ	−1	−1	0	0	0	0	0	0	0

解得辅助线性规划 5-43 的最优解为

$$y_1=0, y_2=0, x_1=30, x_2=0, x_3=40, x_4=30$$

人工变量全为 0，得到原线性规划第一个基本可行解转向第二阶段，即

$$X=(300,200,100,0)^T$$

第二阶段：把第一阶段的最终计算表中的人工变量所在的列去掉，目标函数换为线性规划 5-38 的，并用非基变量表示，得到

$$\text{Max}Z'=-5x_1-6x_2-7x_3-8x_4=-2x_2-3x_5-2x_6-630$$

上单纯形表，换基迭代，如表 5-18 所示。

表 5-18　第二阶段单纯形表

	X_B	x_1	x_2	x_3	x_4	x_5	x_6	$B^{-1}b$
初始表	x_1	1	1	0	0	1	1	30
	x_3	0	1	1	0	0	−1	40
	x_4	0	−1	0	1	−1	0	30
	σ	0	−2	0	0	−3	−2	−630

故原线性规划最优解为 $X=(30,0,40,30,0,0)^T$，最优值 $\text{Max}Z'=-630$，即最优值 $\text{Min}Z=630$。每天用甲、乙、丙、丁原料 30kg、0kg、40kg、30kg，成本为最小值 630 元。

练习

1.用大 M 法求解下列线性规划。

(1) $\mathrm{Max}Z=3x_1-x_2$

$$\begin{aligned}\text{s.t.}\quad & 2x_1+x_2\geqslant 2\\ & x_1+3x_2\leqslant 3\\ & x_2\leqslant 4\\ & x_1\geqslant 0,x_2\geqslant 0\end{aligned}$$

(2) $\mathrm{Min}Z=6x_1+3x_2+4x_3$

$$\begin{aligned}\text{s.t.}\quad & x_1\geqslant 30\\ & x_2\leqslant 50\\ & x_3\geqslant 20\\ & x_1+x_2+x_3=120\\ & x_1\geqslant 0,x_2\geqslant 0,x_3\geqslant 0\end{aligned}$$

2.用两阶段法求解下列线性规划。

(1) $\mathrm{Max}Z=3x_1+4x_2+2x_3$

$$\begin{aligned}\text{s.t.}\quad & x_1+x_2+x_3+x_4+x_5=30\\ & 3x_1+6x_2+x_3-2x_4+x_6=0\\ & x_2-x_7=4\\ & x_j\geqslant 0(j=1,2,\cdots,7)\end{aligned}$$

(2) $\mathrm{Min}Z=5x_1+21x_3$

$$\begin{aligned}\text{s.t.}\quad & x_1-2x_2+6x_3\geqslant 2\\ & x_1+x_2+2x_3\geqslant 1\\ & x_1\geqslant 0,x_2\geqslant 0,x_3\geqslant 0\end{aligned}$$

第四节　对偶问题和对偶单纯形法

每一个极大化(极小化)的线性规划问题都存在一个与它对应的极小化(极大化)的问题,两个互为对偶问题,其中一个为原问题,另一个为对偶问题。本节讨论线性规划的对偶理论,并介绍线性规划的对偶单纯形求解方法。

一、对偶线性规划

1.对称的对偶线性形式

定义 5-8　对线性规划

$$\begin{aligned}&\mathrm{Max}Z=c_1x_1+c_2x_2+\cdots+c_nx_n\\ &\text{s.t.}\quad a_{11}x_1+a_{12}x_2+\cdots+a_{1n}x_n\leqslant b_1\\ &\qquad a_{21}x_1+a_{22}x_2+\cdots+a_{2n}x_n\leqslant b_2\\ &\qquad \cdots\cdots\cdots\cdots\cdots\cdots\\ &\qquad a_{m1}x_1+a_{m2}x_2+\cdots+a_{mn}x_n\leqslant b_m\\ &\qquad x_j\geqslant 0(j=1,2,\cdots,n)\end{aligned}\tag{5-44}$$

目标函数最大化转化为最小化,其系数与常数列互换,约束条件不等式转向,系数矩阵转置,构成的线性规划 5-45 称为 5-44 的对偶线性规划,即

$$\begin{aligned}&\mathrm{Min}W=b_1y_1+b_2y_2+\cdots+b_my_m\\ &\text{s.t.}\quad a_{11}y_1+a_{21}y_2+\cdots+a_{m1}y_m\geqslant c_1\end{aligned}$$

$$a_{12}y_1+a_{22}y_2+\cdots+a_{m2}y_m\geqslant c_2 \qquad (5\text{-}45)$$

$$\cdots\cdots\cdots\cdots\cdots\cdots\cdots\cdots\cdots$$

$$a_{1n}y_1+a_{2n}y_2+\cdots+a_{mn}y_m\geqslant c_n$$

$$y_i\geqslant 0(i=1,2,\cdots,m)$$

线性规划 5-44 也是 5-45 的对偶线性规划,对偶关系是相互的。线性规划 5-44 和 5-45称为对称的对偶线性规划,写为矩阵形式,即

$$\text{Max}Z=\boldsymbol{CX},\boldsymbol{AX}\leqslant\boldsymbol{b},\boldsymbol{X}\geqslant\boldsymbol{0} \qquad (5\text{-}46)$$

$$\text{Min}W=\boldsymbol{Yb},\boldsymbol{YA}\geqslant\boldsymbol{C},\boldsymbol{Y}\geqslant\boldsymbol{0}(\boldsymbol{Y}=(y_1,y_2,\cdots,y_m)) \qquad (5\text{-}47)$$

把对称的对偶线性规划写入同一张表,称为对偶表,见表 5-19。可以看出,对称的对偶线性规划具有以下特点。

(1)若原线性规划是求目标函数最大,约束条件全为“≤”,则其对偶问题是求目标函数最小,约束条件全为“≥”。

(2)原线性规划的约束条件的右边常数 b_i 变成对偶线性规划目标函数的相应系数;原线性规划的目标函数中的系数 c_j 变成对偶线性规划约束条件的右边常数。

(3)原线性规划中约束条件的每一行对应着对偶线性规划约束条件的每一列,所以原线性规划约束条件的个数等于对偶线性规划变量的个数。

(4)原线性规划中约束条件的每一列对应着对偶线性规划约束条件的每一行,所以原线性规划变量的个数等于对偶线性规划约束条件的个数。

(5)变量都受非负限制。

表 5-19 对偶表

	$x_1\geqslant 0$	$x_2\geqslant 0$	…	$x_n\geqslant 0$	
Max	c_1	c_2	…	c_n	Min
$y_1\geqslant 0$	a_{11}	a_{12}	…	a_{1n}	b_1
$y_2\geqslant 0$	a_{21}	a_{22}	…	a_{2n}	b_2
…	…	…	…	…	…
$y_m\geqslant 0$	a_{m1}	a_{m2}	…	a_{mn}	b_m

例 5-14 求线性规划的对偶线性规划。

$$\text{Max}Z=3x_1+4x_2$$

$$\text{s.t.}\quad x_1+3x_2\leqslant 30$$

$$2x_1+3x_2\leqslant 15$$

$$3x_1-x_2\leqslant 10$$

$$x_2\leqslant 20$$

$$x_1\geqslant 0,x_2\geqslant 0$$

解 原线性规划有 2 个决策变量、4 个约束条件,故对偶线性规划有 4 个决策变量、2 个约束条件,即

$$\text{Min}W=30y_1+15y_2+10y_3+20y_4$$

$$\text{s.t.}\quad \begin{aligned} & y_1+2y_2+3y_3 \geqslant 3 \\ & 3y_1+3y_2-y_3+y_4 \geqslant 4 \\ & y_1 \geqslant 0, y_2 \geqslant 0, y_3 \geqslant 0, y_4 \geqslant 0 \end{aligned}$$

2. 非对称的对偶线性规划 非对称形式的线性规划需要将其转化为等价的、对称形式的线性规划问题。

原线性规划的约束条件包含等式时，可以用如下方法把一个等式的约束条件分解为两个不等式约束条件，然后再按对称形式写出对偶线性规划。

设线性规划 5-44 的第 r 个约束条件是等式，即

$$a_{r1}x_1+a_{r2}x_2+\cdots+a_{rn}x_n=b_r \tag{5-48}$$

可以分解为两个不等式约束条件，即

$$\begin{aligned} & a_{r1}x_1+a_{r2}x_2+\cdots+a_{rn}x_n \leqslant b_r \\ & -(a_{r1}x_1+a_{r2}x_2+\cdots+a_{rn}x_n) \leqslant -b_r \end{aligned} \tag{5-49}$$

线性规划 5-44 在第 r 个约束条件是等式假设下，等价于

$$\begin{aligned} & \text{Max}Z=c_1x_1+c_2x_2+\cdots+c_nx_n \\ & \text{s.t.}\quad \begin{aligned} & a_{11}x_1+a_{12}x_2+\cdots+a_{1n}x_n \leqslant b_1 \\ & a_{21}x_1+a_{22}x_2+\cdots+a_{2n}x_n \leqslant b_2 \\ & \cdots\cdots\cdots\cdots\cdots\cdots \\ & a_{r1}x_1+a_{r2}x_2+\cdots+a_{rn}x_n \leqslant b_r \\ & -(a_{r1}x_1+a_{r2}x_2+\cdots+a_{rn}x_n) \leqslant -b_r \\ & \cdots\cdots\cdots\cdots\cdots\cdots \\ & a_{m1}x_1+a_{m2}x_2+\cdots+a_{mn}x_n \leqslant b_m \\ & x_j \geqslant 0(j=1,2,\cdots,n) \end{aligned} \end{aligned} \tag{5-50}$$

原线性规划有 n 个决策变量、$m+1$ 个约束条件，故对偶线性规划有 $m+1$ 个决策变量、n 个约束条件，即

$$\begin{aligned} & \text{Min}W=b_1y_1+b_2y_2+\cdots+b_ry'_r-b_ry''_r+\cdots+b_my_m \\ & \text{s.t.}\quad \begin{aligned} & a_{11}y_1+a_{21}y_2+\cdots+a_{r1}y'_r-a_{r1}y''_r+\cdots+a_{m1}y_m \geqslant c_1 \\ & a_{12}y_1+a_{22}y_2+\cdots+a_{r2}y'_r-a_{r2}y''_r+\cdots+a_{m2}y_m \geqslant c_2 \\ & \cdots\cdots\cdots\cdots\cdots\cdots\cdots\cdots \\ & a_{1n}y_1+a_{2n}y_2+\cdots+a_{rn}y'_r-a_{rn}y''_r+\cdots+a_{mn}y_m \geqslant c_n \\ & y_1 \geqslant 0, y_2 \geqslant 0, \cdots, y'_r \geqslant 0, y''_r \geqslant 0, \cdots, y_m \geqslant 0 \end{aligned} \end{aligned} \tag{5-51}$$

令 $y_r=y'_r-y''_r$，则对偶线性规划的第 r 个变量 y_r 无非负限制。

由以上变换可得，原问题中的约束条件为等式约束时，对应的对偶变量为自由变量；同理，若原问题中的变量为自由变量，对偶问题对应的约束条件为等式约束。即

$$\text{Max}Z=\boldsymbol{CX}, \boldsymbol{AX}=\boldsymbol{b}, \boldsymbol{X} \geqslant 0 \tag{5-52}$$

$$\text{Min}W=\boldsymbol{Yb}, \boldsymbol{YA} \geqslant \boldsymbol{C}, \boldsymbol{Y}\text{ 无非负限制} \tag{5-53}$$

对于非对称线性规划求解对偶线性规划可按如下步骤。

（1）先把线性规划的约束条件统一为“≤”及“=”（“≥”及“=”），目标函数改为求最

大值(或最小值)。

(2)若线性规划的第 r 个约束条件是等式,则对偶线性规划的第 r 个变量无非负限制。

(3)若线性规划的第 r 个变量无非负限制,则对偶线性规划的第 r 个约束条件取等式。

(4)线性规划求最大值(或最小值),则对偶线性规划求最小值(或最大值),且线性规划的常数列为对偶线性规划目标函数系数。

例 5-15 求线性规划的对偶线性规划。

$$\begin{aligned}
&\text{Max}Z=3x_1-6x_2+5x_3+x_4\\
&\text{s.t.}\quad x_1+2x_2-3x_3-x_4=-5\\
&\qquad 3x_1-x_2+x_3-7x_4\geqslant 14\\
&\qquad -4x_1-5x_2+3x_3+2x_4\leqslant 3\\
&\qquad x_1\geqslant 0,x_2\geqslant 0
\end{aligned}$$

解 原线性规划 4 个决策变量有 2 个无非负限制,3 个约束条件第一个为等式,第二个两边取反号,故对偶线性规划 3 个决策变量第一个无非负限制,4 个约束条件第三、四个取等式,即

$$\begin{aligned}
&\text{Min}W=-5y_1-14y_2+3y_3\\
&\text{s.t.}\quad y_1-3y_2-4y_3\geqslant 3\\
&\qquad 2y_1+y_2-5y_3\geqslant -5\\
&\qquad -3y_1-y_2+3y_3=5\\
&\qquad -y_1+7y_2+2y_3=1\\
&\qquad y_1\text{ 无非负限制},y_2\geqslant 0,y_3\geqslant 0
\end{aligned}$$

二、对偶理论

1.对偶定理

定理 5-4 (弱对偶定理)设 $\boldsymbol{X_0}$、$\boldsymbol{Y_0}$ 分别为线性规划 5-46 及相应对偶线性规划 5-47 的一个可行解,则对应的目标函数值总有

$$W_0\geqslant Z_0 \tag{5-54}$$

证明 因为 $\boldsymbol{X_0}$ 为线性规划 5-46 的一个可行解,故

$$\boldsymbol{AX_0}\leqslant \boldsymbol{b},\boldsymbol{X_0}\geqslant \boldsymbol{0} \tag{5-55}$$

同理,$\boldsymbol{Y_0}$ 为对偶线性规划 5-47 的一个可行解,有

$$\boldsymbol{Y_0A}\geqslant \boldsymbol{C},\boldsymbol{Y_0}\geqslant \boldsymbol{0} \tag{5-56}$$

可以得到

$$\boldsymbol{Y_0b}\geqslant \boldsymbol{Y_0},\boldsymbol{AX_0}\geqslant \boldsymbol{CX_0}$$

即 $W_0\geqslant Z_0$,得证。

定理 5-4 告诉我们,最大化线性规划任意一个可行解的目标函数值总是小于等于相应最小化对偶线性规划任意一个可行解的目标函数值。

推论 1　最大化线性规划任意一个可行解的目标函数值是相应最小化对偶线性规划最优值的一个下界。

推论 2　最小化线性规划任意一个可行解的目标函数值是相应最大化对偶线性规划最优值的一个上界。

推论 3　若最大化线性规划有可行解，但目标函数值无界（$\text{Max}Z \to +\infty$，无最优解），则相应对偶线性规划无可行解。

证明　最大化线性规划可行解的目标函数值无界，由推论 1，相应对偶线性规划的一个下界趋于无穷大，故对偶线性规划无可行解。

推论 4　最小化线性规划有可行解，但目标函数值无界（$\text{Min}W \to -\infty$，无最优解），则相应对偶线性规划无可行解。

推论 5　若最大化线性规划有可行解，而相应对偶线性规划无可行解，则原线性规划目标函数值无界。

证明　若最大化线性规划可行解的目标函数值有界，则由推论 1，相应最小化对偶线性规划最优值有一个确定下界。最小化线性规划必有最优值，与已知无可行解矛盾。

故，最大化线性规划目标函数值无界，得证。

推论 6　最小化线性规划有可行解，而相应对偶线性规划无可行解，则原线性规划目标函数值无界。

证明　若最小化线性规划可行解的目标函数值有界，则由推论 2，相应最大化对偶线性规划最优值有一个确定上界。最大化线性规划必有最优值，与已知无可行解矛盾。

故最小化线性规划目标函数值无界，得证。

定理 5-5　（最优性判断定理）设 $\boldsymbol{X}_0$、$\boldsymbol{Y}_0$ 分别为线性规划 5-46 及相应对偶线性规划 5-47的一个可行解，并且

$$\boldsymbol{Y}_0\boldsymbol{b} = \boldsymbol{C}\boldsymbol{X}_0 \tag{5-57}$$

则 $\boldsymbol{X}_0$、$\boldsymbol{Y}_0$ 分别为线性规划 5-46 及对偶线性规划 5-47 的最优解。

证明　设 $\boldsymbol{X}$ 为线性规划 5-46 的任意一个可行解，由定理 5-4 和式 5-57，得到

$$\boldsymbol{C}\boldsymbol{X} \leqslant \boldsymbol{Y}_0\boldsymbol{b} = \boldsymbol{C}\boldsymbol{X}_0$$

从而，$\boldsymbol{X}_0$ 为线性规划 5-46 的最优解。

类似可以得到，$\boldsymbol{Y}_0$ 为相应对偶线性规划 5-47 的最优解，得证。

通过最优性判定定理可知原问题与对偶问题的最优目标函数值相等。

定理 5-6　（强对偶性定理）若线性规划 5-46 及相应对偶线性规划 5-47 都有可行解，则它们都有最优解，且最优值相等。

证明　由于两者都有可行解，由弱对偶性定理的推论 1、推论 2 可知，最大化线性规划和最小化线性规划问题分别有上界和下界，再由推论 3 和推论 4 可知两者都有最优解。由定理 5-5，最大化和最小化问题的最优值相等，得证。

2.影子价格

例 5-16　某厂生产 A_1、A_2 两种产品，要用 B_1、B_2、B_3 三种原料，每吨产品可获利润、所用原料如表 5-20 所示。如何安排生产使利润最大？

表 5-20 某厂生产每吨产品所用原料及可获利润

使用原料(吨)	产品 A_1	产品 A_2	现有原料(吨)
B_1	1	1	150
B_2	2	3	240
B_3	3	2	300
获得利润(万元)	2.4	1.5	

解 设安排生产 A_1 产品 x_1 吨、A_2 产品 x_2 吨,总利润为 Z 元,得到线性规划为

$$\begin{aligned}&\mathrm{Max}Z=2.4x_1+1.5x_2\\&\text{s.t.}\quad x_1+x_2\leqslant 150\\&\qquad 2x_1+3x_2\leqslant 240\\&\qquad 3x_1+2x_2\leqslant 300\\&\qquad x_1\geqslant 0,x_2\geqslant 0\end{aligned}\tag{5-58}$$

相应对偶线性规划为

$$\begin{aligned}&\mathrm{Min}W=150y_1+240y_2+300y_3\\&\text{s.t.}\quad y_1+2y_2+3y_3\geqslant 2.4\\&\qquad y_1+3y_2+2y_3\geqslant 1.5\\&\qquad y_1\geqslant 0,y_2\geqslant 0,y_3\geqslant 0\end{aligned}\tag{5-59}$$

为说明对偶线性规划 5-59 的经济意义,我们从另一角度考虑这个问题。如果该厂不自己加工生产,而是把所拥有的资源有偿地出让,那么三种原料 B_1、B_2、B_3 合理的定价应为多少呢?

设 B_1、B_2、B_3 三种原料卖出的单价分别为 y_1、y_2、y_3,则它们是非负的。

从工厂角度来考虑:生产 1 吨 A_1 产品,需用 B_1、B_2、B_3 三种原料 1 吨、2 吨、3 吨,卖掉这些原料所得的收益不少于生产 A_1 产品的收益对于工厂才是合算的,因而有

$$y_1+2y_2+3y_3\geqslant 2.4$$

类似地,卖掉生产 1 吨 A_2 所消耗原料获得的收益应不小于生产 1 吨 A_2 产品的收益

$$y_1+3y_2+2y_3\geqslant 1.5$$

工厂卖掉全部原料,总收益也就是买方的总支付额,即

$$W=150y_1+240y_2+300y_3$$

从买方角度考虑:B_1、B_2、B_3 三种原料的单价越低越好,使总支付额为最小,求目标函数的最小值,即

$$\mathrm{Min}W=150y_1+240y_2+300y_3$$

从工厂来看,卖掉全部原料的总收益应该不少于生产 A_1、A_2 两种产品的总收益,否则宁愿自己加工生产,即合理的定价可用如下数学模型表示

$$\begin{aligned}&\mathrm{Min}W=150y_1+240y_2+300y_3\\&\text{s.t.}\quad y_1+2y_2+3y_3\geqslant 2.4\\&\qquad y_1+3y_2+2y_3\geqslant 1.5\end{aligned}$$

$$y_1 \geqslant 0, y_2 \geqslant 0, y_3 \geqslant 0$$

若把工厂利润最大化的线性规划问题称为原问题,则把买方的资源定价最小化的线性规划问题称为原问题的对偶问题;反之,若把买方的资源定价最小化的线性规划问题称为原问题,则把工厂利润最大化的线性规划问题称为原问题的对偶问题。

对偶线性规划 5-59 的最优解并不是原料 B_1、B_2、B_3 的实际市场价格,而是由工厂生产 A_1、A_2 两种产品的收益计算出来的“最合理的价格”。这种特殊价格在经济上称为原料 B_1、B_2、B_3 的影子价格。

概括地说,若线性规划是求解最优配置资源问题,则相应对偶线性规划是求解恰当估价资源问题。最优对偶解在经济学上可以解释为人们为约束条件所付的代价。

三、对偶单纯形法的思想

由定理 5-6 可知,最大化标准形线性规划 5-52 在满足下列条件时取得最优解,即

$$\boldsymbol{B}^{-1}\boldsymbol{b} \geqslant \boldsymbol{0}, \boldsymbol{C}-\boldsymbol{C_B}\boldsymbol{B}^{-1}\boldsymbol{A} \leqslant \boldsymbol{0}$$

单纯形法的思想:从满足 $\boldsymbol{B}^{-1}\boldsymbol{b} \geqslant \boldsymbol{0}$ 的可行基出发,保持可行性迭代,直至 $\boldsymbol{C}-\boldsymbol{C_B}\boldsymbol{B}^{-1}\boldsymbol{A} \leqslant \boldsymbol{0}$ 也成立或确定无最优解。

若从满足 $\boldsymbol{C}-\boldsymbol{C_B}\boldsymbol{B}^{-1}\boldsymbol{A} \leqslant \boldsymbol{0}$ 的基出发,令

$$\boldsymbol{Y}=\boldsymbol{C_B}\boldsymbol{B}^{-1} \tag{5-60}$$

则由 $\boldsymbol{C}-\boldsymbol{C_B}\boldsymbol{B}^{-1}\boldsymbol{A} \leqslant \boldsymbol{0}$ 可以得到

$$\boldsymbol{YA} \geqslant \boldsymbol{C} \tag{5-61}$$

也就是说,式 5-60 是相应对偶线性规划 5-53 的可行解,即线性规划 5-52 的基 $\boldsymbol{B}$ 是对偶线性规划 5-53 的可行基。

于是,称基 $\boldsymbol{B}$ 为线性规划 5-52 的对偶可行基,称 $\boldsymbol{Y}=\boldsymbol{C_B}\boldsymbol{B}^{-1}$ 为线性规划 5-52 的对偶基本可行解。

对偶单纯形法的思想:从满足 $\boldsymbol{C}-\boldsymbol{C_B}\boldsymbol{B}^{-1}\boldsymbol{A} \leqslant \boldsymbol{0}$ 的对偶可行基出发,保持对偶可行性迭代,直至 $\boldsymbol{B}^{-1}\boldsymbol{b} \geqslant \boldsymbol{0}$ 也成立,求得线性规划 5-52 的最优基,从而得到最优解。

例 5-17 求解线性规划。

$$\begin{aligned} &\text{Max}Z=-2x_1-3x_2 \\ &\text{s.t.}\quad 2x_1+x_2 \geqslant 4 \\ &\qquad\ x_1+3x_2 \geqslant 6 \\ &\qquad\ x_1+x_2 \geqslant 3 \\ &x_1 \geqslant 0, x_2 \geqslant 0 \end{aligned} \tag{5-62}$$

解 添加松弛变量,化为标准形式,得到

$$\begin{aligned} &\text{Max}Z=-2x_1-3x_2 \\ &\text{s.t.}\quad 2x_1+x_2-x_3=4 \\ &\qquad\ x_1+3x_2-x_4=6 \\ &\qquad\ x_1+x_2-x_5=3 \end{aligned} \tag{5-63}$$

$$x_1 \geqslant 0, x_2 \geqslant 0, x_3 \geqslant 0, x_4 \geqslant 0, x_5 \geqslant 0$$

无现成的初始可行基，若用人工变量，则计算量太大。取后三列为基 $\boldsymbol{B}$，得到

$$\boldsymbol{C}-\boldsymbol{C}_B\boldsymbol{B}^{-1}\boldsymbol{A}=(-2,-3,0,0,0)-(0,0,0)(-\boldsymbol{E})\boldsymbol{A} \leqslant \boldsymbol{0}$$

$$\boldsymbol{B}^{-1}\boldsymbol{b}=-\boldsymbol{E}\boldsymbol{b}=-(4,6,3)<\boldsymbol{0}$$

$\boldsymbol{B}$ 是对偶可行基，不是可行基，可以用 $\boldsymbol{B}^{-1}\boldsymbol{A}=-\boldsymbol{A}$ 上单纯形表。

在初始表，全部检验数小于等于 0，表示 $\boldsymbol{B}$ 是对偶可行基；常数列有负数，表示 $\boldsymbol{B}$ 不是最优基。先根据常数列最小负数确定出基变量，由

$$\min(-4,-5,-3)=-5$$

确定变量 x_4 出基。

出基变量所在的行称为主元行。若主元行没有负元，则线性规划没有可行解。根据检验数与负元构成的最大比值确定进基变量，由

$$\max\left(\frac{2}{-1},\frac{3}{-3}\right)=-1$$

确定变量 x_2 进基。出基行与进基列交叉处元素称为主元或旋转元。

做初等行变换，把主元化为 1，进行换基迭代。在迭代一，全部检验数大于 0，表示新的基仍然是对偶可行基，但常数列有负数，表示新的基不是最优基。

根据常数列最小负数确定出基变量，检验数与负元构成的最大比值确定进基变量，继续换基迭代，如表 5-21 所示。

表 5-21　用对偶可行基迭代的单纯形表

	$\boldsymbol{X}_B$	x_1	$\downarrow x_2$	x_3	x_4	x_5	$\boldsymbol{B}^{-1}\boldsymbol{b}$
初始表	x_3	-2	-1	1	0	0	-4
	$\leftarrow x_4$	-1	$[-3]$	0	1	0	-6
	x_5	-1	-1	0	0	1	-3
	$\boldsymbol{\sigma}$	-2	-3	0	0	0	0
迭代一	$\leftarrow x_3$	$[-\frac{5}{3}]$	0	1	$-\frac{1}{3}$	0	-2
	x_2	$\frac{1}{3}$	1	0	$-\frac{1}{3}$	0	2
	x_5	$-\frac{2}{3}$	0	0	$-\frac{1}{3}$	1	-1
	$\boldsymbol{\sigma}$	$\downarrow -1$	0	0	-1	0	-6
迭代二	x_1	1	0	$-\frac{3}{5}$	$\frac{1}{5}$	0	$\frac{6}{5}$
	x_2	0	1	$\frac{1}{5}$	$-\frac{2}{5}$	0	$\frac{8}{5}$
	$\leftarrow x_5$	0	0	$[-\frac{2}{5}]$	$-\frac{1}{5}$	1	$-\frac{1}{5}$
	$\boldsymbol{\sigma}$	0	0	$\downarrow -\frac{3}{5}$	$-\frac{2}{5}$	0	$-\frac{36}{5}$

（续表）

	X_B	x_1	$\downarrow x_2$	x_3	x_4	x_5	$B^{-1}b$
迭代三	x_1	1	0	0	$\frac{1}{2}$	$-\frac{3}{2}$	$\frac{3}{2}$
	x_2	0	1	0	$-\frac{1}{2}$	$\frac{1}{2}$	$\frac{3}{2}$
	x_3	0	0	1	$\frac{1}{2}$	$-5/2$	$\frac{1}{2}$
	σ	0	0	0	$-\frac{1}{2}$	$-\frac{3}{2}$	$-\frac{15}{2}$

在迭代三，常数列无负数，得到线性规划最优解为 $X=(\frac{3}{2},\frac{3}{2},\frac{1}{2},0,0)^T$，最优值为 $\text{Max}Z=-\frac{15}{2}$。

从图解法可以看出，可行解集为箭头所示的无界区域。初始对偶可行基对应 $x_1=0$，$x_2=0$，即原点 O。迭代一的对偶可行基对应 $x_1=0$，$x_2=2$，即点 A。迭代二的对偶可行基对应 $x_1=\frac{6}{5}$，$x_2=\frac{8}{5}$，即点 B。迭代三的对偶可行基对应 $x_1=\frac{3}{2}$，$x_2=\frac{3}{2}$，即点 C。点 O、A、B 都在可行域之外，故相应的基都不是可行基。当迭代到可行域极点时，相应的基既是对偶可行基，又是可行基，从而得到最优解，如图 5-6 所示。

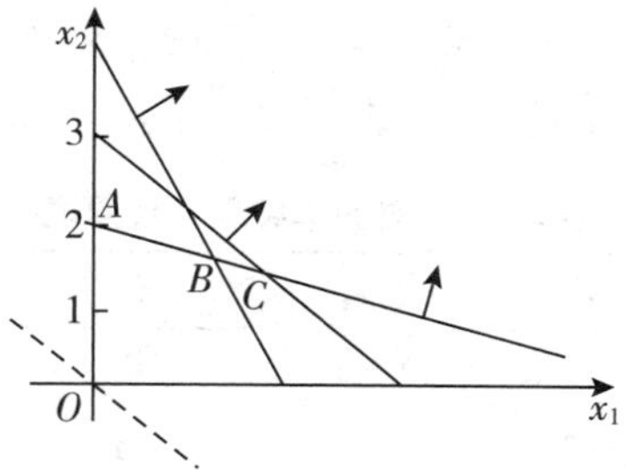

图 5-6　迭代对应点转换

四、对偶单纯形法与单纯形法的比较

用对偶单纯形法求解线性规划，必须有一个现成的对偶可行基。若没有现成的对偶可行基，则仍应使用两阶段法或大 M 法。

对偶单纯形法换基迭代时，先行后列，即根据最小负常数原则确定出基变量，再根据检验数与主元行负元的最大比值原则确定进基变量，用初等行变换把主元化为 1。

若求得最大化线性规划标准形式的最优基 $\boldsymbol{B}$，最优解 $\boldsymbol{X}=(\boldsymbol{B}^{-1}\boldsymbol{b},\boldsymbol{0})^{\mathrm{T}}$，则同时得到相应对偶线性规划的最优解 $\boldsymbol{Y}=\boldsymbol{C}_B\boldsymbol{B}^{-1}$，线性规划与对偶线性规划的最优值都是 $\boldsymbol{C}_B\boldsymbol{B}^{-1}\boldsymbol{b}$。

单纯形表中最关键的是 $\boldsymbol{B}^{-1}$ 的位置，根据初等变换计算逆矩阵的方法 $(B|E)\sim(E|B^{-1})$，初始单纯形表中单位矩阵在迭代表中对应的矩阵为 $\boldsymbol{B}^{-1}$。

可以证明，最大化线性规划在约束条件全是"≤"，添加松弛变量求得最优基，则最优基对应单纯形表中松弛变量对应的检验数的相反数就是对偶线性规划的最优解。

例 5-18 求解线性规划的对偶线性规划。

$$\begin{aligned}&\text{Max}Z=3x_1+4x_2\\&\text{s.t.}\quad x_1+3x_2\leqslant 30\\&\qquad 2x_1+3x_2\leqslant 15\\&\qquad 3x_1-x_2\leqslant 10\\&\qquad x_2\leqslant 20\\&\qquad x_1\geqslant 0,x_2\geqslant 0\end{aligned}\tag{5-64}$$

解 1 用对偶单纯形法。

写出线性规划 5-64 的对偶线性规划，即

$$\begin{aligned}&\text{Min}W=30y_1+15y_2+10y_3+20y_4\\&\text{s.t.}\quad y_1+2y_2+3y_3\geqslant 3\\&\qquad 3y_1+3y_2-y_3+y_4\geqslant 4\\&\qquad y_1\geqslant 0,y_2\geqslant 0,y_3\geqslant 0,y_4\geqslant 0\end{aligned}\tag{5-65}$$

添加松弛变量，化为标准形

$$\begin{aligned}&\text{Max}(-W)=-30y_1-15y_2-10y_3-20y_4\\&\text{s.t.}\quad -y_1-2y_2-3y_3+y_5=-3\\&\qquad -3y_1-3y_2+y_3-y_4+y_6=-4\\&\qquad y_1\geqslant 0,y_2\geqslant 0,y_3\geqslant 0,y_4\geqslant 0,y_5\geqslant 0,y_6\geqslant 0\end{aligned}\tag{5-66}$$

上单纯形表，先行后列，换基迭代，如表 5-22 所示。

表 5-22 对偶单纯形法计算表

	$\boldsymbol{Y}_B$	y_1	y_2	y_3	y_4	y_5	y_6	$\boldsymbol{B}^{-1}\boldsymbol{b}$
初始表	y_5	-1	-2	-3	0	1	0	-3
	$\leftarrow y_6$	-3	$[-3]$	1	-1	0	1	-4
	$\boldsymbol{\sigma}$	-30	$\downarrow -15$	-10	-20	0	0	0
迭代一	$\leftarrow y_5$	1	0	$[-\frac{11}{3}]$	$\frac{2}{3}$	1	$-\frac{2}{3}$	$-\frac{1}{3}$
	y_2	1	1	$-\frac{1}{3}$	$\frac{1}{3}$	0	$-\frac{1}{3}$	$\frac{4}{3}$
	$\boldsymbol{\sigma}$	-15	0	$\downarrow -15$	-15	0	-5	-20
迭代二	y_3	$-\frac{3}{11}$	0	1	$-\frac{2}{11}$	$-\frac{3}{11}$	$\frac{2}{11}$	$\frac{1}{11}$
	y_2	$\frac{2}{11}$	1	0	$\frac{3}{11}$	$-\frac{1}{11}$	$-\frac{3}{11}$	$\frac{15}{11}$
	$\boldsymbol{\sigma}$	$-\frac{210}{11}$	0	0	$-\frac{195}{11}$	$-\frac{45}{11}$	$-\frac{25}{11}$	$-\frac{235}{11}$

迭代二常数全部非正，对偶线性规划 5-65 的最优解 $\boldsymbol{Y}=(0,\frac{15}{11},\frac{1}{11},0,0,0)$，最优值

$\text{Max}(-W)=-\dfrac{235}{11}$，即 $\text{Min}W=\dfrac{235}{11}$。

解 2　用单纯形法解线性规划 5-64。

添加松弛变量，化为标准形式，得到

$$
\begin{aligned}
&\text{Max}Z=3x_1+4x_2\\
&\text{s.t.}\quad x_1+3x_2+x_3=30\\
&\qquad\ 2x_1+3x_2+x_4=15\\
&\qquad\ 3x_1-x_2+x_5=10\\
&\qquad\ x_2+x_6=20\\
&\qquad\ x_1\geqslant0,x_2\geqslant0,x_3\geqslant0,x_4\geqslant0,x_5\geqslant0,x_6\geqslant0
\end{aligned}
\tag{5-67}
$$

上单纯形表，先列后行，换基迭代，如表 5-23 所示。

表 5-23　单纯形法计算表

	X_B	x_1	x_2	x_3	x_4	x_5	x_6	$B^{-1}b$
初始表	x_3	1	3	1	0	0	0	30
	$\leftarrow x_4$	2	[3]	0	1	0	0	15
	x_5	3	−1	0	0	1	0	10
	x_6	0	1	0	0	0	1	20
	σ	3	4↓	0	0	0	0	0
迭代一	x_3	−1	0	1	−1	0	0	15
	x_2	$\frac{2}{3}$	1	0	$\frac{1}{3}$	0	0	5
	$\leftarrow x_5$	$[\frac{11}{3}]$	0	0	$\frac{1}{3}$	1	0	15
	x_6	$-\frac{2}{3}$	0	0	$-\frac{1}{3}$	0	1	15
	σ	$\frac{1}{3}$↓	0	0	$-\frac{4}{3}$	0	0	20
迭代二	x_3	0	0	1	$-\frac{10}{11}$	$\frac{3}{11}$	0	$\frac{210}{11}$
	x_2	0	1	0	$\frac{3}{11}$	$-\frac{2}{11}$	0	$\frac{20}{11}$
	x_1	1	0	0	$\frac{1}{11}$	$\frac{3}{11}$	0	$\frac{45}{11}$
	x_6	0	0	0	$-\frac{3}{11}$	$\frac{2}{11}$	1	$\frac{185}{11}$
	σ	0	0	0	$-\frac{15}{11}$	$-\frac{1}{11}$	0	$\frac{235}{11}$

迭代二检验数全部非正，线性规划 5-64 的最优解、最优值分别为

$$\boldsymbol{X}=\left(\frac{45}{11},\frac{20}{11},\frac{210}{11},0,0,\frac{185}{11}\right)^T,\text{Max}Z=\frac{235}{11}$$

由迭代二松弛变量系数得到对偶线性规划 5-65 的最优解、最优值分别为

$$\boldsymbol{Y}=\left(0,\frac{15}{11},\frac{1}{11},0,0,0\right),\text{Min}W=\frac{235}{11}$$

一般说来，求解线性规划时，可以在线性规划与对偶线性规划之间任意选择一个进行计算，通常选择约束条件较少的，可以减少计算量。

练习

1.某医院 24 小时各个班次至少需要的护士数如表 5-24 所示。护士分别于 6:00、10:00、14:00、18:00、22:00、2:00 分 6 个班次上班，并连续工作 8 小时，为满足每个班次所需的护士数，医院需至少安排多少名护士？

表 5-24　某医院日夜服务各班次至少需要的护士数

班次	时间	至少护士数	班次	时间	至少护士数
1	06:00~10:00	60	4	18:00~22:00	50
2	10:00~14:00	70	5	22:00~02:00	20
3	14:00~18:00	60	6	02:00~06:00	30

2.应用对偶理论证明线性规划有可行解，但无最优解。

$$\text{Min}W=x_1-x_2+x_3$$
$$\text{s.t.}\quad x_1-x_3\geqslant 4$$
$$x_1-x_2+2x_3\geqslant 3$$
$$x_1\geqslant 0,x_2\geqslant 0,x_3\geqslant 0$$

3.应用对偶理论证明线性规划的最大值 Z 不能超过 1。

$$\text{Max}Z=x_1+2x_2+x_3$$
$$\text{s.t.}\quad x_1+x_2-x_3\leqslant 2$$
$$x_1-x_2+x_3=1$$
$$2x_1+x_2+x_3\geqslant 2$$
$$x_1\geqslant 0,x_2\geqslant 0,x_3\geqslant 0$$

4.表 5-25 中给出线性规划问题用单纯形法计算时得到的初始单纯形表与最终单纯形表，目标函数为 $\text{Max}Z=2x_1-x_2+x_3$，约束条件均为≤，表中 x_4、x_5、x_6 为松弛变量，请将表中空白处数字填上。

表 5-25　单纯形法计算表

	X_B	x_1	x_2	x_3	x_4	x_5	x_6	$B^{-1}b$
初始表	x_3	3	1	1	1	0	0	60
	x_4	1	−1	2	0	1	0	10
	x_5	1	1	−1	0	0	1	20
	σ	2	−1	1	0	0	0	0
迭代表	x_4				1	−1	−2	
	x_1				0	$\frac{1}{2}$	$\frac{1}{2}$	
	x_2				0	$-\frac{1}{2}$	$\frac{1}{2}$	
	σ							

5.用两种方法解线性规划。

$$\begin{aligned} &\text{Min}W=5x_1+6x_2+3x_3\\ &\text{s.t.}\quad 5x_1+5x_2+3x_3\geqslant 50\\ &\qquad x_1+x_2-x_3\geqslant 20\\ &\qquad 7x_1+6x_2-9x_3\geqslant 30\\ &\qquad 5x_1+5x_2+5x_3\geqslant 35\\ &\qquad 2x_1+4x_2+15x_3\geqslant 10\\ &\qquad 12x_1+10x_2\geqslant 90\\ &\qquad x_2-10x_3\geqslant 20\\ &x_1\geqslant 0,x_2\geqslant 0,x_3\geqslant 0 \end{aligned}$$

第五节 线性规划的特殊类型

本节讨论线性规划的灵敏度分析,并介绍运输问题的表上作业法和图上作业法。

一、灵敏度分析

若已获得某线性规划问题的最优解,当模型的各系数发生变化,线性规划的最优解会有什么变化?或者说,这些系数在什么范围内变化,线性规划的最优解(基)不会改变?这些就是灵敏度分析的重要内容。

例 5-19 有两种原料 $B_1=12$ 单位、$B_2=20$ 单位,混合为三种产品。A_1 产品含 B_1、B_2 各 1 单位,A_2 产品含 B_1、B_2 分别为 1、2 单位,A_3 产品含 B_1、B_2 分别为 1、2 单位,三种产品的单位利润分别为 5、8、6 单位。怎样安排生产使总利润最大?

解 设三种产品分别生产 x_1、x_2、x_3 单位,总利润为 Z。建立数学模型为

$$\begin{aligned} &\text{Max}Z=5x_1+8x_2+6x_3\\ &\text{s.t.}\quad x_1+x_2+x_3\leqslant 12\\ &\qquad x_1+2x_2+2x_3\leqslant 20\\ &x_1\geqslant 0,x_2\geqslant 0,x_3\geqslant 0 \end{aligned}$$

添加松弛变量,上单纯形表,先列后行,换基迭代,如表 5-26 所示。

迭代二检验数全部非正,最优解、最优值分别为

$$\boldsymbol{X}=(4,8,0,0,0)^{\mathrm{T}},\text{Max}Z=84$$

即生产 A_1、A_2、A_3 产品各 4、8、0 单位,可以获得最大利润 84 单位。

表 5-26 生产三种产品的单纯形法计算表

	$\boldsymbol{X_B}$	x_1	x_2	x_3	x_4	x_5	$\boldsymbol{B^{-1}b}$
初始表	x_4	1	1	1	1	0	12
	$\leftarrow x_5$	1	[2]	2	0	1	20
	$\boldsymbol{\sigma}$	5	8↓	6	0	0	0

（续表）

	X_B	x_1	x_2	x_3	x_4	x_5	$B^{-1}b$
迭代一	$\leftarrow x_4$	$[\frac{1}{2}]$	0	0	1	$-\frac{1}{2}$	2
	x_2	$\frac{1}{2}$	1	1	0	$\frac{1}{2}$	10
	$\boldsymbol{\sigma}$	1↓	0	−2	0	−4	80
迭代二	x_1	1	0	0	2	−1	4
	x_2	0	1	1	−1	1	8
	$\boldsymbol{\sigma}$	0	0	−2	−2	−3	84

由迭代二可知，x_1、x_2 是基变量，x_3 是非基变量，初始基及相关结论为

$$\boldsymbol{B}=(\boldsymbol{P}_1,\boldsymbol{P}_2)=\begin{pmatrix}1&1\\1&2\end{pmatrix},\boldsymbol{B}^{-1}=\begin{pmatrix}2&-1\\-1&1\end{pmatrix}$$

$$\boldsymbol{B}^{-1}\boldsymbol{A}=\begin{pmatrix}1&0&0&2&-1\\0&1&1&-1&1\end{pmatrix},\boldsymbol{B}^{-1}\boldsymbol{b}=\begin{pmatrix}4\\8\end{pmatrix}$$

$$\overline{\boldsymbol{C}}-\overline{\boldsymbol{C}}_B\boldsymbol{B}^{-1}\boldsymbol{A}=(0,0,-2,-2,-3)$$

1. 目标函数系数的灵敏度分析　设 A_1 产品的利润 c_1 发生变化，$\bar{c}_1=5+\Delta c_1$，其他产品的利润不变，则 c_1 在什么范围内变化最优生产方案不变？

$\boldsymbol{A}$、$\boldsymbol{b}$ 均没有变化，从而只有向量 $\boldsymbol{C}=(5,8,6,0,0)$ 变成 $\overline{\boldsymbol{C}}=(5+\boldsymbol{\Delta c}_1,8,6,0,0)$。

由于 $\boldsymbol{B}^{-1}\boldsymbol{A}$、$\boldsymbol{B}^{-1}\boldsymbol{b}$ 均与 $\boldsymbol{C}$ 无关，目标函数系数的改变只会影响检验数，为使最优解保持不变，应该有

$$\overline{\boldsymbol{C}}-\overline{\boldsymbol{C}}_B\boldsymbol{B}^{-1}\boldsymbol{A}\leqslant\boldsymbol{0} \tag{5-68}$$

计算得到

$$\begin{aligned}&\overline{\boldsymbol{C}}-\overline{\boldsymbol{C}}_B\boldsymbol{B}^{-1}\boldsymbol{A}\\&=(5+\Delta c_1,8,6,0,0)-(5+\Delta c_1,8)\begin{pmatrix}1&0&0&2&-1\\0&1&1&-1&1\end{pmatrix}\\&=(0,0,-2,-2-2\Delta c_1,-3+\Delta c_1)\end{aligned}$$

解不等式组

$$-2-2\Delta c_1\leqslant 0,-3+\Delta c_1\leqslant 0$$

可以得到 $-1\leqslant\Delta c_1\leqslant 3$，从而得到 $\bar{c}_1=5+\Delta c_1$ 的允许变化范围，称为 c_1 的灵敏度，即

$$4\leqslant\bar{c}_1\leqslant 8$$

类似地，

$$\begin{aligned}&\overline{\boldsymbol{C}}-\overline{\boldsymbol{C}}_B\boldsymbol{B}^{-1}\boldsymbol{A}\\&=(5,8+\Delta c_2,6,0,0)-(5,8+\Delta c_2)\begin{pmatrix}1&0&0&2&-1\\0&1&1&-1&1\end{pmatrix}\\&=(0,0,-2-\Delta c_2,\Delta c_2-2,-3-\Delta c_2)\end{aligned}$$

可以得到$-2\leqslant\Delta c_2\leqslant 2$，从而 c_2 的灵敏度为

$$6\leqslant\bar{c}_2\leqslant 10$$

由

$$\begin{aligned}&\bar{\boldsymbol{C}}-\bar{\boldsymbol{C}}_B\boldsymbol{B}^{-1}\boldsymbol{A}\\&=(5,8,6+\Delta c_3,0,0)-(5,8)\begin{pmatrix}1&0&0&2&-1\\0&1&1&-1&1\end{pmatrix}\\&=(0,0,\Delta c_3-2,-2,-3)\end{aligned}$$

可以得到$-\Delta c_3\leqslant 2$，从而 c_3 的灵敏度为

$$\bar{c}_3\leqslant 8$$

2.约束条件系数的灵敏度分析 设原料 $\boldsymbol{B}_1$ 发生变化 $\bar{b}_1=12+\Delta b_1$，原料 $\boldsymbol{B}_2$ 不变。$\boldsymbol{A}$、$\boldsymbol{C}$ 均没有变化，$\bar{\boldsymbol{C}}-\bar{\boldsymbol{C}}_B\boldsymbol{B}^{-1}\boldsymbol{A}$ 与 $\boldsymbol{b}$ 无关，因此为使最优基保持不变，应该有

$$\boldsymbol{B}^{-1}\bar{\boldsymbol{b}}\geqslant\boldsymbol{0}\tag{5-69}$$

计算得到

$$\boldsymbol{B}^{-1}\bar{\boldsymbol{b}}=\begin{pmatrix}2&-1\\-1&1\end{pmatrix}\begin{pmatrix}12+\Delta b_1\\20\end{pmatrix}=\begin{pmatrix}4+2\Delta b_1\\8-\Delta b_1\end{pmatrix}$$

解不等式组 $4+2\Delta b_1\geqslant 0, 8-\Delta b_1\geqslant 0$，可以得到$-2\leqslant\Delta b_1\leqslant 8$，从而得到 $\bar{b}_1=12+\Delta b_1$ 的允许变化范围，称为 b_1 的灵敏度，即

$$10\leqslant\bar{b}_1\leqslant 20$$

类似地，计算得到 b_2 的灵敏度为

$$12\leqslant\bar{b}_2\leqslant 24$$

二、表上作业法

在实际的生产经营、商品销售、经济建设和物资管理过程中，需要把物资从供给地调运到需求地。如何根据现有条件，科学地、合理地安排调运方案，这类起源于调运物资的运输问题简称为运输问题。

运输问题是一类特殊的线性规划，由于模型的特殊性，可以建立比单纯形法更简单、更有效的特殊求解方法，通常称为表上作业法或图上作业法。

例 5-20 某物资要从产地 A_1、A_2、A_3 调往销地 B_1、B_2、B_3、B_4，调运要求通过产销平衡表和单位运价表给出，见表 5-27。分析应该怎样安排调运使总运费最低。

表 5-27 物资调运资料

产销平衡表（吨）						单位运价表（元/吨）			
产地	B_1	B_2	B_3	B_4	产量	B_1	B_2	B_3	B_4
A_1					50	3	1	4	5
A_2					50	7	3	8	6
A_3					75	2	3	9	2
销量	40	55	60	20					

解　设从产地 A_i 运输到 B_j 的数量为 x_{ij} 吨，总运费为 Z 元，可建立数学模型如下。

目标追求总运费最小

$$\mathrm{Min}Z=3x_{11}+x_{12}+4x_{13}+5x_{14}+7x_{21}+3x_{22}+8x_{23}+6x_{24}+2x_{31}+3x_{32}+9x_{33}+2x_{34}$$

每个产地运出的量等于该产地的产量

$$\text{s.t.}\quad \begin{aligned} x_{11}+x_{12}+x_{13}+x_{14}&=50\\ x_{21}+x_{22}+x_{23}+x_{24}&=50\\ x_{31}+x_{32}+x_{33}+x_{34}&=75 \end{aligned}$$

每个销地运入的量等于该销地的需求量

$$x_{11}+x_{21}+x_{31}=40$$

$$x_{12}+x_{22}+x_{32}=55$$

$$x_{13}+x_{23}+x_{33}=60$$

$$x_{14}+x_{24}+x_{34}=20$$

每个产地到每个销地的运输量应大于等于零

$$x_{ij}\geqslant 0,i=1,2,3;j=1,2,3,4$$

显然这是一个线性规划。

由总产量=50+50+75=175，总销量=40+55+60+20=175。总产量=总销量，称其为产销平衡的运输问题。

3 个产地，4 个销地，共有 3+4=7 个约束条件。由于总产量等于总销量，独立约束条件的个数只有 3+4−1=6 个。

基于运输表的表上作业法同单纯形法的求解思路类似，首先需确定初始基本可行解。单位运价表的最低单位运价 $c_{12}=1$，表示应该尽可能把产地 A_1 的物资运往销地 B_2。产销平衡表的产地 A_1 有物资 50 吨，销地 B_2 需 55 吨，最小值为 50，即

$$\min(50,55)=50$$

在单位运价表，把 A_1 所在的行划去，表示把 A_1 的物资全部运往 B_2。在产销平衡表，把调运量 $x_{12}=50$ 填入 A_1、B_2 交叉处，把 B_2 销量 55 划去，改写为 5，表示还需 5 吨。

单位运价表没有划去的最低单位运价 $c_{31}=c_{34}=2$，可以任选其中一个。如，取 c_{31}，调运量 $x_{31}=\min(75,40)=40$，划去 B_1 所在的列。在产销平衡表，把产量 75 划去，改写为 35，表示还余 35 吨。

这样继续下去，直到产地 A_1、A_2、A_3 的物资全部调往销地 B_1、B_2、B_3、B_4 为止。由于每一次都考虑最低单位运价，故称为最小元素法。得到的表 5-28 称为初始调运方案。

表 5-28　初始调运方案

产销平衡表（吨）						单位运价表（元/吨）				
产地	B_1	B_2	B_3	B_4	产量	B_1	B_2	B_3	B_4	
A_1		50			50	3	1	4	5	(1)
A_2		5	45		~~50~~ 45	7	3	8	6	(5)
A_3	40		15	20	~~75~~ ~~35~~ 15	2	3	9	2	
产地	~~40~~	~~55~~ 5	~~60~~ 51	20		(2)	(4)		(3)	

这时,单位运价表的运价被全部划完,产销平衡表填上数字的格子称为基变量,空格称为非基变量。基变量的个数及总运费分别为

$$行数+列数-1=3+4-1=6$$

$$1\times50+2\times40+2\times20+3\times5+8\times45+9\times15=680(元)$$

这是不是最优调运方案呢?与单纯形法类似,需要用检验数判断。

每个空格处非基变量的检验数等于该变量的取值由 0 变为 1 时目标函数的增加值。从初始调运方案的任意一个空格出发,如从空格 A_1B_3 出发,把 A_1 的物质调 1 吨给 B_3。为保持平衡,需要依次在基变量 x_{12}减少 1 吨,x_{22}增加 1 吨,x_{23}减少 1 吨。这就形成一条除空格 A_1B_3 外,其他均由有数字的格子为拐角点组成的闭回路。闭回路具有以下几何特征。

(1)每个拐角点必定只有两条边连接。

(2)每条边都是水平的或垂直的。

(3)每一行(或列)若有拐角点,则必定只有两个。

以空格为第一个拐角点,按闭回路的箭头方向,从单位运价表找出各拐角点的运价,按奇数号拐角点的相加、偶数号拐角点的相减,构成空格的检验数 σ_{ij},即

$$\sigma_{ij}=空格运价-第二拐角运价+第三拐角运价-第四拐角运价+\cdots \tag{5-70}$$

空格 A_1B_3 的检验数 σ_{13}为

$$\sigma_{13}=4-8+3-1=-2$$

这说明修改调运方案,把 A_1 的物质调 1 吨给 B_3,增减相抵,总运费会减少 2 元,x_{13}应当进基。由于

$$\min(50,45)=45$$

表示空格 A_1B_3 闭回路的最大修改量也就是 45 吨,故 x_{13}增加 45,x_{23}减少 45,x_{22}增加 45,x_{12}减少 45。基变量 x_{23}减少为 0 吨,表明 A_2B_3 变为空格,x_{23}应当出基。修改调运方案后,得到表 5-29。

表 5-29 第一次修改后的调运方案

产销平衡表(吨)					单位运价表(元/吨)			
产地	B_1	B_2	B_3	B_4	B_1	B_2	B_3	B_4
A_1		50	45		3	1	4	5
A_2		50			7	3	8	6
A_3	40		15	20	2	3	9	2

修改后,空格 A_2B_3 的检验数 σ_{23}变为正数了,即

$$\sigma_{23}=8-3+1-4=2$$

由此可见,对一个调运方案,应当计算所有空格的检验数。若全部检验数≥0,则调运方案为最优方案。若某空格的检验数小于 0,则按偶数号拐角的最小运量原则确定出基变量。

在表 5-29,空格 A_3B_2 的检验数 σ_{32}及闭回路的最大修改量分别为

$$\sigma_{32}=3-1+4-9=-3,\min(5,15)=5$$

x_{32}应当进基,基变量 x_{12}应当出基。修改调运方案后,得到表 5-30。

表 5-30　第二次修改后的调运方案

产地	产销平衡表(吨) B₁	B₂	B₃	B₄	单位运价表(元/吨) B₁	B₂	B₃	B₄
A_1			50		3	1	4	5
A_2		50			7	3	8	6
A_3	40	5	10	20	2	3	9	2

在表 5-30,空格 A_2B_3 的检验数 σ_{23} 及闭回路的最大修改量分别为

$$\sigma_{23}=8-9+3-3=-1,\min(10,50)=10$$

x_{23}应当进基,基变量 x_{23}应当出基。修改调运方案后,得到表 5-31。

表 5-31　第三次修改后的调运方案

产地	产销平衡表(吨) B_1	B_2	B_3	B_4	单位运价表(元/吨) B_1	B_2	B_3	B_4
A_1			50		3	1	4	5
A_2		40	10		7	3	8	6
A_3	40	15		20	2	3	9	2

在表 5-31,空格的全部检验数为

$$\sigma_{11}=3-4+8-3+3-2=5$$

$$\sigma_{12}=1-4+8-3=2$$

$$\sigma_{14}=5-2+3-3+8-4=7$$

$$\sigma_{21}=7-3+3-2=5$$

$$\sigma_{24}=6-2+3-3=4$$

$$\sigma_{33}=9-3+3-8=1$$

故表 5-31 给出的调运方案为最优方案,最低总运费为

$$4\times50+3\times40+8\times10+2\times40+3\times15+2\times20=565(\text{元})$$

例 5-21　某物资调运的产销平衡表和单位运价表,见表 5-32,求总运费最低的调运方案。

表 5-32　物资调运资料

产地	产销平衡表(吨) B_1	B_2	B_3	产量	单位运价表(元/吨) B_1	B_2	B_3
A_1				30	8	6	7
A_2				45	4	3	5
A_3				25	7	4	8
销量	60	30	10	100			

解 若从产销平衡表的左上角给变量赋值,则称得到初始调运方案的方法为左上角法或西北角法。若从产销平衡表的右下角给变量赋值,则称得到初始调运方案的方法为右下角法或东南角法。这样赋值得到初始调运方案,便于计算机运算。这里使用左上角法确定初始调运方案。

令基变量 $x_{11}=\min(30,60)=30$,则 $x_{12}=x_{13}=0$。令基变量 $x_{21}=\min(30,45)=30$,则 $x_{31}=0$。令基变量 $x_{22}=\min(15,30)=15$,则 $x_{23}=0$。令基变量 $x_{32}=\min(15,25)=15$,则基变量 $x_{33}=\min(10,10)=10$。基变量个数 3+3-1=5,初始调运方案如表 5-33 所示。

表 5-33 初始调运方案

	产销平衡表(吨)			单位运输表(元/吨)		
产地	B_1	B_2	B_3	B_1	B_2	B_3
A_1	30			8	6	7
A_2	30	15		4	3	5
A_3		15	10	7	4	8

由于 $\sigma_{12}=6-3+4-8=-1$, $\min(15,30)=15$, x_{12}进基, x_{22}出基,得到表 5-34。

表 5-34 第一次修改后的调运方案

	产销平衡表(吨)			单位运输表(元/吨)		
产地	B_1	B_2	B_3	B_1	B_2	B_3
A_1	15	15		8	6	7
A_2	45			4	3	5
A_3		15	10	7	4	8

由于 $\sigma_{13}=7-8+4-6=-3$, $\min(10,15)=10$, x_{13}进基, x_{23}出基,得到表 5-35。

表 5-35 第二次修改后的调运方案

	产销平衡表(吨)			单位运输表(元/吨)		
产地	B_1	B_2	B_3	B_1	B_2	B_3
A_1	15	5	10	8	6	7
A_2	45			4	3	5
A_3		25		7	4	8

由于 $\sigma_{22}=3-4+8-6=1$, $\sigma_{23}=5-4+8-7=2$, $\sigma_{31}=7-8+6-4=1$, $\sigma_{33}=8-4+6-7=3$,故表 5-35给出的调运方案为最优方案,最低总运费为

$$8\times15+6\times5+7\times10+4\times45+4\times25=500(\text{元})$$

练习

1.某工厂使用 3 种原料生产 5 种产品,有关数据见表 5-36 所示。

表 5-36 某厂生产每吨产品所用原料及可获利润

使用原料(吨)	产品 A_1	产品 A_2	产品 A_3	产品 A_4	产品 A_5	现有原料(吨)
B_1	1	2	1	0	1	10
B_2	1	0	1	3	2	24
B_3	1	2	2	2	2	21
每吨利润(万元)	8	20	10	30	21	

(1)试确定最优生产计划。

(2)对目标函数的系数做灵敏度分析。

(3)对约束条件的常数项做灵敏度分析。

2.某制药公司计划生产 A_1、A_2、A_3 3 种药品,已知生产一盒药品所需消耗的甲、乙两种原材料的数量(单位:千克)及单位药品的利润如表 5-37 所示。

表 5-37 药品生产的资源消耗、资源限制及利润

使用原料(千克)	药品 A_1	药品 A_2	药品 A_3	现有原料(千克)
甲	1	1	1	12
乙	1	2	2	20
每盒利润(元)	5	8	6	

(1)如何安排生产制药公司获利最多?

(2)由于市场需求变化,药品 A_1 单位利润由 5 变为 3,求相应最优生产计划。

(3)由于原材料市场变化,原料甲的供应从 12 增加为 21,求相应最优生产计划。

3.某物资要从产地 A_1、A_2、A_3、A_4 调往销地 B_1、B_2、B_3、B_4,产销平衡表和单位运价表见表 5-38。怎样安排调运使总运费最低?

表 5-38 物资调运资料

产销平衡表(吨)						单位运价表(元/吨)			
产地	B_1	B_2	B_3	B_4	产量	B_1	B_2	B_3	B_4
A_1					1200	4	1	5	7
A_2					1800	5	6	3	1
A_3					1000	7	4	8	6
A_4					1600	9	4	7	3
销量	1300	1500	1700	1100	5600				

习题五

1.已知线性规划问题

$$\begin{aligned}
&\text{Max}Z=3x_1+x_2\\
&\text{s.t.}\quad x_1+x_2=5\\
&\qquad\quad x_2+x_3+x_4\leqslant 10\\
&\qquad\quad x_3+x_5=4\\
&x_1\geqslant 0, x_2\geqslant 0, x_3\geqslant 0, x_4\geqslant 0, x_5\geqslant 0
\end{aligned}$$

表 5-39 所列的解均满足约束第一至第三个约束条件，请判断表中哪些是可行解，哪些是基本解，哪些是基本可行解。

表 5-39 满足第一至第三个约束条件的解

序号	x_1	x_2	x_3	x_4	x_5
A	3	2	4	0	0
B	0	5	0	5	4
C	-5	10	0	0	4
D	4	1	4.5	0	-0.5
E	5	0	2	6	2
F	5	0	4	2	0

2.某医院有一批胶皮管原料，可以分别做成输液管、止血带和听诊器胶管。输液管、止血带和听诊器胶管所需的长度分别为 2.9 分米、2.1 分米和 1.5 分米，且各需要 100 根，已知每根胶皮管原料长 15 分米，问应如何截取下料，使所用的胶皮管原料的总根数最少？（只建立模型）

3.用 5 种原料配制某种食品，要求该食品中蛋白质、脂肪、维生素的含量不低于 700、30、100 单位。每种原料的单价及每单位原料所含各种成分的数量如表 5-40 所示。试建立配制该食品成本最低方案的线性规划模型。

表 5-40 原料的单价及每单位原料所含成分数量表

原料	蛋白质（克）	脂肪（克）	维生素（克）	价格（元/500 克）
A_1	3	1	0.5	2
A_2	2	0.5	1	7
A_3	1	0.2	0.2	4
A_4	6	2	2	3
A_5	6	0.5	0.8	8

4.某药店要制定明年第一季度某药品的进货和销售计划。已知该药店的仓库容量最多可储存该药品 500 箱,而今年年底有 200 箱存货。该药店在每月初进货一次。已知各个月份进货和销售该药品的单价如表 5-41 所示。

表 5-41 每月进货和销售该药品单价表

月份	1	2	3
进货单价(元)	8	6	9
销售单价(元)	9	8	10

现在要确定每个月应进货和销售多少箱才能使总利润最大,试建立该问题的数学模型并进行求解。

5.已知线性规划的数学模型为

$$\begin{aligned}&\text{Min}Z=3x_1+2x_2+x_3\\&\text{s.t.}\quad 2x_1+x_3\geqslant 5\\&\qquad\ x_1+x_2+x_3\geqslant 2\\&x_1\geqslant 0,x_2\geqslant 0,x_3\geqslant 0\end{aligned}$$

(1)用大 M 法求解该模型的最优解。

(2)用两阶段法求该模型的最优解。

(3)写出对偶问题的数学模型。

(4)用对偶单纯形法求该模型的最优解。

(5)价值系数 c_3 在什么范围内变化可保持最优解不变?

6.某线性规划问题及其最优表(表 5-42)如下所示。

$$\begin{aligned}&\text{Max}Z=5x_1+8x_2+6x_3\\&\text{s.t.}\quad x_1+x_2+x_3\leqslant 12\\&\qquad\ x_1+2x_2+2x_3\leqslant 20\\&x_1\geqslant 0,x_2\geqslant 0,x_3\geqslant 0\end{aligned}$$

表 5-42 最终单纯形表

	X_B	x_1	x_2	x_3	x_4	x_5	$B^{-1}b$
最终表	x_1	1	0	0	2	−1	4
	x_2	0	1	1	−1	1	8
	σ	0	0	−2	−2	−3	84

(1)写出该线性规划原问题的最优解、最优值、最优基 B 及其逆 B^{-1}。

(2)写出原问题的对偶问题,并给出对偶问题的最优目标函数值。

(3)若变量 x_3 的系数 c_3 发生变化,则 c_3 在什么范围内变化原问题的最优解不变?

(4)若变量 x_1 的系数 c_1 发生变化,则 c_1 在什么范围内变化原问题的最优解不变?

(5)若 $b_1=12$ 发生变化,为使最优基变量 x_1、x_2 地位不变,求 b_1 的变化范围。

7.某制药器械厂根据合同要求要在当月起的连续三个月末提交 3 台规格相同的多功能提取罐，已知该厂的生产能力及生产成本如表 5-43 所示。

已知加班生产的情况下每台多功能提取罐的成本比正常生产高出 7000 元。又知若造出的提取罐当月不交货，每台每积压一个月将增加维护保养等费用 4000 元。在签订合同时，该厂已有 2 台提取罐积压。该厂希望在第 3 个月月末交货后还能储存 1 台。该厂应该如何安排生产计划，使得既满足要求，总的费用支出又最少？（提示：列出产销平衡表和单位运价表）

表 5-43　生产能力及生产成本表

月份	正常生产时可完成的台数	加班生产时可完成的台数	正常生产时每台设备成本
第一个月	2	3	50000 元
第二个月	4	2	60000 元
第三个月	1	3	55000 元

扫一扫，知答案

主要参考书目

[1] 黄廷祝.线性代数[M]. 北京:高等教育出版社,2021.

[2] David C. Lay,Steven R. Lay ,Judi J. McDonald. 线性代数及其应用[M]. 刘深泉,张万芹,陈玉珍,等译. 北京:机械工业出版社,2018.

[3] 同济大学数学科学学院. 工程数学线性代数[M].7 版. 北京:高等教育出版社,2023.

[4] Gilbert Strang. 线性代数[M].5 版. 北京:清华大学出版社,2019.

[5] Steven J. Leon ,Lisette G. de Pllis. 线性代数[M]10 版. 张文博,张丽静,译. 北京:机械工业出版社,2023.

[6] 谢启鸿,姚慕生. 线性代数[M]. 上海:复旦大学出版社,2022.

[7] 韩伯棠. 管理运筹学[M]. 4 版. 北京:高等教育出版社,2020.

[8] 秦侠. 卫生管理运筹学[M]. 北京:人民卫生出版社,2013.

[9] 薛迪. 卫生管理运筹学[M].2 版. 上海:复旦大学出版社,2008.

[10] 胡运权. 运筹学习题集 [M]. 4 版. 北京:清华大学出版社,2010.

[11] 张天德,王玮. 线性代数[M]. 北京:人民邮电出版社,2020.

[12] 吴赣昌. 线性代数[M].5 版. 北京:中国人民大学出版社,2017.